Minzcuz Sawcih Okbanj Cienhangh Swhginh Bangfuz Hanghmoeg

民族文字出版专项资金资助项目

BOUX CANGHYW OKMINGZ CUNGHVAZ LWNH BAK CUNGJ BINGH

中 华 名 医 谈 百 病

BINGHNGAIZ

癌 症

(Banj Sawcuengh)

(壮文版)

Vuz Minz 吴　旻
Cawjbien 主编

Veiz Cauh 韦　超
Vangz Gyanghmyauz 王江苗
Hoiz 译

U0397095

Gvangjsih Gohyoz Gisuz Cuzbanjse

广西科学技术出版社

图书在版编目（CIP）数据

癌症：壮文/吴旻主编；韦超，王江苗译. —南宁：广西
科学技术出版社，2020.10
（中华名医谈百病）
ISBN 978 - 7 - 5551 - 1440 - 6

Ⅰ. ①癌… Ⅱ. ①吴… ②韦… ③王… Ⅲ. ①癌—诊疗
—壮语 Ⅳ. ①R73

中国版本图书馆 CIP 数据核字（2020）第 207496 号

中华名医谈百病

癌症（壮文版）
AIZHENG（ZHUANGWEN BAN）

吴　旻　**主编**
韦　超　王江苗　**译**

责任编辑：方振发　　　　　　　　特约编辑：韦运益
责任校对：阁世景　　　　　　　　特约校对：莫蓓蓓
责任印制：韦文印　　　　　　　　封面设计：韦娇林

出 版 人：卢培钊　　　　　　　　出版发行：广西科学技术出版社
社　　　址：广西南宁市青秀区东葛路 66 号　邮政编码：530023
网　　　址：http://www.gxkjs.com

印　　　刷：广西民族印刷包装集团有限公司
地　　　址：广西南宁市高新区高新三路 1 号　邮政编码：530007
开　　　本：787mm×1092mm　1/16
字　　　数：155 千字　　　　　　　　印　　张：11.5
版　　　次：2020 年 10 月第 1 版
印　　　次：2020 年 10 月第 1 次印刷
书　　　号：ISBN 978 - 7 - 5551 - 1440 - 6
定　　　价：23.00 元

Vahbaihnaj

Bouxboux cungj mbouj maij binghngaiz, aenvih binghngaiz mboujdanh hawj bouxbingh cauxbaenz cingsaenz caeuq ndangnoh haemzhoj, caemhcaiq yingjyangj guhhong caeuq ndangcangq, engqlij haih daengz sengmingh, engq mbouj yungh gangj hawj gyadingz, hawj ndawbiengz gyalai le gij ginghci rapnaek geijlai hungloet. Gij boihseiz de dwg, bouxboux cungj gag rox roxnaeuz mbouj gag rox roxnaeuz cawqyouq ndaw gyoengq yinhswj cauxbaenz ngaiz haenx.

Mwh mwngz haenqrengz sup gaemz heiq ien ndeu, gij nizgujdingh caeuq moux di doxgaiq miz haih youq 7 miux cung ndawde, couh bae daengz ndaw aek caeuq daengx ndang gak dieg, hawj mwngz roxnyinh cuengqsoeng caeuq sim'angq "geizheih", hoeng mbouj rox gij cozyung mbouj ndei gyoengqde hix gaenq dabdaengz ndang mwngz gak giz.

Mwh mwngz bungz baengzyoux gwn laeuj cix "gwn fiz cij satdingz", gak aen gi'gvanh ndangdaej mwngz, daegbied dwg aen daep gaenq deng haih gig haenq, cauxbaenz huxndumj.

Dang mwngz ngoenzngoenz "daih gwn daih ndoet aenndang bizbwd", guhbaenz aenndang lauzhaj rim saej, gangj mbouj dingh lai cungj sibauh aenndang, daegbied dwg sibauh dungxsaej gaenq souh mbouj ndaej rapnaek, mizsim yaek "maeuzfanj".

......

Yienghneix, binghngaiz couh youq ndaw vunzlai riuzcienz. Youq daih dingzlai bingh canghyw ndaej yw ndei caeuq gaemhanh, hoeng doiq gij binghngaiz geizlaeng lij giepnoix fap ndei, binghngaiz engqgya yienh'ok yakrwix caeuq yaemdoeg bik vunz. Gyoengqvunz vuenglau lo, engqlij fwngz nyaengq din luenh, mbouj rox baenzlawz guh, seiz mbouj seiz loh'ok doenghgij gangjfap loengloek lumjbaenz "gij lwnhgangj mbouj rox binghngaih" "gij lwnhgangj binghngaiz mienx mbouj ndaej" "gij lwnhgangj binghngaiz yw mbouj ndei" daengj. Doenghgij gangjfap neix yawj mbouj raen cix hawj binghngaiz goemq caengz baengzsa saenzmaed ndeu, caemhcaiq cauxbaenz aen gizmen "gangj daengz binghngaiz saeknaj bienq".

Vihneix, boux guh hongyenzgiu binghngaiz haenx caeuq gyoengq canghyw bietdingh aeu ndwn okdaeuj, ndwn youq gohyoz fuengmienh daihsing hemq ok "gij lwnhgangj binghngaiz ndaej rox" "gij lwnhgangj binghngaiz ndaej fuengz" "gij lwnhgangj binghngaiz ndaej yw ndei". Saedsaeh hix caen dwg yienghneix, mboujgvaq dwg mbouj noix "gij vunz seizhaenx nyinhnaeuz mbouj deng". Neix hix couhdwg gij cunghcij raeuz biensij bonj saw neix.

Hoeng, yaek sij cungj saw neix maqhuz hojnanz. Daih'it, binghngaiz "dwglau" gaenq haeuj daengz ndaw sim vunzraeuz gig laeg, yaek siengj siucawz doengh gij gangjfap "sien haeuj guhcawj" haenx, baenzlawz cungj mbouj dwg saek haet saek haemh couh guh ndaej daengz. Daihngeih, binghngaiz dwg gij bingh daengx ndang youz lai cungj yinhsu doengzcaez cozyung yinxhwnj haenx, ndawde miz gij yinhsu goekgaen ndangdaej, youh miz gij yinhsu roggyaiq, couhdwg yizconz、vanzging、gwnndoet、gij fuengsik gwndaenj caeuq hingzveiz daengj, cijmiz doiq doengh gijneix aen dem aen ciengzsaeq bae buqcek, gyoengqvunz cijndaej "sawqmwh mingzmeg". Daihsam, aenvih yenzgiu binghngaiz cincanj gig vaiq, lijlun moq、fuengzceih moq、gisuz moq okdaeuj mbouj dingz mbouj duenh, conhyezsing gig giengz, ndigah baenzlawz ndaej dawz doenghgij yozsuz cihsiz ceiq moq neix gaisau hawj bouxdoeg aeu roengz baez goengfou ndeu, cijndaej guhsat aen yinvu hungnaek neix.

Raeuz gig siengsaenq, vunzloih itdingh ndaej hoenx hingz binghngaiz. Hoeng yaek hoenx hingz binghngaiz, gyoengqvunz sien aeu miz itdingh cihsiz gvendaengz binghngaiz, "rox bonjfaenh rox bouxwnq, baez hoenx baez hingz". Bonj saw neix gaisau hawj mwngz haenx cingq dwg gij vwndiz mizgven ndangvunz caeuq binghngaiz fuengfueng mienhmienh, gyoengqde dwg gij "18 yiengh vujgi" bae fuengzceih binghngaiz. Hawj raeuz hengzdoengh hwnjdaeuj, dawz binghngaiz duz fangz yakrwix neix caenh ok aen seiqgyaiq gyaeundei vunzloih raeuz bae.

Bouxbien

Moegloeg

Cieng Daih 1
Gijmaz Dwg Binghngaiz?
Vih Gijmaz Baenz Binghngaiz

Binghngaiz dwg gijmaz? Siengsaenq vunzraeuz bouxboux gangj ndaej ok aen "daihgaiq caez" ndeu. Youq aen seizdaih saenqsik seizneix, cihsiz moq gig yungzheih aeundaej, yawj ndaej raen dingq ndaej nyi baenzlawz mbouj miz saekdi "nyinhrox ganjsing"? Engqlij gij beijlwd fatbingh ngaizcwng sang, vunz dai laidaih, caencik baengzyoux ndei ndawde mienx mbouj ndaej miz vunz bungzdeng "cainanh", yienghneix mwngz caenda yawjraen, doiq gij yaenqsiengq binghngaiz bietdingh engqgya laegdaeuq. Hoeng, danghnaeuz dang canghyw naeuz mwngz nyi, youq aenndang mwngz moux giz fatyienh "gaiqfoeg unqnem" ndeu, lauheiq mwngz yaek doeksaetyat, sim liengzsau, itseiz simvueng mbouj rox baenzlawz guh cij ndei, cungj yaek ngeizvaeg, "gaiqfoeg" haenx mbouj couhdwg binghngaiz ha? Neix yiennaeuz fanjyingj vunzlai doiq binghngaiz minjganj caeuq gig singjgaeh, hoeng hix aiq gangjmingz mwngz doiq gij gainen baezfoeg、aenbaez、binghngaiz、binghbwzhez (lwedngaiz) daengj lij mbouj cienzbouh cingcuj.

Baezfoeg Faenbaenz Ndei Rwix

Baezfoeg ndei、rwix doiq bouxbingh sienghaih gig mbouj doxdoengz, faenbied baezfoeg ndei、rwix doiq bouxbingh daeuj gangj dwg gij saeh youqgaenj daih'it. Yienghneix, baezfoeg ndei、rwix yungzheih buenqduenh lwi? Bouxbingh swhgeij ndaej mbouj ndaej rox saek di cihsiz ceiq gihbwnj caeuq gij bonjsaeh faenbied ne? Hoizdap dwg: Youq baihlaj gij cingzgvang daih dingzlai, canghyw dwg ndaej youq ywbingh gaxgonq duenqdingh, danghnaeuz miz biubonj saedhuq daeuj cigsoh genjcaz, daegbied dwg doenggvaq aen yenjveizging binghleix ronqgep bae cazyawj, caeuq ngaiz gihyinh genjcaz seizneix ceiq senhcin haenx ndaej mingzbeg duenqdingh. Doiq bouxbingh bonjfaenh daeuj gangj, danghnaeuz bwhmiz gij cihsiz mizgven baezfoeg haenx, yienghneix doiq geizcaeux cazbingh ngaizcwng, nyinh cingcuj gij singqcaet baezfoeg gig miz ndeicawq. Ceiqnoix doiq doenghgij gaiqfoeg biujmienh、aiq bungqdaengz haenx (lumjbaenz gij gaiqfoeg ndaw cij baihgwnz gangj haenx), bouxbingh bonjfaenh caemh ndaej guh'ok cobouh gujgeiq.

Baezfoeg liengzsing miz doenghgij daegdiemj ciengzseiz raen lajneix: Sengmaj menhmwd, seiqhenz gaiqfoeg miz caengz muegbau senhveizsing caezcingj ndeu, duk dawz gaiqfoeg, ndigah bien'gyaiq de cingcuj, caeuq gij cujciz gizyawz seiqhenz mbouj doxnem, lumh hwnjdaeuj roxnyinh miz noddoengh. Aenvih miz muegbau baihrog, aenbaez majhung cij lumj aen giuzheiq ityiengh bongzhung, sibauh baez mbouj rox baizok cix fatseng "senjnod". Youq laj gvanghyoz yenjveizging bingzciengz, gij yienghceij cungj sibauh ngaiz neix caeuq gij sibauh cingqciengz doxlumj, mizseiz gig nanz faen ok, danghnaeuz dwg moux cungj senliuz, lij aiq miz aen gezgou sendij dem, ndaw sen'gyangh aiq miz naed iq iemqok, biujmingz doenghgij sibauh neix lij miz goengnaengz daegbied dem. Boux vunz ndeu baenz baezfoeg liengzsing seiz, itbuen youq hainduj seiz mbouj miz maz binghyiengh gig mingzyienj, mboujgvaq dwg youq mwh baezfoeg fatmaj haemq hung, nyaenj gizde soj youq haenx roxnaeuz gi'gvanh henzgyawj haenx, yienghneix couh okyienh gij binghyiengh apbik, engqlij yingjyangj gij goengnaengz cingqciengz sengleix gi'gvanh aen baezfoeg soj youq haenx. Baezfoeg liengzsing aenvih miz aen muegbau caezcingj, caeuq gij cujciz seiqhenz mbouj doxnem, ndigah youq mwh soujsuz gatcawz le, itbuen cungj mbouj rox fukfat, yawhlaeng haemq ndei.

Baezfoeg yakrwix cingqngamj doxfanj. Gij suzdu majhung vaiq, ndaej youq duenh seizgan dinj ndawde mingzyienj bienq hung, seiqhenz baihrog gaiqfoeg mbouj miz muegbau, roxnaeuz muegbau mbouj caezcienz, ndigah gij henzgyaiq de mbouj cingcuj. Sibauh ngaiz lij ndaej iet coh gij cujciz seiqhenz, caeuq gij sibauh cingqciengz seiqhenz doxheux doxcab, gaenjmaed doxnem, lumh hwnjdaeuj maenhdingh mbouj doengh, yienghceij lumj ragfaex, doxgeuj doxheux, caemhcaiq damsim bae supaeu gij yingzyangj aenndang. Cingq dwg baezfoeg yakrwix cungj fuengsik majhung neix, sawj guh soujsuz seiz gig mbouj yungzheih cawz seuq, gij sibauh ngaiz canzlw roengzdaeuj haenx yaek yinxhwnj fukfat. Linghvaih, gij "rengz lizsim" cungj sibauh yakrwix neix gig hung, gyoengqde caeux couh duetliz gij rongz yienzlaiz de (yihyoz fuengmienh heuhguh "yienzfat binghcauq"), buet coh dieg wnq, youq gizhaenx youqdingh roengzdaeuj, mizok cauqsenjnod moq. Sibauh baezfoeg yakrwix youq laj yenjveizging cazyawj dingzlai yienh'ok lai yiengh, hung iq mbouj doxdoengz, nyumxsaek laeg, sibauh baizlied mbouj gveihcwz. Bouxbingh baenz baezfoeg yakrwix haenx, aiq youq geizcaeux okyienh gij binghyiengh loq fatndat, mbouj siengj gwn doxgaiq, ndangnaek doekdaemq cix yienh'ok byomnyieg. Danghnaeuz mbouj ndaej youq mwh geizcaeux ndaejdaengz ywbingh cingqdeng, ciengzseiz yaek fatseng hougoj mbouj ndei.

Hoeng, baezfoeg yienznaeuz faen baenz yakrwix caeuq liengzsing, gak boux gag miz gij daegdiemj de, hoeng cungj faenbied neix hix mbouj dwg cieddoiq. Lumjbaenz mouxdi "baeznoh" gvihaeuj aen fancouz yakdoeg haenx, youq geizcaeux hix ndaej lumj baezfoeg liengzsing ityiengh, lumj "boq giuzheiq" nei sengmaj; siujsoq baezfoeg liengzsing, lumj baezfoeg sailwed naengnoh, caeuq gij cujciz seiqhenz hix mbouj miz gyaiqhanh doekdingh, hix mbouj miz muegbau. Linghvaih, liengzsing caeuq gij yakrwix haenx yienznaeuz cujyau youz gij yizconz daegdiemj sibauh bonjfaenh daeuj gietdingh, hoeng gizdieg baezfoeg soj youq haenx hix ciengzseiz dwg gij yinhsu youqgaenj yingjyangj hougoj. Lumjbaenz mouxdi baezfoeg cuizdij, yienznaeuz gij fuengsik hungmaj caeuq gij hingzdai sibauh de yawj hwnjdaeuj dwg licngzsing, danghnaeuz bouxbingh mbouj ndaej gibseiz ywbingh, yaek cauxbaenz gij hougoj yawj mbouj raen, gyaeuj in, mizseiz caiqlij aeumingh dem. Hix miz mbangjdi baezfoeg gij hingzdai sibauh de yawj hwnjdaeuj hab gij daegcwng yakrwix, hoeng gig noix fatseng senjnod, ndigah cij miz mbangj giz mizok cozyung apbik, cungj baezfoeg neix doiq gij sengmingh vunzbingh vihaep couh mbouj youqgaenj geijlai lo. Liengzsing caeuq yakrwix mizseiz dwg ndaej cienjvaq, lumjbaenz mizdi baezfoeg yienzbonj dwg liengzsing, hoeng daj ngoenzlaeng sengmaj yienjbienq baenz yakrwix, gij suzdu majhung de gyavaiq, doiq ndangdaej sienghaih gyadaih. Vihneix, couhcinj dwg baezfoeg liengzsing, hix wnggai seizseiz louzsim, ciengeiz gaej mazmwnh, cuengqsoeng singjgaeh. Cingqcaen hix mizmbangj baezfoeg yakrwix fatseng gij yienhsiengq "gag siu", couhdwg aenvih moux cungj yienzaen vunzraeuz lij mbouj cibfaen cingcuj, bouxbingh caengz ginggvaq ywbingh habcik, sibauh ngaiz cix gag doiqvaq, dai bae roxnaeuz faenvaq, bouxbingh "mbouj yw cix gag ndei". Daengz seizneix baudau haenx miz baezfoeg sinzgingh sibauhmeh, rongznyouh baenzngaiz, mueg bwnyungz naeng gwnz baenzngaiz, mak sangsen baenzngaiz, yujsenngaiz, baezhwzswzsu, daep baenzngaiz daengj. Youq ndaw lwgnyez, siudoiq lumjbaenz caeuq nienzgeij mizgven, seizneix rox gij yawhlaeng lwgnyez bi ndeu doxroengz baenz baezfoeg sinzgingh sibauhmeh, baezfoeg sibauhmeh aenmak, gyaeqraem lonjvangz baenzngaiz, beij boux gvaqlaeng fatbingh haenx ndei haujlai, gij daezsingj neix caeuq moux aen daegdingh seizgeiz aen yinhsu majhung de miz gvanhaeh, siucawz le cungj yinhsu neix, gij baezfoeg eilaih cungj yinhsu neix couh bietdingh mbouj ndaej veizciz roengzbae. Lijmiz yozcej nyinhnaeuz, siudoiq dwg aenvih gij goengnaengz menjyiz ndangdaej caiq bae demgiengz cauxbaenz. Linghvaih, miz mbangj bouxbingh dwg baenz bingh lahdawz gipsingq lumjbaenz dandoeg, feiyenz gvaqlaeng siudoiq, dajneix lij daezsingj vunzraeuz yungh gij fuengfap dohraeuj sang bae yw binghngaiz. Hoeng, dangguh canghyw roxnaeuz bouxbingh ciengeiz gaej deqmuengh cungj seizgei "cien bi nanz bungz" neix. Gij daegbied aeu haeujsim de dwg, mizmbangj baezfoeg yaek cwngmingz gij singcaet ndei yak de dwg gig hojnanz, daegbied dwg gij gi'gvanh caeuq cujciz youq ndangdaej gizlaeg haenx, doiq mouxdi baezfoeg lumjbaenz neifwnmisen, engq nanz miz gij faengyaiq cingcuj liengzsing roxnaeuz yakrwix.

Caeux youq gunghyenz gaxgonq 16 sigij, gij Yinhhih Gyazguzvwnz Sanghdai ndawde gaenq miz "baez" diuz mingz bingh neix, caemhcaiq gij saw gujdenj yihyoz ndaw guek rog guek engq mbouj giepnoix geiqloeg "baezfoeg" aen mingzswz neix. Hoeng, gij baezfoeg seizhaenx ceij gaiqfoeg, engqlij dwg foeggawh caeuq foegnaeuh, couhdwg cawzbae seizneix soj gangj baezfoeg caixvaih, lij baudaengz mbangjdi binghhyienz, gezhwz, daegbied dwg linzbah gezhwz. Gij baezfoeg yihyoz seizneix soj gangj haenx (*tumour*) cienmonz ceij "gij doxgaiq hungmaj moq (*neogrowths*)", roxnaeuz "laiyawz maj okdaeuj" (*neoplasms*)", de gvinab le gij binghbienq cujciz ndaw ndang majhung

Cieng Daih 1
Gijmaz Dwg Binghngaiz? Vih Gijmaz Baenz Binghngaiz

5

mbouj cingqciengz haenx, ndigah, dwg cungj cwngheuh gyoebgyonj ndeu, gawq baudaengz baezfoeg yakrwix, hix baudaengz baezfoeg liengzsing. Hoeng youq ndaw yihliuz saedguh, dan aeu liengzsing caeuq yakrwix guh faenloih, daihdaih mbouj dabdaengz linzcangz yaekaeu, lij bietdingh aeu ciuq cujciz laizloh bae caenh'itbouh guh faenloih, ndigah youh dawz baezfoeg faenbaenz baezfoeg naenggwnz caeuq baezfoeg mbouj dwg naenggwnz. Daenghnaeuz gij baezfoeg mbouj dwg naenggwnz, gij liengzsing haenx heuhguh "baezfoeg xx", danghnaeuz dwg baezfoeg yakrwix, cix heuhguh "baeznoh xx". Hix couhdwg naeuz, yihyoz fuengmienh vih engq mingzbeg bae biujmingz gij laizloh, singqcaet baezfoeg, dawz gij fuengfap swnghvuzyoz guh faenloih caeuq gij faenloih buqcek cujciz laizloh vehfaen haenx daeblienz sawjyungh, dawz cihsaw "baez (–oma)" gya haeuj baihlaeng aen cujciz mingzswz neix bae, eiqsei dwg gij baezfoeg liengzsing cujciz daegbied aen cujciz neix. Lumjbaenz baezsenhveiz (*fibroma*), couh dwg ceij gij baezfoeg liengzsing aen senhveiz cujciz; baezndokunq (*chondroma*) dwg baezfoeg liengzsing ndokunq, hoeng senliuz (*adenoma*) cix ceij gij baezfoeg liengzsing mboujlwnh cungj sendij sibauh lawz. Doxfanj, danghnaeuz dwg oklaeng baezdoeg yakrwix genhyez daeuj, cix dawz swzgwnh "baeznoh (–*sarcoma*) gya youq baihlaeng laizloh cujciz mingzcwngh. Vihneix, baezfoeg senhveiz (*fibrosarcoma*) couh dwg ceij gij baezfoeg yakrwix senhveiz cujciz, baez ndangnoh raizvang (*rhabdomyosarcoma*) cixdwg ceij gij baezfoeg yakrwix nohndokndang daengj. Gangj daengz gij baezfoeg yakrwix naeng gwnz, cij gyonj heuhguh "ngaiz" roxnaeuz "baezngaiz", gij mingzcoh Yinghvwnz dc dwg *cancer*, Lahdinghvwnz dwg *carcinoma*. "*Carcino-*" eiqsei dwg yienghceij lumj duzbaeu, aenvih gij fuegsik majhung caeuq daihdaej yienghceij dingzlai binghngaiz lumj duzbaeu iet gimz nei. Vihneix gij senngaiz ndaw dungx couh heuhguh "dungxsenngaiz (*stomach adenocarcinoma*) ", danghnaeuz gij baezfoeg yakrwix naeng gwnz daj beihdaih cujciz daeuj haenx, couh heuhguh "baezngaiz lwgndawdungx bienqyiengh (*teratocarcinoma*). Gij faenbied baezngaiz caeuq baezfoeg miz gij eiqngeih linzcangz youqgaenj, aenvih baezngaiz itbuen miz gij baeyiengq sien doenggvaq linzbah hidungj sanqboq, hoeng baeznoh cix dingzlai doenggvaq sailwed cienzboq.

Dangyienz, gij banhfap anmingz gwnzneix gangj haenx hix miz siujsoq laehvaih, lumjbaenz baez sibauhmeh (engq lai heuhguh "baenz baez sibauh, *-blastoma*"), dwg cungj mingzcwng gaeuqgeq ndeu, ceij gij baezfoeg gig yakrwix cujcizyoz fuengmienh caeuq beihdaih cujciz doxlumj haenx. Ndigah, baez sinzgingh sibauhmeh, roxnaeuz heuh de guh "baenz baez sinzgingh sibauh (*neuroblastoma*)", dwg cungj baezfoeg gig yakrwix caeuq baenz sinzgingh sibauh (roxnaeuz heuhguh "sinzgingh sibauhmeh") gapbaenz. Baez hwzswzsu (*melanoma*) dwg cungj baezfoeg yakrwix swzsu habbaenz sibauh ndeu, daj gij fuengfap anmingz daeuj yawj, roxnaeuz heuhguh "ngaiz hwzswzsu (*melanocarcinoma*) engq habdangq. Doengzyiengh, saedsaeh wnggai dwg baezdaep (*hepatomane*), ciengzseiz dwg ceij daepngaiz (*hepatocarcinoma*). Cungj baezdoeg yakrwix heuhguh "baezndokngviz (*myeloma*)" youz sibauhgiengh gyoebbaenz ndeu, saedsaeh dwg ceij baeznoh ndokngviz (*myelosarcoma*). Gangj daengz "lwedngaiz" vahsug heuh haenx, dwg ceij "binghbwzhez (*leukemia*)", dwg cungj bwzsibauh sengmaj yakrwix ndeu. Cungj sibauh yakrwix neix daihliengh okyienh youq ndaw lwed baihrog ndangvunz, cauxbaenz lwed yienh'ok gij daegcwng saek lumj cij hau nei, ndigah baenzneix anmingh.

Gij fuengfap anmingz gwnzneix gangj haenx yienznaeuz mizdi sawj vunz dava luenhlab, hoeng de yienh'ok gij singqcaet ndei rwix、cujciz laizloh caeuq gizdieg moux cungj baezfoeg daegdingh haenx. Danghnaeuz dang canghyw roxnaeuz bouxbingh bonjfaenh raen binghleix baugau dwg "dungx nohbingzvaz baenz baez", couh rox neix dwg baezfoeg liengzsing youz gij sibauh nohbingzvaz ndaw dungx gapbaenz; youh lumjbaenz "sibauh daep baenzngaiz", couhdwg ceij neix fatseng youq aendaep, dwg gij baezfoeg yakrwix daj sibauh daep daeuj. Swnhbienh ceijok, gij anmingz caeuq faenloih baihgwnz gangj daengz haenx mbouj dwg ndei caezcup, ceiqnoix cungj mbouj ndaej fanjyingj ok baezfoeg dwg geizcaeux geizlaeng、ndei rwix cingzdoh faengaep daengj, ndigah youq linzcangz fuengmienh lij miz gij fuengfap anmingz caeuq faenloih engqgya fukcab haenx, neix couh mbouj dwg bonj saw neix soj aeu gaisau lo. Gangj daengz "binghngaiz", roxnaeuz gangj dwg gij vah "ngaiz" youq linzcangz yungh haenx, eiqsei itbuen dwg ceij boux vunz ndeu baenz ngaiz lo.

Cieng Daih 1
Gijmaz Dwg Binghngaiz? Vih Gijmaz Baenz Binghngaiz

7

Gijmaz Dwg Gij Binghbienq Baenz Ngaiz Gaxgonq

Aen dinghngeih yiemzgek binghbienq baenz ngaiz gaxgonq dwg: "Aen binghcauq ndeu danghnaeuz youq moux geiz daengzcog seiz, dwg caeuq gij beijlwd fatseng baezfoeg yakrwix demsang miz gvanlienz haenx, gij binghcauq neix deng nyinhdingh dwg binghbienq baenz ngaiz gaxgonq". Ndigah cijndaej naeuz de aiq ndaej fazcanj baenz ngaiz, hoeng hix mbouj dwg mienx mbouj ndaej itdingh yaek yienjbienq baenz baezfoeg yakrwix. Aenvih gij binghbienq roxnaeuz cungjloih bingh ndaej fazcanj baenz ngaiz haenx haemq lai, ndigah gij soqliengh binghbienq baenz ngaiz gaxgonq haenx caemh maqhuz lai.

Daj gij yawjfap linzcangz daeuj yawj, binghbienq baenz ngaiz gaxgonq faenbaenz sam loih:

Loih daih'it ndawde baudaengz mouxdi bingh bonjndang cix mbouj dwg baezfoeg, hoeng de miz gij yungyiemj cienjbienq baenz baezfoeg. Gij bingh ciengz raen haenx miz binghcunghab Dangzsi, couhdwg yiengh ngawzhuk sengcingz (bingzciengz heuhguh "ngawzlaet"). Gij yienzaen de dwg yenjswzdij doiq daih 21 lai diuz ndeu, ndigah youq yizconzyoz fuengmienh heuhguh 21-sam daej. Ndaw cungj vunzbingh neix miz mbouj noix vunz youq baezlaeng baenz binghbwzhez, gij beijlwd fatbingh de dwg gyoengqvunz bingzciengz 4~20 boix. Lij miz cungj bingh yizconz ndeu dwg binghganhbiz yozswzsing, dwg cungj bingh ndumjyouq sibauh naengnoh ciengz yenjswzdij. Gij daegcwng de dwg naengnoh youq geizcaeux okyienh swzsu mbouj cingqciengz, loh youq laj ndit yungzheih fazcanj baenz naengnoh baenz ngaiz lai fat haenx.

Cawzliux gij bingh yizconz gwnzneix gangj haenx caixvaih, mouxdi bingh ngoenzlaeng fatseng ndawde baudaengz gij bingh fatyienz caeuq bingh doiqvaq, gij ciengz raen de lumjbaenz gezcangzyenz bienq naeuh haenx, de caeuq gij beijlwd fatseng gezcangz caetconq laifat senngaiz swng sang mizgven. Vaiyinh, conghbak caeuq linx baenz binghraizhau, faenbied caeuq gij beijlwd fatseng vaiyinh baenz ngaiz, conghbak baenz ngaiz caeuq linx baenz ngaiz swng sang mizgven.

Loih daihngeih dwg mouxdi binghcunghab linzcangz, lumjbaenz cungj bingh ndeu heuhguh "baezfoeg sinzgingh senhveiz laifat", neix dwg cungj baezfoeg liengzsing laifat baihrog sinzgingh hidungj, hoeng mbangjdi binghcauq ndaej fazcanj baenz baeznoh sinzgingh senhveiz yakrwix.

Loih daihsam binghbienq baenz ngaiz gaxgonq lauheiq youq gwnz linzcangz dwg ceiq youqgaenj. Doiq mbangjdi binghcauq, gyoengq canghyw ngamq hainduj couh ndaej mbouj ngeizvaeg saekdi ngeixnaemj de dwg gij binghbienq baenz ngaiz gaxgonq, caiqlij duenqdingh de couhdwg baezfoeg yakrwix, yienznaeuz mbouj itdingh miz cienzbouh daegcwng baezfoeg yakrwix. Gij baezfoeg rongznyouh yiengh lumj gyaeujcij、bingh gezcangz baenz nohmaj fuengzcug laifat haenx couh gvihaeuj aen fancouz neix bae. Miz mbangj canghyw dawz gij "ngaiz yienzvih" bakrongzva hix vehfaen baenz gij binghbienq baenz ngaiz gaxgonq, aenvih fuengmienh ndeu de miz gij daegcwng sibauhyoz baezfoeg yakrwix, yienznaeuz cungj binghcauq neix ciengzseiz baujciz youq ndaw mueg giekdaej caezcingj, hoeng mboujlwnh baenzlawz yiengh, ca mbouj geijlai miz ngaiz yienzvih 50% ndaej fazcanj baenz ngaiz ciemqhaeuj. Ndigah doiq ngaiz yienzvih lij dwg caeuxdi yw cij ndei.

Gwnznei dwg daj linzcangz gakdoh daeuj gangj gij binghbienq baenz ngaiz gaxgonq. Daj binghleix gakdoh daeuj yawj, engq lai dwg daj binghcauq gij swnghvuzyoz fazcanj baeyiengq de caeuq gij yienghsiengq sibauh majhung daeuj ngeixnaemj. Gij daegcwng de dwg sibauh demseng gig hoengh, biujyienh baenz sibauh dekleg demlai, caemhcaiq okyienh mbangjdi cujciz caeuq sibauh mbouj denjhingz roxnaeuz mbouj lumj cingqciengz haenx. Gaengawq gij cingzdoh sibauh demseng hoenghhwd caeuq fazcanj baenz ngaiz hung roxnaeuz iq, canghyw youh dawz sibauh demseng faenbaenz song cungj, couhdwg dandan demseng caeuq demseng mbouj denjhingz. Yienghgonq cujyau biujyienh baenz gij soqliengh sibauh demlai, lumjbaenz caengznaeng gwnz cujciz naengnoh ndangvunz bienq na, gij cwngzsw sibauh hix gaenriengz demlai. Itbuen daeuj gangj, dandan demseng doiq ndangdaej mbouj cauxbaenz gijmaz sienghaih, mbouj yungh yw, hoeng bietdingh aeu ciengzseiz haeujsim de baenzlawz bienqvaq caeuq fazcanj.

Gij demseng mbouj denjhingz miz gij linzcangz eiqngeih youqgaenj. Aenvih gyoengqde gaenq cugciemh yiengq binghngaiz ciepgaenh. Gij daegdiemj de dwg sibauh sanjmaj gig hoengh, sibauh dekleg gig lai, caemhcaiq sibauh caeuq cujciz gaenq cugciemh "bienqyiengh", couhdwg sibauh hung iq ndaej mbouj doxdoengz, gij beijlaeh hwzciengh bienq hung, hwznyumxsaek laeg, sibauh baizlied luenhlab, gaenq mbouj lumj gij cujciz gaxgonq. Gyoengq canghyw ciengzseiz gaengawq gij cingzdoh demseng mbouj denjhingz youh dawz de faen baenz song gaep, couhdwg demseng mbouj denjhingz mbaeu (itgaep) caeuq demseng mbouj denjhingz naek (ngeihgaep). Yienghgonq gij dohna sibauh demseng mbouj mauhgvaq daengx caengz naeng gwnz 1/2, hoeng boux baenz naek haenx gaenq mauhgvaq daengx caengz 1/2~2/3. Ngeihgaep demseng mbouj denjhingz danghnaeuz laebdaeb fazcanj, cix bienqbaenz ngaizyienzvih, seizneix gaenq gvihaeuj baezfoeg yakrwix lo.

Daj gwnzneix soj gangj mbouj nanz lijgaij, demseng mbouj denjhingz, daegbied dwg geizcaeux fatyienh caeuq duenqdingh gij cingzdoh demseng mbouj denjhingz naek haenx gig youqgaenj, aenvih youq aen duenhmbaek neix danghnaeuz ndaej ywbingh habdangq, cungj binghleix gaijbienq neix ndaej hoizfuk daengz cingqciengz; danghnaeuz mbouj ndaej gibseiz gaemhanh, cix aiq bienq rwix, haih daengz sengmingh.

Doxgaiq Vayoz Caeuq Binghngaiz

Gizsaed, vunzloih ceiq caeux damqra gij goekbingh baenz baezfoeg dwg daj goekbingh vayoz hainduj. Haenx dwg youq 1875 nienz, Yinghgoz boux canghyw mingzcoh heuhguh Bohdwz ndeu, yungh gij cazyawj lingzsingj cizyez de, ceiq caeux bauqdauj gij beijlwd fatbingh gyaeqraem baenz ngaiz boux vunzhong baetsauq conghheuq Lunzdunh haenx daegbied lai, de nyinhnaeuz boux baetsauq ciengzseiz lohgangh guh hong, gig noix dajcaemx, daengx ndang gwnzlaj, daegbied dwg giz luengqdungx, cwk rim gij youzhoenx uq haenx, cungj youzuq neix couhdwg gij goekbingh gyaeqraem baenz ngaiz.

Gij bauqdauj Bohdwz haicauh le gij roengonq vunzloih yenzgiu sawqniemh cungjliuzyoz. Daj Bohdwz gvaqlaeng, mbouj noix gohyozgyah Yinghgoz、Dwzgoz cungj baudauj naeuz, mboujdanh hoenzmeiz, caiqlij ciuhyouz、yunvazyouz hix ndaej yinxhwnj naengnoh vunzraeuz baenz ngaiz. Gizsaed gyoengqde damqra haenx couhdwg gij goekbingh vayoz baenz baezfoeg.

    Vunzloih baez daih'it guh saedniemh baezfoeg yenzgiu dwg youq 1889 nienz. Seizhaenx boux gohyozgyah Dwzgoz heuhguh Hannoz ndeu sawq yungh ciuhyouz bae cat gij naengnoh duznou, hoeng de mbouj ndaej yaeuh'ok gij naeng duznou baenz ngaiz, yienzaen dwg duznou doiq ciuhyouz gij cozyung baenz ngaiz haenx mbouj minjganj. Hoeng boux bozsw Sanhgiz caeuq Siconh Yizbwnj, gyoengqde yungh ciuhyouz ciengzgeiz cat rwz duzdouq, dauqdaej baenzgoeng yaeuhfat ok naengnoh duzdouq baenz baezfoeg yienghceij lumj gyaeujcij nei, ndawde miz mbangj baezfoeg doeklaeng fazcanj baenz ngaiz senjnod. Aen yenzgiu neix doiq cungjliuzyoz gunghawj gig hungloet, daj neix vunzraeuz doiq baezfoeg guh yenzgiu haeuj daengz seizhwng saedniemh damqra.

    Naemj daengz gij saedniemh Sanhgiz caeuq Siconh aeundaej baenzgoeng, gyoengq gohyozgyah seizhaenx gig vuenheij, laihnaeuz sojmiz doxgaiq cauxbaenz binghngaiz cungj ndaej "ciuq neix bae banhleix", ra ok gak cungj binghgoek yinxhwnj baezfoeg cingcinj. Mboujgvaq, gaenriengz saedniemh cungjliuzyoz ndaej fazcanj caeuq yenzgiu haeujlaeg, gyoengqvunz fatyienh gij yienzaen caeuq doxgaiq yinxhwnj baezfoeg gig fukcab, cawzliux gij yinhsu fuzse caeuq moux di vuzlij, lijmiz gij binghdoeg nem gij swnghvuz yinhswj wnq caixvaih, gij soqmoeg doxgaiq vayoz ndaej cauxbaenz ngaiz haenx (heuhguh "doxgaiq vayoz cauxbaenz binghngaiz") hungloet dwk sawj vunz doeksaet bae. Mizgven swhliu biujmingz, seizneix nyinhnaeuz gij gaiq doiq vunzloih cingqcaen cauxbaenz binghngaiz haenx, roxnaeuz dwg gij doxgaiq aiq cauxbaenz binghngaiz haenx miz 1100 cungj doxhwnj.

    Cawzliux gij doxgaiq vayoz cauxbaenz binghngaiz gaenq rox haenx caixvaih, gaengawq gujsuenq, gij youjgih vahozvuz vunzgoeng habbaenz daengz seizneix vunzloih soj sawjyungh haenx miz geij bak fanh cungj. Gig nanz liuh daengz, seizneix ciepcuk doenghgij doxgaiq neix doiq daengzcog yaek cauxbaenz yiengh gezgoj lawz.

    Baenzlawz rox cungj doxgaiq vayoz ndeu dwg mbouj dwg gij doxgaiq cauxbaenz binghngaiz, roxnaeuz dwg gij doxgaiq coisawj baenz binghngaiz ne? Itbuen daeuj gangj, gyoengq gohyozgyah dwg doenggvaq gij roenloh lajneix daeuj duenhdingh: ①Diucaz liuzhingz bingyoz; ②Doenggvaq sawqniemh doenghduz, roxnaeuz doenggvaq gij fuengfap engq genjdanh、 engq vaiqdangq haenx sawj sibauh, sigin roxnaeuz yenjswzdij caeuq *DNA* gaijbienq daengj.

Lauheiq gij ceiq ndaej gangjmingz vwndiz haenx daih'it dwg vangzgizmeizduzsu, de caeuq fatseng aendaep baenz ngaiz gvanhaeh gig maedcaed. Gyoengq canghyw fatyienh gij sibauh daep binghngaiz yienzfatsingq haenx youq Meijgoz caeuq Ouhcouh cungj gig noix, hoeng youq Feihcouh caeuq Yacouh moux gizdieg cix ciemq sojmiz baezdoeg yakrwix 65%. 20 sigij 60 nienzdaih geizcaeux, youq ndaw duz byacunhyiz Meijgoz Baihsaebaek fatyienh daepngaiz bauqfat, damqcaz gezgoj cwngmingz dwg gijgwn gyoengqde deng vangzgizmeizduzsu uqlah cauxbaenz. Gij engq ndaej cwngmingz vwndiz de dwg, danghnaeuz yungh gijgwn miz vangzgizmeizduzsu uqlah haenx bae gueng doihduz, hix ndaej yaeuhfat ok sibauh daep ngaiz. Vangzgizmeizduzsu dwg youz vangzgizmeigin miz okdaeuj, cungj cinhgin neix youq gizdieg dienheiq raeujrub caemhcaiq cumx haenx gig yungzheih nem youq gwnz haeuxyangz dem duhdoem sengmaj, ndigah gij haeuxyangz、 duhdoem yorom mbouj ndei haenx mbouj ndaej gwn law, caiqlij mbouj ndaej dawz bae gueng bitgaeq caeuq doihduz. Saedsaeh dwg, youq Daigoz bujcaz ndawde, caiq baez biujmingz gij beijlwd fatseng sibauh daep baenz ngaiz caeuq gij hamzliengh vangzgizmeizduzsu gwn haeuj haenx maedcaed doxgven.

Yienznaeuz gij doxgaiq ndaej yinxhwnj binghngaiz haenx cungjloih gig lai, hoeng gij naengzlig baenz ngaiz gyoengqde giengz nyieg mbouj doxdoengz, miz mbangj doxgaiq cauxbaenz ngaiz giengzhaenq haenx baez yunghliengh haemq hung ndeu laeuh okdaeuj le couh ndaej yaeuhfat baenz binghngaiz, miz mbangj cix aeu lai baez cozyung cijndaej yaeuhfat baenz baezfoeg, caemhcaiq couhcinj youq gij doxgaiq cauxbaenz ngaiz giengzhaenq haenx cozyung lajde, daj byoengqloh daengz cauxbaenz binghngaiz lij aeu miz geiz ndumjyouq ndeu, hoeng aen gocwngz neix lij ndaej vehfaen baenz song aen duenhmbaek, couhdwg bouh daih'it duenhmbaek haidoengh caeuq bouh daihngeih duenhmbaek cincanj. Gangj daengz gij doxgaiq cauxbaenz ngaiz nyieg haenx cijmiz mbouj duenh cozyung, mboujnex lij aeu miz gij doxgaiq coisawj baenz ngaiz haenx bae bangcoh cijndaej yinxhwnj baezfoeg.

Gij doxgaiq coisawj baenz ngaiz caeuq doxgaiq cauxbaenz ngaiz gij gaenbonj mbouj doengz de，dwg yienghgonq dandog cozyung cix mbouj yinxfat binghngaiz，hoeng de ndaej "vih guk guh yak"，youq gij doxgaiq cauxbaenz ngaiz cozyung lajde ndaej gyavaiq baezdoeg okyienh，caemhcaiq miz saek ngoenz daengx yungh gij doxgaiq coisawj baenz ngaiz，gij cozyung de fatseng haenx dwg doxfanj. Youq ndaw sawqniemh cungjliuzyoz gij doxgaiq coisawj baenz ngaiz ceiq ciengz yungh haenx dwg cungj youz bahdou daj cehfaen bahdou ndaw doenghgo faexcaz daezaeu，ndawde youh miz cungj ndeu heuhguh "Fazbohcij" caeuq gij cujyau cwngzfwn de sizswvanzsenh-fazbohcusonhcij（genjdanh heuhguh "TPA"）dwg gij doxgaiq coisawj baenz ngaiz gig haenq ndeu. Miz gohyozgyah cwngmingz，danghnaeuz dawz moux cungj doxgaiq coisawj baenz ngaiz caeuq TPA giethab wngqyungh，gij cozyung yaeuhfat baenz binghngaiz de ceiqnoix dwg gij doxgaiq coisawj baenz ngaiz dandog sawjyungh haenx 10 boix. Cawz TPA caixvaih，gij doxgaiq coisawj baenz ngaiz gaenq cwngmingz haenx lij miz haujlai. Dangyienz gij cozyung coisawj baenz ngaiz doenghgij doxgaiq neix cungj dwg youq doenghduz saedniemh ndawde ndaej cwngqsaed，dwg mbouj dwg doiq ndangvunz caemh dwg cungj doxgaiq coisawj baenz ngaiz ndeu caj bae cwngqmingz，hoeng caenhliengh baexmienx ciepcuk gij doxgaiq coisawj baenz ngaiz haenx dwg banhfap ceiq ndei. Gaengawq baudauj，guek raeuz vunz Gvangjsih moux gizdieg，gij beijlwd fatbingh conghndaeng conghhoz baenz ngaiz haenx haemq sang，cobouh diucaz biujmingz，aiq caeuq dajndaem dem sawjyungh cungj doenghgo ndeu heuhguh "hojyanghlwz" miz gvanhaeh. Hix aenvih ndaw doenghgo neix hamz miz gij doxgaiq coisawj baenz baezfoeg，ndigah cijaeu doiq dajndaem caeuq sawjyungh doenghgo gyagiengz guh guenjleix，lauheiq couh ndaej gyangq daemq gij beijlwd fatbingh conghndaeng conghhoz baenz ngaiz gizdieg neix. Dangyienz dwg mbouj dwg yienghneix，lij aeu caenh'itbouh guh yenzgiu cwngmingz，hoeng doiq sawjyungh gij doenghgo neix baujciz singjgaeh，wnggai dwg gij cosih miz leih mbouj miz haih.

Fuzse Caeuq Gizyawz Vuzlij Yinhsu Nem Binghngaiz

Fuzse，baudaengz denliz fuzse roxnaeuz heuhguh lizswj fuzse caeuq mbouj dwg denliz fazse, dwg gij doxgaiq mbouj miz yienghceij vunzraeuz youq ndaw vanzging guh hong, couhlienz ndaw ranz youq mbouj miz seizlawz mbouj ciepcuk daengz (mbouj miz yienghceij cix mbouj dwg caen mbouj miz yienghceij, mboujgvaq dwg gij lwgda raeuz yawj mbouj raen satlo). Gij fuzse vunzloih ciengzseiz bungz daengz haenx miz X sienq、γ sesen、α sesen、β sesen、yijcou sesen、nditrongh caeuq swjvaisen、fangsesing hwzsu daengj. Mboujlwnh dwg denliz fuzse roxnaeuz mbouj dwg denliz fuzse, seizneix cungj gaenq deng vunzloih raeuz soj leihyungh, caemhcaiq youq ndaw saehnieb gohyoz yenzgiu、gunghnungzyez cauhguh caeuq yihliuz veiswngh guh'ok gienhawj hungloet. Hoeng seizneix gaenq miz mbouj noix baengzgawq biujmingz, danghnaeuz ciepcuk lai gvaqbouh, ndaej yinxhwnj lai cungj vunzloih baezfoeg.

Mboujlwnh dwg hwzvujgi, roxnaeuz dwg hwzvujgi laeuhroh, gij doxgaiq laeuhroh haenx ciengz dwg gij fuzsedij α lizswj, dang vunzraeuz doenggvaq hoengheiq sup haeuj roxnaeuz doenggvaq raemx caeuq gijgwn sup haeuj, daengjndaej mboujduenh youq ndaw ndang ciuqyingj, mwh sesen cukgaeuq yinxhwnj sibauh ndaw ndang sonjsieng, caemhcaiq dang sibauh mbouj ndaej coihfuk gij doxgaiq yizconz DNA seiz, couh aiq fatseng fwt bienq, yinxhwnj baezfoeg.

Cawz yenzswjdan、hwz laeuhroh caixvaih, bingzseiz gyoengqvunz ciepcuk X sienq hix siengdoiq mbouj noix. Gij X sienq gihgi cauhguh geizcaeux mbouj gaeuq ndei, sesen laeuh okbae; lingh aen fuengmienh baujhoh cosih youh mbouj gaeuq caezcienz, ndigah gij beijlwd boux fangseyozgyah ndawde baenz binghbwzhez hix beij itbuen vunz lai. Meijgoz gaenq guh gvaq baez diucaz ndeu, doeklaeng biujmingz danghnaeuz mehmbwk youq daiqndang seiz guh aendungx X sienq genjcaz, gij yungyiemj lwgnyez daengzcog baenz binghbwzhez, daj ndaw moix 10 fanh boux lwgnyez 4 laeh hwnjsang daengz 6 laeh. Yiennaeuz aen soq neix gig iq, hoeng cawz le gij cingzgvang noix mbouj ndaej haenx caixvaih, daiqndang seiz ceiqndei gaej guh X sienq ciuqyingj cazyawj.

Mbouj miz saek di ngeizvaeg, gyoengqvunz seizneix doiq fuzse aiq yinxhwnj vunzloih baenz baezfoeg cingcuj dangqmaz. Hoeng, vunzraeuz doiq nditrongh caeuq swjvaisen aiq yinxhwnj baezfoeg ciengzseiz mbouj haeujsim.

Ndit dwg gij denswzboh youz daengngoenz cuengq okdaeuj, ndawde gij rongh yawj ndaej raen haenx daihgaiq ciemq dingz ndeu, gizyawz lij miz hungzvaisen caeuq swjvaisen. Ndawde swjvaisen youh ndaej gaengawq gij bohraez de, faenbaenz A、B、C 3 duenh. Hoeng aenvih caengzdaihheiq supsou caeuq fuzse, swjvaisen C mbouj ndaej bae daengz gij biujmienh digiuz, itbuen mbouj ndaej sienghaih vunzloih. Youq ndaw swjvaisen ndaej ronz gvaq caengzdaihheiq haenx, dwg B duenh doiq vunz sienghaih ceiq hung. Dang naengnoh vunzraeuz ciengzgeiz deng swjvaisen haenqrem ciuqrongh gvaqlaeng, hainduj ciengzseiz biujyienh baenz naengnoh hawqsauj、naengnoh luet、guhbaenz raizndaem、naengnoh reuqsuk, ciep roengzdaeuj bienq baenz gyak gvaqbouh, gaenriengz guhbaenz baez yienghceij lumj gyaeujcij, caemhcaiq aiq fazcanj baenz naengnoh binghngaiz, daegbied dwg doengh boux miz gij bingh yizconzsing naengsauj haenx, engq yungzheih baenz naengnoh binghngaiz.

Cawz fuzse caixvaih, gizyawz vuzlij yinhsu aiq cauxbaenz ngaiz haenx, miz ciengzgeiz fuzse ndat ndaej yinxhwnj naengnoh baenz ngaiz, ciengzgeiz loih gihgai roxnaeuz binghyienz gikcoi hix dwg cungj yinhsu yungyiemj ndumjyouq ndeu, danghnaeuz gij dak heujgyaj mbouj habngamj ciengzgeiz doxdawz, hix aiq yinxfat diuzlinx baenz ngaiz roxnaeuz nemmueg gemj baenz ngaiz, danjnangz gietsig ndaej yinxhwnj danjnangz baenz ngaiz, gangj daengz doxgaiq senhveizsing ciengzgeiz mizyouq ndaw ndang engq dwg yungyiemj, lumjbaenz sizmenz、bohliz senhveiz deng sup haeuj ndaw bwt bae, ndaej cauxbaenz bwt baenz ngaiz roxnaeuz nemmueg baezfoeg. Miz baengzgawq cungfaen biujmingz, gij beijlwd gyoengq gunghyinz sizmenz baenz binghngaiz dwg gij vunz bingzciengz haenx 3 boix. Gij vunzhong cawqyouq ndaw sizmenz youqgaenj haenx, 10 boux vunz ndawde miz 4 boux doeklaeng aenvih binghngaiz dai bae. Engq hawj vunz yawj dwk doeksaet dwg cawqyouq ndaw sizmenz seizgan nanz, doengzseiz youh dwg boux cit ien, gij fung'yiemj baenz bwtngaiz beij gij vunz bingzciengz sang 8 boix, beij gij vunz gawq mbouj ciepcuk sizmenz youh mbouj cit ien haenx lai 40～50 boix. Vanzlij miz mbangj gohyozgyah nyinhnaeuz, gij saihoz baenz ngaiz bouxvunz aiq dwg aenvih gij senhveiz soemswt lumj byaicax ndaw gijgwn cocat camx haeuj gij sibauh saihoz bae, cauxbaenz sibauh bienqbaenz ngaiz. Dangyienz neix cij dwg cungj gyajsiet ndeu, hoeng mboujlwnh baenzlawz yiengh, "gwn mbouj lau cing" yienznaeuz mbouj dwg gij banhfap ceiq ndei, hoeng gijgwn co gvaqbouh, hix miz itdingh yungyiemj.

Gij Binghdoeg Caeuq Swnghvuz Yinhswj Gizyawz Nem Binghngaiz

Binghdoeg dwg ceij loih veizswnghvuz ndeu mbouj miz sibauh gezgou, hoeng miz gij daegcwng sengmingh fukceiq, yizconz daengj. Aenvih de gig iq, beij moux di fwnhswj lij iq, ndaej doenggvaq itbuen aenlawh sigin, doenghbaez dingzlai heuhguh "binghdoeg lawh gvaq". Dingzlai binghdoeg aeu doenggvaq denswj yenjveizging cijndaej cazyawj daengz, gyoengqde hung iq mbouj doxdoengz, gezgou caeuq hingzyiengh hix mbouj doxdoengz caez, caemhcaiq cungj aeu youq itdingh cungjloih sibauh ndawde cijndaej sanjlwg, ndigah ndaej geiqyouq ndaw ndangvunz, doenghduz, doenghgo, duznon, engqlij ndaw cinhgin roxnaeuz ndaw sigin dem.

Aen laeh ceiq ndaej gangjmingz binghdoeg yinxhwnj binghngaiz haenx, wngdang doiok cungj binghdoeg ndeu heuhguh binghdoeg baeznoh Lauzswh. Caeux youq 20 sigij cogeiz, Lauzswh daj cungj baezdoeg yakrwix fatseng youq gwnzndang gaeqmeh ndeu aeu ndaej biubonj, nienj soiq de, ginggvaq raemx lawh, caiq dawz gij raemx lawh gvaq neix dajcim haeuj ndaw ndang gaeqlwg cingqciengz bae, mbouj geijlai nanz gaeqlwg hix baenz baezfoeg doxlumj. Danghnaeuz dawz baezfoeg gaeqlwg guh cawqleix doxdoengz, gij raemx lawh de hix ityiengh ndaej yinxhwnj duz gaeqlwg wnq baenz baezfoeg. Vihliux geiqniemh caeuq byaujcangh gij goengcik Lauzswh, vunzraeuz couh dawz cungj binghdoeg neix an guh "gij binghdoeg baeznoh Lauzswh", dangyienz cungj baezfoeg neix couh heuhguh "baeznoh Lauzswh" lo.

Faenloih binghdoeg baucimj caeuq bingginzcuh go hix fukcab raixcaix, hoeng daengz seizneix nyinhnaeuz yiengh binghdoeg baucimj Ⅱ hingz caeuq bakrongzva baenz ngaiz bouxvunz miz gvanhaeh haemq maedcaed. Youq ndaw biubonj bakrongzva baenz ngaiz, hix ndaej genj ok yiengh binghdoeg baucimj Ⅱ hingz.

Gij gvanhaeh binghganhyenz daegbied dwg ganhyenz menhsingq caeuq daep baenz ngaiz ceng mbouj geijlai bouxboux cungj rox, caemhcaiq daengz seizneix gaenq mingzbeg rox daengz binghdoeg ganhyenz ceiqnoix miz 7 cungj （gyaz、yiz、bingj、dingh、vu、si、gwngh）, ndigah seizneix dawz binghdoegsingq ganhyenz faen baenz 7 cungj, ndawde aeu bingjhingz ganhyenz（genjdanh heuhguh "bingjganh"）ceiq yakrwix caeuq yungyiemj. Aenvih "bingjganh" codaeuz binghyiengh ndojyouq roxnaeuz mbouj yienhda, hix mbouj okyienh vuengzbiu, hoeng binghcingz cincanj gig vaiq, bouxbingh ciengzseiz deng loek caz cix mbouj ndaej gibseiz ywbingh, doengciengz dwg 3 ndwen baedauq aendaep couh fatseng vaih dai gipsingq, ndawde vunzraeuz 50% lij yaek fazcanj baenz ganhyenz menhsingq, caemhcaiq cincanj baenz daep bienq ndongj, cigdaengz daep baenz ngaiz. Seizneix miz baengzgawq biujmingz, ceiqnoix miz song cungj binghdoeg caeuq cauxbaenz sibauh daep baenz ngaiz miz gvanhaeh, couhdwg gyoengqvunz baenz bingh bingjhingz ganhyenz（HCV）caeuq binghdoeg siganh DNA. Linghvaih danghnaeuz HCV caeuq binghdoeg yizhingz ganhyenz bouxvunz（HBV）songcungz lahdawz, gij beijlwd fatseng sibauh daep baenz ngaiz engq sang.

　　Binghdoeg siganh DNA baudaengz cuj binghdoeg ndeu, ndawde baudaengz gij binghdoeg yizhingz ganhyenz bouxvunz、gij binghdoeg ganhyenz duzbit、gij binghdoeg ganhyenz duznou daengj. Gij yizhingz ganhyenz youz binghdoeg yizganh yinxhwnj haenx （genjdanh heuhguh "yizganh"）, gaenq dauqcawq caemhcaiq ciengzgeiz youq daengx seiqgyaiq riuzhengz, gaengawq swhliu geiqloeg, guek raeuz miz gyoengqvunz 50% doxhwnj deng yizganh lahdawz gvaq, boux raek binghdoeg yaek rim ik ndeu, caiqlij boux baenz bingh ganhyenz ndawde miz 60% biujyienh miz ganhyenz menhsingq binghbienq, ndawde miz bouhfaenh vunz satlaeng mienx mbouj ndaej fazcanj baenz daepngaiz. Lumjbaenz hezcingh liuzhingz bingyoz diucaz biujmingz, bouxvunz yizhingz ganhyenz byaujmienh gangyenz （HBsAg）dwg yangzsing ndawde, 50% ciengzseiz fazcanj baenz daep bienq ndongj, bouhfaenh vunz caenh'itbouh fazcanj baenz daepngaiz. Linghvaih gij yenzgiu yawj bae gyae de biujmingz, gij fungyiemj boux HBsAg yangzsing fat bingh sibauh daep baenz ngaiz dwg boux yaemsingq haenx 217 boix. Gij swhliu Meijgoz Cizbing Gungci Cunghsinh biujmingz, boux raek dawz binghdoeg yizganh haenx gij fungyiemj fatbingh sibauh daep baenz ngaiz dwg boux cingqciengz haenx 300 boix.

Raeuz vanzlij aeu genjdanh dwen daengz cungj binghdoeg vunzloih giepnoix menjyiz seizneix gaenq riuzhengz ndeu (genjdanh heuhguh *HIV*), de dwg 1983 nienz youz boux gohyozgyah Fazgoz ndeu ceiq caeux daj ndaw lwedsaw boux vunzsai doengzsingq doxlienh baenz binghcunghab linzbahsen haenx faenliz okdaeuj. Cungj binghdoeg neix cujyau gunghoenx *T*4 sibauh ndaw menjyiz hidungj ndangvunz, sawj gij rengzmenjyiz ndangvunz vaiqgip doekdaemq, baenzneix cix cauxbaenz lai cungj bingh, ndawde baudaengz baeznoh Gajbohsih、baezlinzbah、binghbwzhez daengj.

Cawz binghdoeg ndaej yinxhwnj baezdoeg caixvaih, mbouj noix swnghvuz yinhswj wnq caemh aiq caeuq fatseng baezfoeg miz gvanhaeh, gyoengqde miz mbangj dwg sigin, miz mbangj dwg cinhgin, engqlij dwg nongeiqseng. Lumjbaenz lahdawz youhmwnzlozganjgin (genjdanh heuhguh "*Hp*") caeuq fatseng dungx baenz ngaiz miz itdingh gvanhaeh.

Cinhgin caeuq fatseng mouxdi baezfoeg miz gvanhaeh cibfaen mingzbeg, lumjbaenz vangzgizmeizgin yinxfat daep baenz ngaiz, hwzgizmeizgin hix ndaej yinxhwnj daep baenz ngaiz, lenzdauhgin ndaej mizok T–2 duzsu youq ndaw ndang doenghduz ndaej yaeuhfat dungx baenz ngaiz、yizsenngaiz、aenuk baenz baezfoeg daengj. Cinghmeizgin ndaej yaeuhfat noulwg mizok gyazcangsen baenz ngaiz roxnaeuz daep baenz ngaiz, hix aiq dwg gij yinhsu yungyiemj yinxfat vunzloih baenz baezfoeg. Dangyienz, gij cozyung cinhgin cauxbaenz ngaiz, cujyau dwg doenggvaq gij doxgaiq iemqok roxnaeuz gij doxgaiq miz doeg de, yinxhwnj sibauh bienqbaenz ngaiz, mbangjdi yinhswj cauxbaenz ngaiz caeuq neix miz gvanhaeh haenx, gaenq youq gij doxgaiq vayoz cauxbaenz ngaiz ndawde gangj.

Gvendaengz gij gvanhaeh nongeiqseng ndaw ndang caeuq mouxdi baezfoeg, aen laeh ceiq yienhda de dwg boux baenz bingh nonndoetlwed, daegbied dwg boux lahdawz bingh nonndoetlwed menhsingq haenx ciengzseiz buenx miz daep bienq ndongj, yienzhaeuh fazcanj baenz daepngaiz, hix miz mbangj cix gyoebhab fatseng caetconq baenz ngaiz, siujsoq vunzbingh lij ndaej fatseng dungx baenz ngaiz roxnaeuz miniu swnghcizdau baenz baezfoeg. Hoeng bingh nonndoetlwed vihmaz yinxhwnj doengh gij gihci binghngaiz gwnzneix gangj daengz haenx seizneix lij mbouj mingzbeg geijlai.

Cawz bingh nonndoetlwed caixvaih, lahdawz Cunghvaz fwnhcih

gauhgizcungz caeuq aen daep baenz baezfoeg yakrwix hix miz gvanhaeh maedcaed, hoeng de yinxhwnj haenx dingzlai dwg yienzfatsingq sibauh danjgvanj baenz ngaiz. Gij gihlij de aiq caeuq gij gyaeq nonndoetlwed yinxhwnj sibauh daep baenz ngaiz doxlumj, couh aiq dwg duznon youzdoengh yinxhwnj gihgaising gikcoi, caeuq gij doxgaiq vayoz aenvih duznon soj iemqok haenx, caemhcaiq gij vayozsing gikcoi youz de gikcoi mizok raemxmbei gapbaenz haenx, cauxbaenz sibauh demseng, doeklaeng fazcanj baenz danjgvanj sibauh ngaiz.

Seiqgyaiq fukcab, fatseng baezfoeg hix dwg aen gocwngz maqhuz fukcab ndeu, vihliux fuengbienh, gyoengqvunz dawz gij yinhsu cauxbaenz binghngaiz faenbaenz sam daih loih. Hoeng ciuhvunz raeuz, nanzdauh cij dwg bungq daengz cungj doxgaiq ndeu roxnaeuz loih doxgaiq cauxbaenz binghngaiz ndeu? Mingzyienj dwg miz lai cungj yinhswj doengzseiz cozyung roxnaeuz sibgvenq cozyung, gyoengqde dox boiqhab cozyung, couh yaek doiq sibauh cauxbaenz sienghaih, aiq yaeuhfat baenz baezfoeg hix engqgya hung. Lumjbaenz, fatseng saihoz baenz ngaiz, aiq caeuq yasiuh'anh、 meizginduzsu ndaw gijgwn nem gijgwn cocat、ndat lai, giepnoix gij yinhsu veizswnghsu A、veizswnghsu C daengj mizgven. Danghnaeuz caiq ngeixnaemj gij yinhsu yizconz fuengzcug, saehcingz couh engqgya fukcab lo. Gaenq miz bauqdauj Yihlangj gij beijlwd fatseng saihoz baenz ngaiz beij seiqgyaiq dieg wnq lai sang, caemhcaiq gyoengqvunz fatbingh ceiq sang dwg doenghboux gwn iennaez haenx. Doengzyiengh, daepngaiz ndaej youz sup haeuj vangzgizmeizduzsu、vangzcanghsu、suhdezganh caeuq bizlozvanzgenj yinxhwnj, hoeng boux vunz ndeu danghnaeuz doengzseiz youh lahdawz binghdoeg yizhingz ganhyenz, roxnaeuz dwg ngah laeuj, cix aiq fatseng daep baenz ngaiz couh engq daih.

Dangyienz, gij saehfaed ndaw biengz cungj miz cingq fanj song fuengmienh, it fuengmienh yiennaeuz youq ndaw seiqhenz vanzging vunzraeuz miz fouzsoq yinhswj cauxbaenz binghngaiz; hoeng lingh aen fuengmienh, hix miz fouzsoq yinhswj naenxhaed binghngaiz roxnaeuz gij yinhswj dingj binghngaiz, neix couh vih vunzloih daezhawj le gij vujgi dienyienz yawhfuengz baezfoeg. Doengzseiz, vunzraeuz gawqyienz rox le gij doxgaiq lawz miz gij singqcaet cauxbaenz ngaiz, gyoengqvunz hix ndaej siengj banhfap baexmienx caeuq gyoengqde dox ciepcuk，caiqlij dawz gyoengqde siucawz bae. Lij miz，vihliux cimdoiq mbangjdi swnghvuz yinhswj，lauheiq gyoengqvunz yaek miz ngoenz ndeu cauhbwh ok gij yizmyauz fuengz binghngaiz mizyauq haenx. Gizsaed，gyoengq gohyozgyah gaenq yiengq aen fueng'yiengq neix roengzrengz，seizneix gaenq cwngmingz sawjyungh gij yizmyauz fuengzre yizganh，ndaej gyangqdaemq gij beijlwd fatseng daep baenz ngaiz.

Cieng Daih 2
Gij Laizyouz Caeuq Fazcanj Gocwngz Binghngaiz

Baihnaj raeuz yaenglwnh le gij yinhsu baihrog cauxbaenz baezfoeg, gyoengqde daihgaiq ndaej faenbaenz sam daih loih, couhdwg gij doxgaiq vayoz cauxbaenz binghngaiz、fuzse caeuq mouxdi vuzlij yinhsu, caeuqlienz binghdoeg caeuq gij swnghvuz yinhswj gizyawz. Gij singqcaet sam cungj yinhsu cauxbaenz ngaiz neix faen baenz vayoz、vuzlij caeuq swnghvuz, gij singqcaet gyoengqde vanzcienz mbouj doxdoengz, baenzde vihmaz daengz gatsat cungj yaek yinxhwnj binghngaiz ne? Aenvih doenghgij yinhsu neix miz "aenbaj" caezcaemh, couhdwg gij sibauh ndangvunz, gij cungsim aenbaj dwg gij sibauhhwz sibauh, daegbied dwg gij yenjswzdij caeuq gihyinh ndaw hwz.

Sibauh Sengsanj Caeuq Dai Bae

Cawzbae sinzgingh sibauh caeuq ndang vunz souhmingh caixvaih, gizyawz sibauh cungj miz itdingh souhmingh, hix couhdwg naeuz gyoengqde roxnaeuz vuenhmoq (faenmbek), mboujnex couh itdingh dai bae. Gohyozgyah dawz sibauh dai bae faenbaenz song cungj, cungj ndeu dwg aenvih sibauh sonjsieng yinxhwnj binghleix sibauh gipsingq dai bae, gij daegdiemj de dwg sibauh baeyiengq foeggawh caeuq yungzgaij, gij cwngzfwn sibauh sinz ok rog geh sibauh, vihneix yinxhwnj binghyienz fanjying, aen gocwngz neix heuhguh "vaih dai". Lingh cungj sengleixsingq sibauh dai bae, neix dwg aenvih mouxdi sibauh fugcoengz ndangdaej cingjdaej yaekaeu, "gagrox bae gaggaj". Lumjbaenz aen gocwngz fwngz vunzraeuz fatseng fazcanj, gij sibauh ndaw geh lwgfwngz hix itdingh dai bae, mboujnex haj lwgfwngz bouxvunz couh mbouj ndaej faen okdaeuj, couhlumj din bit yienghhaenx lo. Hoeng cungj sibauh neix dai bae seiz, sibauh mbouj dwg foeggawh caeuq yungzgaij, cix dwg sousuk、dekgaij baenz gaiqsoiq, caemhcaiq gig vaiq deng gij sibauh henznden roxnaeuz sibauh hungloet gwn bae, vihneix mbouj miz sibauh cwngzfwn roenx ok, ndigah hix mbouj yaeuhfat binghyienz fanjying. Cingq aenvih dwg cungj sibauh dai bae neix dwg "sengleixsingq", lumjnaeuz caeuq gij mbawfaex seizcou ityiengh, daengz seiz le couh "loenq doek", vihneix cungj sibauh neix dai bae ciengzseiz heuhguh "sibauh reuq dai". Aenvih gyoengqde dai ndaej miz gvilwd, lumjnaeuz dwg ciuq gij "bouhloh" bien ndei haenx bae guh, ndigah youh ndaej heuhguh "sibauh dai bae baenz bouhloh". Gohyozgyah daihneix nyinhnaeuz, baezfoeg yienznaeuz dwg aenvih sibauh saetbae gaemguenj sengsanj cauxbaenz, hoeng hix aiq dwg gij yienzaen sibauh baezfoeg "lumz le" bonjfaenh itdingh aeu gaggaj, gij gaenbonj yienzaen de dwg gij "bouhloh" ndaw sibauh gyoengqde ok le vwndiz, dawz aen "bouhloh" wnggai hawj de dai bae haenx fungsaek lo, ndigah gyoengqde couh "ciengxlwenx senglix mbouj dai bae" lo. Yienghneix guenjleix doenghgij "bouhloh" neix youh dwg gijmaz ne? Dwg mouxdi DNA bendon —— couhdwg gihyinh. Laxlawz youq ndaw sibauh cawz le gij gihyinh ndaej guenjleix sibauh sengsanj haenx caixvaih, lij miz gij gihyinh fucwz sibauh dai bae, raeuz ndaej heuh cungj gihyinh neix guh "gihyinh gaggaj", cingq dwg aenvih "gihyinh gaggaj" aenvih moux cungj yienzaen mbouj ndaej hengzsawj gij goengnaengz de, sawj gij sibauh wnggai dai bae haenx "lumz le gaggaj". Vihneix, gohyozgyah cingq dajsuenq sezgi moux cungj roenloh daeuj daezsingj sibauh ngaiz, gaej lumz le gaggaj, roxnaeuz heuhsingj gij goengnaengz "gihyinh gaggaj", roxnaeuz cciqcauh ok mouxdi yw bae yinxyaeuh gij sibauh ngaiz bae gag rcuq dai bae, yienghneix couh ndaej vih yw bingh baezfoeg roemx ok diuz roen moq ndeu.

Ngaizbienq —— Sibauh Cingqciengz Haeuj Roenloeng Bae

Baihnaj gangj daengz, baezfoeg dwg sibauh mbouj cingqciengz demseng roxnaeuz gij sibauh wnggai dai bae haenx mbouj dai cix cauxbaenz. Aen sibauh cingqciengz ndeindindi ndeu, vihmaz ndaej bienqbaenz aen sibauh ngaiz haephangz ndangvunz lixyouq? Laxlawz, gij singqcaet caeuq goengnaengz sibauh, roxnaeuz engq hingzsiengq bae gangj sibauh dwg mbouj dwg "lauxsaed roxnaeuz ndeiyak", cujyau dwg youz gij doxgaiq yizconz ndaw sibauhhwz —— gij gihyinh ndaw yenjswzdij daeuj gietdingh. Ndaw ndangvunz dan aen sibauh daih'iek miz 200 fanh aen gihyinh, cingq dwg doenghgij gihyinh neix soengq hawj sibauh gak cungj goengnaengz, sawj vunzcungj ndawde、bouxvunz caeuq bouxvunz miz gij daegcwng cien ca fanh bied. Gij boihseiz de dwg, haujlai gihyinh ndaw sibauh ndangvunz, miz cungj gihyinh daegbied ndeu roxnaeuz gihyinhcuz, gyoengqde gaenriengz ndangdaej fatmaj, bietdingh aeu menhmenh swhyienz saetbae gij rengzhoengh de, ciuq gij gangjfap gyoengq gohyozgyah, gyoengqde dwg gij gihyinh "mbouj gangjvah", cix mbouj aenvih de mizyouq cix yingjyangj sibauh, cigdaengz gij sengmingh hozdung ndangdaej. Hoeng, miz saek ngoenz youq ndaw gocwngz sengmingh hozdung ndangvunz bungzdaengz le gij yinhswj baenz ngaiz baihrog, hix couhdwg doengh gij yinhsu doxgaiq vayoz cauxbaenz ngaiz、gij binghdoeg baenz ngaiz roxnaeuz fuzse daengj, gyoengqde couh bienq hoengh hwnjdaeuj, gyoengq gohyozgyah dawz aen gocwngz neix heuhguh gihyinh gikcoi "giklix" roxnaeuz "bienq hoengh". Seizneix couh sawj gij sibauh yienzlaiz "lauxsaed soujgaeuq" haenx bienq guengzbag hwnjdaeuj, caemhcaiq ciengxlwenx mbouj dingz mbouj duenh bae buekmingh demlai cix bienqbaenz gij sibauh ngaiz. Aenvih doenghgij gihyinh neix yienzbonj dwg youq ndaw sibauh cingqciengz, caemhcaiq yienh'ok gij yienghceij mbouj dwg giklix, ndigah heuhguh "gihyinh yienzngaiz". Cij miz dang gyoengqde bungz daengz le gij yinhswj cauxbaenz ngaiz, gezgou fatseng le gaijbienq (couhdwg "fwtbienq") roxnaeuz biujdap gvaqbouh mbouj doengz bingzciengz seiz, cij caencingq bienqbaenz gihyinh ngaiz miz haih. Saedsaeh dwg, gyoengq gohyozgyah gaenq yungh baenzroix meiz, baudaengz hwzsonh neicezmeiz、hwzsonh vaicezmeiz、cihozmeiz、lenzcezmeiz daengj bae cekgaij caeuq faensik DNA sibauh, cingqcaen fatyienh gij gihyinhcuj sibauh ndangvunz ndawde, miz loih DNH bendon ndaej gig vaiq deng gaijbienq baenz gihyinh ngaiz. Danghnaeuz dawz cungj DNA bendon neix yinxhaeuj sibauh cingqciengz bae, yienghlaeng ndaej cienjvaq baenz sibauh yakrwix. Yienghneix couh ndaej caenh'itbouh mingzbeg doekdingh gihyinh ngaiz dwg gwzgvanh mizyouq ndaw sibauh.

Fatyienh gihyinh ngaiz daengj, miz mboengq ndeu sawj gyoengq cungjliuz yozgyah angqyangz. Hoeng, vunzlai fatyienh youq ndaw sibauh bouxvunz cingqciengz hix miz gij gihyinhngaiz, hoeng daih dingzlai vunz cix mbouj aenvih yienghneix cix baenz baezfoeg. Gij hawj vunz engqgya ngeizvaeg dwg, gyoengqde doengzyiengh mizyouq gij doenghduz mbouj miz ndoksaen haenx baudaengz loih lingzcangz、loih henxheuj、loih doihduz、loih benzraih, caeuqlienz gij doenghduz mbouj miz ndoksaen lumj nengznyaen yienghhaenx, mizseiz lij daemq daengz yaumujgin bae. Daj neix gangjmingz, loih gihyinh neix youq gij swnghvuz yienjbienq ikfanh bi ndawde dwg cibfaen onjdingh. Linghvaih, vunzraeuz lij fatyienh doenghgij gihyinh neix cix mbouj dwg itcig cungj yakrwix guh vaihsaeh, gyoengqde youq ndaw gocwngz vunzloih beihdaih fatmaj, caeuqlienz youq aen gocwngz gi'gvanh dauqseng ndawde, miz gij cozyung youqgaenj, mbouj miz gyoengqde, sibauh mbouj ndaej sengsanj, hix mbouj ndaej faenvaq baenz itdingh gi'gvanh caeuq cujciz. Mboujgvaq dwg riengz ndangvunz fatmaj baenaj, gyoengqde cij menhmenh、gag swhyienz saetbae gij goengnaengz yienzlaiz bae. Ndigah lij miz vunz dawz gij gihyinh neix an diuz mingz ndeidingq ndeu heuhguh "gihyinh guenj ranz".

Gaenh geij bi daeuj, mbouj noix gohyozgyah guh le hangh saedniemh heuhguh "sibauh cabgyau" ndeu, couhdwg dawz aen sibauh ngaiz yakrwix ndeu caeuq aen sibauh cingqciengz ndeu, doenggvaq itdingh soujduenh yungzhab hwnjdaeuj, bienqbaenz aen "sibauh cabcungj" ndeu. Yienghneix, aen sibauh cabcungj neix couh miz song dauq yenjswzdij, dauq ndeu dwg daj sibauh cingqciengz daeuj, dauq ndeu dwg daj sibauh ngaiz daeuj. Youq ndaw gocwngz sengmingh cungj sibauh neix, mbangj yenjswzdij baujlouz roengzdaeuj, miz mbangj cix deng doek bae. Bouxyenzgiu fatyienh, aen sibauh cabcungj ndeu danghnaeuz noix bae moux diuz yenjswzdij, couh cienjbienq baenz gij sibauh yakrwix. Neix couh daezsingj vunzlai, youq diuz gwnz yenjswjdij neix miz gij yinhswj hanhhaed baezfoeg majhung, dawz cungj yinhswj neix heuhguh "gihyinh naenxhaed baezfoeg", genjdanh heuhguh "gihyinh naenxhaed binghngaiz", vahsug heuhguh "gihyinh dingj binghngaiz" ciep roengzdaeuj gyoengqvunz fatyienh gij gihyinh ngaiz caeuq gij gihyinh dingj binghngaiz dwg cawqyouq gij yienghsiengq bienqdoengh bingzonj doxseng doxcug haenx, cijmiz youq gij gihyinh dingj binghngaiz saetlix gvaqlaeng, gij gihyinh ngaiz cij ndaej hoenghvuengh hwnjdaeuj, caemhcaiq yinxhwnj baenz baezfoeg.

Fatyienh gihyinh ngaiz caeuq gij gihyinh naenxhaed baenz ngaiz, mbouj yungh ngeizvaeg sawj vunzloih youq gwnz roen hoenxfug baezfoeg, yiengq baihnaj yamq yamq hung ndeu, gij eiqngeih de cibfaen hungnaek. De mboujdanh sawj vunz saenqfug dwk cekgej le gij gihlij fatbingh aen yinhsu baenz ngaiz mbouj doengz haenx vihmaz cungj ndaej yinxhwnj baezfoeg, caemhcaiq yawhnaeuz youq cazbingh、yawhfuengz caeuq yw baezfoeg fuengmiemh gij roennaj hawj vunz hozhaenz haenx. Doenggvaq doiq ndaw sibauh（engqlij lwed caeuq nyouh）gij gihyinh ngaiz caeuq gihyinh dingj baenz ngaiz dem gij doxgaiq de mizok haenx guh genjcwz, gyoengq canghyw yaek ndaej doiq baezfoeg guh'ok gij geizcaeux cazbingh、gamyawj binghcingz fazcanj cinjdeng, caeuqlienz guh duenhdingh yawhlaeng. Danghnaeuz cauh'ok gij danhgwzlungz gangdij cimdoiq cungj doxgaiq gihyinh ngaiz miz okdaeuj haenx, cix ndaej cauh'ok gij yw dingj binghngaiz、hwzsu daengj "daujdanz", engq cinjdingh bae dwkceih sibauh ngaiz. Lauheiq youq daengzcog mbouj geij nanz, vunzraeuz lij ndaej youq ndaw ranzsaedniemh cauh'ok gak cungj gihyinh dingj binghngaiz, caiq dawz de yinx haeuj ndaw sibauh ngaiz bae, doenggvaq naenxhaed gihyinh ngaiz biujdap gvaqbouh, cix sawj sibauh ngaiz bienq cingqciengz. Neix couhdwg diuz roenloh yw baezfoeg ndawde diuz ndeu. Dangyienz, doenghgij canloz gwnzneix seizneix cingq ngeixnaemj caeuq sawqniemh, yaek caencingq yungh youq linzcangz lij miz duenh roen haemq raez ndeu aeu byaij.

Gij Daegcwng Sibauh Ngaiz

Gij cujyau daegcwng sibauh ngaiz baudaengz gij daegcwng yienghsiengq （hingzdai）、gij daegcwng gezgou baihndaw、gij daegcwng lawhvuenh （swnghvuz vayoz）caeuqlienz gij daegcwng hingzveiz hengzdoengh daengj geij aen fuengmiemh. Hoeng gij bietdingh aeu ceijok de dwg：①Sojmiz doengh gij daegcwng neix cungj dwg caeuq gij sibauh cingqciengz, daegbied dwg caeuq gij sibauh cingqciengz doxwngq（lumjbaenz gij sibauh daepngaiz caeuq sibauh aendaep）doxbeij daeuj gangj；②Cungj doxbeij neix hix dwg dangguh ndaw gocwngz sibauh ngaiz fazcanj baenzgyoengq daeuj gangj.

1. Gij Hingzyiengh Daegcwng Sibauh Ngaiz

Daih'it, aeu itbuen gvilwd daeuj gangj, gij sibauh baezfoeg yakrwix bienq hung, hoeng hix miz siujsoq laehvaih, lumjbaenz aen sibauh iq caengz faenvaq sibauh ngaiz. Daihngeih, aeu daengx aen baezngaiz daeuj gangj, gij sibauh gapbaenz de hingzyiengh mbouj doxdoengz, binglij yozgyah heuh de guh sibauh "hingzyiengh lai", gyoengqde dingzlai saetbae gij hingzyiengh sibauh yienzlaiz, dingzlai yienh'ok mbouj gveihcwz, caiqlij aiq dwg hingzyiengh geizgvaiq. Gyoengqde baizlied luenhlablab, hix mbouj lumj gij cujciz yienzlaiz. Lauheiq gij gaijbienq sibauh ngaiz ceiq yienhda haenx aeu suenq gij sibauhhwz de, mboujdanh beij gij sibauhhwz cingqciengz hung haujlai, gij hingzyiengh hwz ciengz raen haenx hix mbouj gveihcwz, mizok sojgangj gij hwz hingzyiengh mbouj cingqciengz caeuq gij sibauh hung lai aen hwz. Linghvaih, gij beijlaeh hwz caeuq sibauh giengh hix bienq hung, gij sibauh giengh mbangj di baezfoeg yakrwix gig noix, daengx aen sibauh ceng mbouj geijlai cungj youz sibauh ciemqhah, gij ciengz raen de lumj bwtngaiz sibauh iq nem aen baezlinzbah baeznoh daengj, lij aiq miz lai aen hwz mizyouq dem, youq ndaw hwz miz lai aen ngveih, hoeng gij sibauh cingqciengz itbuen ngamq miz aen ndeu roxnaeuz song aen.

Youq gij sibauh duzben ginggvaq daegbied nyumxsaek roxnaeuz gij cezben binghleix, ndaej cazyawj daengz gij sibauh ngaiz dekleg haemq lai, caemhcaiq yied dwg sibauh yakrwix, dekleg yied lai.

2. Gij Gezgou Daegcwng Baihndaw Sibauh Ngaiz

Youq laj denswj yenjveizging, ndaej engqgya cingcuj cazyawj daengz gij biujmienh sibauh ngaiz miz lai bwnyungz saeq、din gyaj daengj haemq fungfouq, miz engq lai sienq lizdij mbouj cingqciengz, caiqlij baihndaw giz doedok haenx bienq noix, baizlied hix luenhlab; neicizvangj mienhco haenx caeuq goetgyaq sibauh baizlied hix gig luenhlab; sibauh ndawde doxciep gemjnoix daengj.

3. Gij Daegcwng Dingjlawh Sibauh Ngaiz

Gij daegcwng sibauh ngaiz seng'vaq lai caeuq gij sibauh ngaiz sengsanj yakrwix、faenvaq mbouj ndei nem mouxdi hingzveiz daegbied dox lienzhaeh. Cujyau daegdiemj youq lajneix：

（1）Dangzyaugaij bienqhoengh ndaej gyagiengz. Neix dwg aenvih gij sibauh ngaiz daegbied dwg gij sibauh baezsaeddaej ciepgaenh cungsim haenx, liz sailwed gyae, ciengzseiz aeu mbouj ndaej yangj gunghawj cungfaen, ndigah aeu baengh demgiengz dangzyaugaij daeuj faengej engq lai buzdauzdangz, yawhbienh gunghawj naengzliengh yaekaeu.

(2) Hwzsonh lawhvuenh gyagiengz. Ndawde baudaengz *DNA* caeuq *RNA*, gij suzliz gapbaenz gyoengqde beij gij cujciz doxwngq cingqciengz haenx sang, hoeng gij suzliz faencek de beij gij cujciz doxwngq cingqciengz haenx daemq. Lumjbaenz, gij suzliz gapbaenz *RNA* daepngaiz beij aendaep cingqciengz sang 8 boix.

(3) Danbwzciz lawhvuenh gaijbienq. Cingzgvang caeuq hwzsonh lawhvuenh doxlumj, hix couhdwg danbwzciz habbaenz lawhvuenh demgiengz, hoeng anhgihsonh lawhvuenh gemjnyieg. Gij caeuq neix dox hab'wngq de dwg, youq ndaw baezfoeg gij hozsing doengh gij meiz camgya anhgihsonh faengaij lawhvuenh haenx hix doekdaemq, aenvih anhgihsonh faengaij dinghlawh gemjnyieg, sawj anhgihsonh dauqcungz deng sibauh ngaiz habbaenz danbwzciz, coisawj sibauh ngaiz maj ndaej engq vaiq.

(4) Gij doxgaiq daegbied cauxbaenz roxnaeuz demlai. Daj fazswnghyoz daeuj yawj, sibauh ngaiz lumjnaeuz dwg cungj sibauh hozoiq ndeu, haujlai fuengmienh caeuq gij sibauh beihdaih doxlumj, mboujdanh sengsanj vaiq, caemhcaiq lij miz lai cungj beihdaihsing danbwz dem.

Lumjbaenz gyazdaih danbwz (*AFP*): Neix dwg geizcaeux beihdaih daep mizok cungj danbwz cujyau ndeu. Youq cingqciengz cingzgvang baihlaj, mbouj mizyouq ndaw ndang vunzhung, hoeng daep baenz ngaiz, sibauh baezrongzva caemh ndaej mizok cungj danbwz neix, ndigah, gyoengq canghyw ciengzseiz caekdingh gij suijbingz *AFP* ndaw lwedsaw bouxbingh, hoeng gij aeu ceij ok de dwg, boux baenz ganhyenz haenx *AFP* hix yaek gya sang.

Beihngaiz ganghyenz (*CEA*): Dingzlai raen youq saejsiuvaq baezfoeg, lumjbaenz gij lwedsaw bouxbingh gezcangz ngaiz 70%~95%, ndaej caek ok *CEA*, hoeng danghnaeuz gvej bae baezfoeg, *CEA* cix doekdaemq, mizseiz caiqlij siusaet bae. Danghnaeuz baezfoeg fukfat, *CEA* youh yaek swng sang. Ndigah *CEA* mboujdanh ndaej yungh daeuj cazbingh, lij ndaej yungh daeuj cazyawj yw bingh caeuq guh daengz bouh lawz. Hoeng gveiyangzsing gezcangzyenz caeuq gij baezfoeg gizwnq, hix aiq miz cungj gangyenz neix okyienh.

Dungzgunghmeiz: Loih meiz neix cungjloih haemq lai, gij ciengz raen haenx miz gijdangzgizmeiz、cenzsuzmeiz、genjsing linzsonhmeiz、sonhsing linzsonhmeiz、dangzyenz linzsonhvameiz、guzgvanghganhfuh conjyizmeiz daengj. Doengciengz doenghgij meiz neix dingzlai raen youq beihdaih cujciz, daegbied dwg daihganh caeuq bauei daengj, hoeng youq mbangjdi baezngaiz ndawde, lumjbaenz daepngaiz、dungxsaej baenz ngaiz daengj caemh aiq okyienh.

Yivei gizsu: Couhdwg miz haujlai baezfoeg mbouj dwg daj fwnhmizsen cujciz daeuj hix iemqok gizsu. Gij ceiq ciengz raen de dwg hozgyawjsaej bwt baenz ngaiz ndaej mizok coi mak cuzsin sangsen bizcizgizsu (*ACTH*)、cuzsing sengizsu (*hcG*)、yizdaujsu caeuq gyazcangbangz sensu; bwt baenz ngaiz sibauh iq ndaej mizok gyanggaisu、dingj leihnyouh gizsu; dungx baenz ngaiz ndaej mizok cuihyujsu daengj.

4. Gij Hingzveiz Daegcwng Sibauh Ngaiz

Gij sibauh ngaiz miz haujlai hingzveiz daegcwng, cujyau miz haj aen fuengmienh lajneix:

(1) Sengsanj vaiqvit. Aen gwzgvanh cijbyauh sengsanj vaiq ndeu dwg, doengciengz youq ndaw cujciz baezfoeg yakrwix, moix 1000 aen sibauh ndawde miz 20 aen doxhwnj faenmbek, hoeng youq ndaw cujcij cingqciengz caeuq baezfoeg liengzsing ndawde mbouj daengz 1/1000. Mboujgvaq, youq mizdi cujciz cingqciengz sengmaj hoenghvuengh haenx, lumjbaenz ndokngviz、nemmueg dungxsaej caeuq mauznangz byoemgyaeuj daengj, gyoengqde sengsanj cix mbouj beij sibauh ngaiz menh, neix hix couhdwg gij yienzaen baezfoeg valiuz yaek mizok mizgven fucozyung.

(2) Ciemqhaeuj caeuq senjnod sengmaj. Aenvih gij rengznem ndaw sibauh ngaiz haemq daemq, miz gij meiz youzdoengh yienghceij lumj Ahmijbah caeuq iemqok moux di buqvaih sibauh genhciz haenx, ndigah sibauh ngaiz ndaej cungbyoengq gihmoz roxnaeuz gezdi cujciz, senj daengz gij cujciz cingqciengz seiqhenz bae, roxnaeuz loenq youq ndaw ndang (lumj ndaw aek、ndaw dungx) bae, caemhcaiq youq gizneix sengmaj, engqlij cauxbaenz muegaek cwk raemx. Gij sibauh baezfoeg yakrwix lij ndaej conh

gvaq linzbahgvanj roxnaeuz sailwed bae daengz ndaw ndang giz wnq, youq gizhaenx cauxbaenz cauqsenjnod.

(3) Gij daegsingq cauxbaenz baezfoeg. Daj sibauh ngaiz miz gij daegdiemj ciemqhaeuj caeuq senjnod sengmaj daeuj yawj, hix couh mbouj nanz lijgaij sibauh ngaiz miz gij daegsingq cauxbaenz baezfoeg. Yaek cwngmingz aen daegsingq neix, gyoengq gohyozgyah yungh le cungj nou iq mbouj miz bwn sengcingz giepnoix menjyizliz ndeu, danghnaeuz dawz gij sibauh ngaiz senj daengz laj naeng cungj nou iq neix, couh ndaej mizok gij baezfoeg caeuq sibauh senj daeuj doxdoengz haenx.

(4) Saetbae ciepcuk naenxhaed. Ndaw saedceij, mwh fwngz deng heh byoengq, baksieng gig vaiq maj ndaej ndei, engqlij mbouj louz riz cax. Yienzaen dwg gij sibauh cingqciengz song mbiengj bak cax yaek sengmaj doxgyoeb, saek ngoenz fung red baksieng, gyoengqde couh dingz maj lo. Gij singqcaet cungj sibauh cingqciengz neix, heuhguh "ciepcuk hanhhaed" sengmaj. Hoeng sibauh ngaiz saetbae cungj singqcaet neix, mwh gyoengqde dox ciepcuk, vanzlij "gag guh gag hengz", aen sibauh ndeu ndaej raih youq gwnz lingh aen sibauh senjnod, lij ndaej ndonj gvaq baihlaj aen sibauh wnq sengsanj.

(5) Gij daegsingq gyangwn. Miz mbangj sibauh ngaiz miz naengzlig gyangwn, gyoengqde ndaej gyangwn gij sibauh cingqciengz, hix ndaej gyangwn doengz loih sibauh yakrwix, guhbaenz cungj "sibauh funghaeuj" daegbied ndeu, neix doiq caz baezdoeg yakrwix cungj gig miz eiqngeih.

Geiz Ndumjyouq Binghngaiz

Doiq gij baezdoeg yakrwix daih dingzlai vunzloih daeuj gangj, daj gij doxgaiq cauxbaenz ngaiz ceiq caeux daengz doeklaeng okyienh binghngaiz, itbuen aeu cib geij bi daengz geij cib bi, cix mbouj dwg gij vunz bingzciengz yousim haenx, dandan cijaeu geij ndwen roxnaeuz geij bi. Lumjbaenz gij gunghyinz ciengzseiz caeuq naianh ciepcuk haenx, fatseng rongznyouh baenz ngaiz itbuen aeu 10~20 bi, mbangjdi daengz 40 bi nanz. Doenghboux gunghyinz ciengzseiz ciepcuk meizciuhyouz、lizcingh haenx, geiz ndumjyouq fatseng naengnoh baenz ngaiz itbuen caemh aeu 20 bi.

Couhcinj gij yienzaen baenz ngaiz mbouj dwg cibfaen mingzbeg doekdingh, hix aiq ndaej duenhdingh gij gocwngz baenz binghngaiz. Danghnaeuz mehmbwk seng bouxlwg daih'it yied caeux, baenzneix gij beijlwd de nienzlaux baenz yujsenngaiz couh yied daemq, neix couh daezsingj seizcoz gvaqlaeng mouxdi yinhswj ndaej coicaenh fatseng yujsenngaiz, geiz ndumjyouq de daih'iek 40 bi.

Youq haujlai laeh ndawde, gij binghngaiz vunzloih ndaej gvigyonj youq moux cungj yinhswj cauxbaenz binghngaiz cibfaen mingzbeg、caemhcaiq gij yienzyinh baenz ngaiz ndaej faenbied okdaeuj haenx, gyoengqde ciengzseiz lienzdaemh seizgan haemq raez yinxhwnj cozyung. Aen laeh ceiq yienhda de dwg, boux vunz ndeu daj hainduj cit ien daengz linzcangz cazbingh baenz bwtngaiz, itbuen aeu 20 bi. Hoeng, daengx ciuh vunz itdingh mbouj dwg dandan deng cungj doxgaiq cauxbaenz ngaiz ndeu yingjyangj, gij doxgaiq cauxbaenz ngaiz ndawde lij aiq miz boiqhab cozyung, vihneix mbouj ndaej miz gij simleix caijsoq haenx, nyinhnaeuz cit ien aeu daengz 20 bi nanz cij baenz ngaiz, cit 10 bi caiq dingz hix mbouj haemh, yienghhaenx couh cibfaen yungyiemj lo.

Linghvaih, geiz ndumjyouq baihgwnz gangj haenx, dingzlai hix okyienh gij yienghsiengq linzcangz dwg seizgan satdingz, saedsaeh dwg, sibauh ngaiz aiq senq miz lo. Aen laeh ceiq ndei ndeu dwg cenzlezsen baenz ngaiz, haujlai bouxlaux gvaqseiq le seigenj fatyienh, ndaw cenzlezsen gyoengqde senq couh miz sibauh ngaiz lo.

Duenhmbaek Geizcaeux Binghngaiz

Gij binghngaiz geizcaeux ceiq yungzheih yawj ok haenx, dwg naengnoh baenz ngaiz. Gij vunz nohhau Saefueng youq gizdieg nditrongh cungcuk haenx haemq lai raen cungj ngaiz neix. Gij caijsoq ndei de dwg, cungj naengnoh baenz ngaiz neix dingzlai sengmaj haemq menh, hix gig noix senjnod. Cijaeu gibseiz fatyienh caeuq ywbingh, gig noix yinxhwnj dai bae.

Cawz naengnoh baenz ngaiz caixvaih, bakrongzva baenz ngaiz hix haemq yungzheih youq geizcaeux fatyienh. De fatseng youq conghced caeuq rongzva giz doxciep de, hix couhdwg giz bakrongzva ciengzseiz heuh haenx. Aeu gij binghngaiz neix guh laeh, ndaej gig mingzbeg rox gij geizcaeux yienjbienq baenz ngaiz. Itbuen ndaej faenbaenz geij aen duenhmbaek lajneix:

(1) Duenhmbaek sibauh demseng. Cujciz cingqciengz youq gak cungj yinhswj gikcoi lajde (lumjbaenz binghyienz), sibauh sengsanj haemq vaiq, ndigah cujciz sibauh demlai, baizlied gaenjmaed, caengz naeng gwnz lai caemhcaiq bienq na, doengzseiz sibauh hix ciengzseiz fanjwngq biz na. Hoeng youq aen duenhmbaek neix, sibauh caengz raen gizyawz gaijbienq, couhdwg mbouj miz gij mbouj cingqciengz haenx. Linghvaih, cijaeu dawz gikcoi cawzbae (lumjbaenz yw ndei binghyienz), cujciz ndaej hoizfuk daengz yienghsiengq cingqciengz.

(2) Duenhmbaek sibauh mbouj denjhingz demlai. Seizneix sibauh aiq fatseng mbouj cingqciengz, biujyienh baenz sibauh hwz gya hung, gij beijlaeh caeuq sibauhgiengh hix couh doxwngq gya sang, linghvaih hwz yenjswzciz bienq na, gij yienghceij hwz mbouj gveihcwz daengj gaijbienq. Boux canghyw binglijyoz ciengzseiz gaengawq cungj gaijbienq cingzdoh neix, faen baenz gij cingzdoh mbaeu, cungdaengj caeuq naek mbouj denjhingz demlai. Dangyienz, cingzdoh naek mbouj denjhingz demlai aiq yaek fazcanj baenz ngaiz, ndigah aeu gaenxmaenx bae ywbingh. Doiq gij demlai mbouj denjhingz cingzdoh mbaeu caeuq cungdoh haenx, hix wngdang maedcaed laebdaeb cazyawj, fuengzre caenh'itbouh fazcanj.

(3) Sibauh vaqseng. Neix dwg ceij youq moux cungj yienzaen cozyung lajde, cungj cujciz loihhingz ndeu cienjbienq baenz lingh cungj cujciz loihhingz. Aen laeh bakrongzva, biujyienh baenz naeng gwnz baizlied luenhlab caemhcaiq cauxbaenz lai caengz gezgou, sibauh youz gij yienghceij diuzsaeu yienzlaiz roxnaeuz sensangbiz cienj baenz linzcang sangbiz, sibauh hung iq ndaej mbouj ityiengh, gij sibauh faenmbek haenx ndaej faensanq youq gak caengz cujciz, ndigah hix aiq fatseng ngaizbienq.

(4) Ngaiz yienzvih. Neix dwg cingzdoh sang mbouj denjhingz demlai roxnaeuz vaqseng ndaej caenh'itbouh fazcanj, seizneix sibauh sengmaj engq vaiq, faenmbek lai, sibauh mbouj cingqciengz engqgya mingzyienj, engq mbouj gveihcwz, gij beijlaeh hwzciengh engq hung, yenjswzciz demlai, nyumx saek laeg, ngveihhwz hung, caemhcaiq ndaej miz lai aen. Gig yienhda, cungj sibauh neix gaenq miz gij cujyau daegcwng sibauh ngaiz, heuh de guh ngaiz yienzvih, dwg aenvih doenghgij sibauh neix lij ciuqyiengh hanh youq caengz naeng gwnz, cix mbouj ciemqfamh mueg giekdaej.

Danghnaeuz youq aen duenhmbaek neix gaenxmaenx bae yw, couh yw ndaej ndei.

Duenhmbaek Geizlaeng Binghngaiz

Gizneix gangj gij duenhmbaek geizlaeng neix, mbouj dwg ceij linzcangz roxnaeuz binglijyoz faen geiz binghngaiz, cix dwg ceij gij swnghvuzyoz binghngaiz swhyienz cienj ma. Vihneix, dawz gij binghngaiz fatseng ciemqhaeuj caeuq senjnod haenx heuhguh "duenhmbaek geizlaeng binghngaiz".

1. Sibauh Ngaiz Ciemqhoenx

Sibauh ngaiz ciemqhoenx, dwg ceij sibauh ngaiz yiengq cujciz seiqhenz ciemqfamh、gya'gvangq caeuq ciemqlingx, baenzneix couh buqvaih le gij gezgou cujciz cingqciengz. Ciemqhoenx ndaej fatseng youq binghngaiz yienzfat, hix ndaej raen youq baezfoeg senjnod, ndigah gyoengq canghyw mizseiz dawz gyoengqde faenbied heuhguh "yienzfatsingq ciemqhoenx" caeuq "ciepfatsingq ciemqhoenx ".

Ciemqhoenx dwg aen gocwngz fukcab ndeu, it fuengmienh yiennaeuz dwg youz gij daegcwng sibauh ngaiz daeuj gietdingh, lingh fuengmienh caemh nangqdaengz ndangdaej fuengzre caeuq fanjying. Gij daihdaej gocwngz sibauh ngaiz ciemqhoenx, itbuen ndaej faenbaenz haj aen duenhmbaek: ①Gij sibauh ngaiz yiengq gi'gvanh depgaenh; ②Sibauh ngaiz gaenjmaed nem youq biujmienh gi'gvanh bienqbaenz buenq luenz roxnaeuz luenzbej; ③Sibauh ngaiz iemqok suijgaijmeiz, buqvaih gij genhciz sibauh bienqbaenz conghveuq, caemhcaiq vihneix iet ok din gyaj; ④Gij din gyaj sibauh ngaiz riengz luengq sibauh ndonj haeujbae, caemhcaiq doenggvaq mueg giekdaej (lumjbaenz ngaiz yienzvih bakrongzva); ⑤Sibauh ngaiz yungh gij fuengsik senjnod yindung, haeuj daengz cujciz seiqhenz giz laeg, demmaj cauxbaenz aenrongz sibauh ngaiz moq.

2. Binghngaiz Senjnod

Binghngaiz senjnod dwg ceij sibauh ngaiz baizok giz dieg yienzfat, doenggvaq gak cungj miengloh (lumjbaenz linzbahguenj、sailwed、dijgyangh daengj), daengz ndangdaej gizdieg gizyawz, caemhcaiq youq gizhaenx sengmaj fatlwg, cauxbaenz aen gocwngz baezfoeg doxdoengz ndeu. Cungj baezfoeg moq cauxbaenz neix，heuhguh "senjnod baenz ngaiz" roxnaeuz "ciepfat baenz ngaiz".

Aenvih sibauh ngaiz daj giz yienzfat duetliz roengzdaeuj. Caiq bae daengz gizdieg moq，itdingh aeu ginggvaq moux cungj roenloh daegbied，neix doiq gwnz linzcangz dwg cibfaen miz eiqngeih，ndigah gyoengq canghyw bietdingh aeu rox baezfoeg yakrwix geij cungj roenloh senjnod.

（1）Linzbahguenj senjnod. Sibauh ngaiz dingzlai yungh cungj fuengsik neix bae senjnod，gyoengqde sien ciemqhaeuj ndaw linzbahgvanj，riengz gij fuengyiengq raemx linzbah lae haeuj ndaw linzbahgez bae，youq neix dangguh giz daih'it，gyoengqde capyouq roengzdaeuj，hainduj sengsanj. Neix hix couhdwg vihmaz canghyw youq mwh bae dijgenj boux baenz binghngaiz haenx，cungj aeu genjcaz mizgven linzbahgez dwg foeg hung. Lumjbaenz genjcaz boux baenz yujsenngaiz，itdingh aeu genjcaz gij linzbahgez mbiengj neix engqlij lajeiq song mbiengj dwg mbouj dwg mbouj dwg foeggawh. Mwh sibauh ngaiz youq linzbahgez "ndwn ndaej maenh" le，gyoengqde youh yaek haeuj daengz gij linzbahgez henzgyawj de bae，hix ndaej caiq baez duetliz okdaeuj haeuj daengz gij gi'gvanh wnq，youq gizhaenx youh cauxbaenz aen cauqsenjnod moq.

（2）Roenlwed senjnod. Sibauh baeznoh dingzlai riengz diuz ron neix senj bae. Sibauh baeznoh ciemqhaeuj sailwed le，riengz lwed lae daengz giz wnq，doengciengz sien daengx youq lwedguenj saeq，yienzhaeuh ndonj gvaq bangx lwedguenj saeq，yindung daengz gij cujciz seiqhenz sailwed，youq gizneix sengsanj guhbaenz cauqsenjnod. Aenvih sailwed seiq doeng bet dad，ndigah roenlwed senjnod ciengzseiz dwg laifat，hix ndaej cauxbaenz lai aen gaiqfoeg，caemhcaiq dingzlai yienh'ok yienghluenz，henz bien haemq cingcuj.

（3）Ndaem roengz senjnod. Neix dingzlai raen youq ndaw baezfoeg yakrwix gi'gvanh. Sibauh baez sien nod coh biujmienh gi'gvanh，yienzhaeuh doek roengzdaeuj，gaenjgaenj nem youq gij biujmienh gi'gvanh henzgyawj，youq gizneix baenz baez hotciet hung iq mbouj doxdoengz. Gij ciengz raen haenx lumj sibauh dungx baenz ngaiz，loenq roengzdaeuj nem youq muegdungx，miz ok baez hotciet hunghung iqiq，linghvaih lij aiq cauxbaenz raemx dungx，engqlij raemx dungx hamz lwed.

（4）Ciepcuk senjnod. Diuz roenloh neix haemq noix raen，couhdwg aenvih song aen gi'gvanh ciepcuk gaenjmaed, sawj sibauh ngaiz ndaej youz aen biujmienh gi'gvanh ndeu, deng nem youq lingh aen gi'gvanh, caemhcaiq youq gizneix sengsanj hwnjdaeuj.

Gij Yienzaen Boux Binghngaiz Dai Bae

Binghngaiz daengz le geizlaeng, ciengzseiz nanz ndaej yw ndei, daegbied dwg fatseng le dauqcawq senjnod, vunzbingh mienx mbouj ndaej dai bae. Baenzde binghngaiz baenzlawz ndaej sawj vunzbingh dai bae ne? Caz gij yienzaen de cujyau youz gij yinhsu lajneix cigciep yinxhwnj.

1. Doxgyoeb Lahdawz

Boux baenz binghngaiz aenvih menjyizliz daemq, neix bonjndang aiq couh dwg gij yienzaen baenz binghngaiz, ndigah boux baenz binghngaiz yungzheih deng lahdawz baenz binghgyoebfat. Daegbied dwg dang bouxbingh ginggvaq valiuz、fangliuz le, gij gihnwngz cauh lwed ndokngviz deng hanhhaed, bwzsibauh gemjnoix haujlai, cix engq yungzheih fatseng lahdawz, couhlienz gij veizswnghvuz ndaw ndang yienzlaiz mizyouq hoeng mbouj cauxbaenz bingh haenx, seizneix hix yaek "swnh feiz bae duedaeu", sawj binghcingz "gwnz nae gya mwi", engqgya youqgaenj. Gij veizswnghvuz neix ndaej dwg sigin、cinhgin、binghdoeg, engqlij dwg yenzcungz. Doenghgij veizswnghvuz neix, yienzlaiz dwg mbouj cauxbaenz bingh, seizneix cix yinxhwnj bouxbingh deng lahdawz, ndigah heuhguh "miz seizgei lahdawz", doenghgij veizswnghvuz neix couh heuhguh "veizswnghvuz diuzgensing cauxbaenz bingh". Gij engq hawj vunz gyaeuj in de dwg, gij "miz seizgei lahdawz" ciengzseiz nanz gaemhanh, yienghneix bouxbingh aiq cigciep aenvih deng lahdawz cix dai bae. Gij cingzgvang daegbied aeu louzsim de dwg, boux binghngaiz lahdawz baucimj baenz rangh haenx, bouxbingh yawhlaeng dingzlai mbouj ndei, bouxbingh ca mbouj geijlai 50% youq hwnj cimj le 6 ndwen ndawde dai bae.

2. Yingzyangj Sied Liux Yinxhwnj Binghyak

Aenvih gyoengq sibauh ngaiz maj ndaej gig vaiq, gyoengqde bietyienz yaek siuhauq haujlai doxgaiq yingzyangj caeuq naengzliengh ndangdaej, ndigah vunzbingh mingzyienj "byomnyieg". Hoeng boux baenz binghngaiz ciengzseiz gwn doxgaiq gemj doiq, mbouj siengj gwn, daegbied mbwq gwn noh, yienghneix couh ndaej sawj vunzbingh fatseng lawhvuenh mbouj bingzyaenx yiemzcungh, baenzneix okyienh lwedhaw、 foegraemx、 naiqnuek, couhlienz yienh'ok cungj biujyienh yingzyangj mbouj ndei gig dungxiek, neix couhdwg yiengh "binghyak" gyoengq canghyw naeuz haenx. Daengz gatsat bouxbingh aenvih gij goengnaengz hidungj youqgaenj de doekbaih cix dai bae.

3. Sonjhaih Gij Gi'gvanh Youqgaenj

Danghnaeuz moux aen baezngaiz maj youq roxnaeuz senj daengz aen gi'gvanh youqgaenj, gij haihcawq de couh engq daih. Sibauh ngaiz cigciep apbik、 sibauh ngaiz ciemqhoenx caeuq cigsoh buqvaih gij gezgou cingqciengz aen gi'gvanh, couh ndaej yinxhwnj gij goengnaengz gi'gvanh sonjhaih, cauxbaenz dai bae. Dangyienz, gij gi'gvanh ceiq youqgaenj de dwg aen'uk, daegbied dwg gij cunghsuh mizgven diemheiq、 simdiuq haenx. Linghvaih, sibauh ngaiz senjnod seiz, mizseiz gij sibauh baenz ndaek haenx ndaej yinxhwnj sailwed youqgaenj dimzsaek, yienghneix hix yaek cauxbaenz bouxbingh dai bae. Lij miz, mizdi binghngaiz ndaej yinxhwnj mouxdi guenjroen youqgaenj haenx dimzsaek, lumj yizdouzngaiz yinxhwnj mbei cungjguenj dimzsaek, yinxhwnj vuengzbiu caeuq goengnaengz aendaep、 goengnaengz siuvaq mbouj cingqciengz, hix ndaej cauxbaenz dai bae.

4. Ok Lwed

Boux baenz binghngaiz ok lwed aiq dwg aenvih gij goengnaengz cauh lwed ndokngviz deng hanhhaed、 hezsiujbanj gemjnoix cauxbaenz, hix aiq aenvih gij sibauh ngaiz cigciep buqvaih sailwed, yinxhwnj sailwed boeddek cauxbaenz.

5. Dingjlawh Mbouj Cingqciengz

Aiq dwg youz baezngaiz senjnod yinxhwnj, hix aiq youz yivei iemqok gizsu yinxhwnj. Gij ciengz raen de miz binghlwed gai sang、 hezdangz daemq caeuq byauhlingj nem niusonh dingjlawh luenhlab, boux baenz yiemzhaenq de aiq cauxbaenz gij goengnaengz aenmak sainyieg.

6. Gij Bingh Menjyiz Bonjndang

Boux baenz binghngaiz it fuengmienh menjyizliz doekdaemq, lingh aen fuengmienh cix ciengzseiz mizok gij gangdij bonjfaenh, lumjbaenz dingj bonjndang bingzvazgih gangdij、 dingj bauhhwz gangdij daengj, neix hix ciengzseiz dwg gij yienzaen cauxbaenz goengnaengz luenhlablab，daegbied dwg goengnaengz aen mak gazngaih ndawde aen ndeu.

Baezngaiz Faenvaq

Sigai Veiswngh Cujciz gaenq ceijok："Binghngaiz 1/3 dwg ndaej yawh-fuengz；binghngaiz 1/3 doenggvaq geizcaeux cazbingh、yw caeux ndaej yw ndei；binghngaiz 1/3 doenggvaq yw，ndaej gemjmbaeu haemzhoj，gyaraez souhmingh." Youq itdingh cingzdoh，sibauh baezfoeg ndaej "gaij yak guh ndei"，neix couhdwg gyoengq canghyw ciengzseiz gangj haenx，gij sibauh baezfoeg yiengq aen fuengyiengq cingqciengz gaijbienq faenvaq.

1. Sihbauh Yakrwix Cauxbaenz Caeuq Faenvaq

Youq bingzciengz cingzgvang lajde，yienznaeuz sibauh dwg ciuq gvigawj bae faenvaq caeuq caephengz gij yinvu bonjndang（lumjbaenz neifwnhmi sibauh iemqok gizsu，sinzgingh sibauh cienzyinx gak cungj sinzgingh cunghdung daengj），hoeng haujlai yinhsu yaek sawj gyoengqde "bienliz roencingq"，ndigah doeksat bienqbaenz sibauh ngaiz yakrwix. Doenghgij yinhsu neix couhdwg gij doxgaiq vayoz cauxbaenz binghngaiz、mouxdi binghdoeg、fangsesen daengj baihnaj dwen daengz haenx，mizseiz caemh aiq dwg aenvih sibauh youq fatmaj seiz "byaij loek roen"，cix bienqbaenz yakrwix. Lumjbaenz mbangjdi sibauh gyoengqde bonjlaiz wngdang baenz gij gezgou naengnoh、heuj、noh daengj，doeklaeng gyoengqde haeuj daengz ndaw dungx，yienghneix，gyoengqde couh baenz aen baezfoeg lumj "lwg gvaiq" nei，hix couhdwg baezfoeg ndaw rongzva bienqyiengh.

Doiq gij sibauh ngaiz nei，yienznaeuz ndaej yungh soujsuz、fangse caeuq yw dingj binghngaiz daengj dawz gyoengqde gaj dai bae，cawz gijneix caixvaih，hix ndaej lumj gaijcauh vunzvaih ityiengh，roengzlingh hawj gyoengqde "gaij yak guh ndei". Neix couhdwg doenggvaq itdingh fuengfap dazyinx gyoengqde yiengq aen sibauh cingqciengz faenvaq，couh dwg sawj gij ngaiz gihyinh gyoengqde caiq baez haep hwnjdaeuj，roxnaeuz ceiqnoix mbouj hawj gyoengqde hoengh gvaqbouh，roxnaeuz sawj gij hingzveiz biujyienh yakrwix gyoengqde miz di hanhhaed. Miz vunz dawz cungj yienhsiengq neix heuhguh "baezfoeg yakrwix bienq ndei" roxnaeuz "cawzbae yakrwix".

Seizneix gaenq rox，haujlai doxgaiq vayoz ndaej sawj gij sibauh ngaiz yakrwix doekdaemq, mizseiz lij biujyienh ndaej lumj doenghgij sibauh cingqciengz yienghhaenx. Doenghgij doxgaiq vayoz neix miz mouxdi yw sibauh doegsingq dingj baezdoeg、veizswnghsu D_3 caeuq gij doxgaiq doengzloih de、veizswnghsu A dem gij doxgaiq doengzloih de、yagijgihwyizsenh'anh（$HMBA$）、dinghsonhyenz、vanzsenganhsonh daengj.

Yenzgiu fatyienh, cawz gij yw ndaej sawj sibauh yakrwix coh aen fuengyiengq sibauh ndei bae faenvaq caixvaih, gij fuengfap gizyawz hix ndaej sawj sibauh baezfoeg bienq unqswnh hwnjdaeuj. Ndawde gij ceiq ciengz yungh de couhdwg gij fuengfap sibauh yungzhab, couhdwg dawz aen sibauh cingqciengz ndeu caeuq aen sibauh yakrwix ndeu doenggvaq gij fuengfap vayoz（ciengzseiz dwg ciwyizcunz）、vuzlij（ciengzseiz dwg denyouhgwz）baenzgyoengq roxnaeuz binghdoeg（ciengzseiz dwg binghdoeg senhdaiz）gaidauj dawz gyoengqde giethab youq itheij, doeklaeng cungj "sibauh yungzhab" neix（youh heuhguh "sibauh cabcungj"）, couh ndaej mbouj caiq okyienh gij daegcwng yakrwix. Aen geiqhauh ceiq yienhda de dwg, dawz cungj sibauh neix dajcim haeuj ndaw ndang duznou mbouj miz sen aek giepnoix gij naengzlig menjyiz haenx bae, couh mbouj youq ndaw ndang de baenz baezfoeg lo.

Gij gwnzneix gangj daengz haenx cungj dwg gij saedniemh rog ndang, couhdwg youq ndaw sawqguenj roxnaeuz ndaw bingz guh yenzgiu. Youq ndaw ndang vunz roxnaeuz ndaw ndang doenghduz cingzgvang dwg mbouj dwg yienghneix ne? Gig cingcuj gij cingzgvang youq ndaw ndang aeu beij gij cingzgvang youq rog ndang fukcab haujlai. Hoeng gaenq miz baengzgawq cwngmingz, youq ndaw ndang hix ndaej youq itdingh cingzdoh yaeuh gij sibauh yakrwix haenx cingqciengz faenvaq. Lumjbaenz mbouj noix bouxyenzgiu dawz vanzsenganhsonh dajcim haeuj ndaw baezsaeddaej doenghduz bae, fatyienh aen baezfoeg sukiq, mizseiz engqlij siusaet dem. Mbouj noix yw vayoz ywbingh, ndaej doiq mouxdi binghbwzhez mizyauq, cawz ndaej gaj sieng sibauh ngaiz caixvaih, lij ndaej coisawj mouxdi sibauh ngaiz yiengq aen fuengyiengq cingqciengz cingzsug haenx bae fazcanj, couh dwg gyoengq canghyw heuh de guh "satbyai faenvaq". Cungj sibauh gatsat faenvaq neix mbouj caiq faenmbek sanjlwg, doeklaeng dai bae, bingh cix ndaej hoizsoeng.

Mouxdi vanzging yinhsu daegbied ndaw ndang hix ndaej sawj gij sibauh ngaiz "gaij rwix guh ndei", lauheiq gij binghlaeh siujsoq baezfoeg gag siu bae haenx couhdwg cungj yienzaen neix. Aen laeh gij vanzging aenndang yingjyangj sibauh ngaiz yakrwix biujhingz (gij singqcaet yakrwix biujyienh okdaeuj) ceiq mingzyienj, couhdwg gij saedniemh senjndaem baezfoeg ndaw rongzva bienqyiengh, couhdwg dawz gij sibauh baezfoeg ndaw rongzva bienqyiengh noulwg ciepndaem daengz ndaw beihdaih geizcaeux noulwg (heuhguh "aen duenhmbaek beihbop"), yienzhaeuh dawz aen beihdaih geizcaeux daiq miz sibauh baezdoeg haenx senj daengz ndaw rongzva duz noumeh gaenq mizndang gyaj haenx bae, doeklaeng duz noumeh iq neix rangj ok duz noulwg haenx, youz beihdaih sibauh cingqciengz caeuq sibauh baezfoeg ndaw rongzva bienqyiengh doengzcaez gapbaenz. Gij miz eiqsei de dwg, seizneix doenghgij sibauh gaxgonq yakrwix haenx, mboujdanh mbouj youq ndaw ndang moq cauxbaenz baezfoeg, caemhcaiq gapbaenz gi'gvanh cujciz cingqciengz ndawde bouhfaenh ndeu, caiqlij fazveih gij goengnaengz cingqciengz gyoengqde.

2. Yaeuhyinx Faenvaq Caeuq Fuengzceih Baezfoeg

Gaengawq baihgwnz gangj daengz haenx caeuq gij baengzgawq gizyawz mizgven, gyoengqvunz caenhrengz siengj dawz gij fuengfap sibauh baezfoeg "gaijcauh" roxnaeuz "bienq unqswnh", yungh daeuj fuengzre caeuq ywbingh baezfoeg vunzloih. Saehsaed dwg, daengz seizneix gaenq ndaej daengz itdingh cingzdoh baenzgoeng, ndawde aen laeh ceiq doedok de couhdwg wngqyungh gij vahozvuz loih veizswnghsu A. Lumjbaenz miz baudauj yungh gij vahozvuz loih veizswnghsu A daeuj yw doenghduz naengnoh linzcang sangbiz ngaiz caeuq giekdaej sibauh ngaiz, baezfoeg ndaej bouhfaenh roxnaeuz cienzbouh siusaet.

Gij vahozvuz loih veizswnghsu A doiq bouxvunz youq seiz nomj baenz binghbwzhez (lwedngaiz gipsingq ndawde cungj ndeu), conghhoz baenz ngaiz yienghceij lumj gyaeujcij、gwnz gyaeuj gwnz hoz baenz linzcang sangbiz sibauh ngaiz hix miz itdingh ywbingh yaugoj. Gij hawj vunz doeknaiq de dwg, yungh gij yw loih veizswnghsu A yw baezngaiz aeu yunghliengh gig hung, vihneix bouxbingh ciengzseiz mizok gij fucozyung mbouj ndaej naihsouh, lumjbaenz gyaeuj indot haenqrem, doiq aendaep、ndokndang mizok doegsingq daengj. Lingjvaih, daih dingzlai vahozvuz loih veizswnghsu A lij dwg gij doxgaiq cauxbaenz bienqyiengh (couhdwg ndaej yingjyangj beihdaih fatmaj caemhcaiq caexbaenz lwgndawdungx mbouj cingqciengz), vihneix mbouj ndaej yungh youq doenghboux mehmbwk mwh aen nienzgeij senglwg haenx. Hoeng, mboujlwnh baenzlawz yiengh, yungh vahozvuz loih veizswnghsu A daeuj yawhfuengz mouxdi baezfoeg fatseng, lumjbaenz bwt baenz ngaiz daengj, nyengh lij miz itdingh yaugoj. Veizswnghsu A yungh daeuj yw ndaengnoh baenz ngaiz gaxgonq roxnaeuz nemmueg raizhau yaugoj hix dwg gig haengjdingh.

Cieng Daih 3
Gij Gwndaenj Ngoenznaengz Caeuq Binghngaiz

Youq ndaw gwndaenj ngoenznaengz, gij sibgvenq gwnndoet、gij fuengsik gwndaenj, engqlij doxgyau caeuq senglwg doiq cauxbaenz binghngaiz cungj aiq miz yingjyangj. Guhbaenz gij sibgvenq gwnndoet ndei caeuq gij fuengsik gwndaenj cangqheiq, doiq fuengzre baenz binghngaiz miz cozyung youqgaenj.

Aen Ceijnamz Gwnndoet Gihminz Cungguek

Youq ngoenzneix Cungguek cangqvuengh baenz gozcwz haenx, 《Aen Ceijnamz Gwnndoet Gihminz Cungguek (2016) 》youq 2016 nienz 5 nyied 13 hauh youz Gozgyah Veiswngh Giswnghveij fatbouh haenx, dwg gaengawq gij yenzcwz yingzyangj gohyoz caeuq ndangcangq yaekaeu, giethab gij cingzgvang dangdieg cauhguh gunghawj gijgwn caeuq gij saedguh gwndaenj vunzlai, hawj ok gij cijdauj yigen gvendaengz genjaeu gijgwn caeuq ndangdaej hozdung, yawhbienh baujcwng gij gwnndoet yinzminz cangqheiq. Aen ceijnamz neix haedsim doigawj miz roek diemj lajneix.

（1）Gijgwn lai yiengh, haeuxgwn guhcawj.

①Gijgwn ngoenznaengz wnggai baudaengz gijgwn haeux maenz、byaekheu lwgmak、doihduz bitgaeq gyaeq bya cij、lwgduh makgyamqgenq daengj.

②Bingzyaenz moix ngoenz gwn 12 cungj gijgwn doxhwnj, moix aen singhgiz 25 cungj doxhwnj.

③Moix ngoenz gwn gijgwn haeux maenz 250 ~ 400 gwz, ndawde cienzbouh dwg haeuxgwn caeuq duhcab 50~150 gwz, haeux maenz 50~100 gwz.

④Gijgwn lai yiengh、haeuxgwn guhcawj dwg gij daegdiemj youqgaenj aen vunqsik gijgwn bingzyaenx.

(2) Gwn doengh bingzyaenx, ndangnaek cangqheiq.

①Gyoengqvunz youq gak duenh nienzgeij cungj wngdang ngoenzngoenz yindung, baujciz ndangnaek cangqheiq.

②Gwn mbouj gvaqbouh, gaemhanh cungj naengzliengh suphaeuj, baujciz naengzliengh doxdaengh.

③Genhciz ngoenznaengz ndangdaej hozdung, moix aen singhgiz ceiqnoix guh 5 ngoenz ndangdaej hozdung giengzdoh cungdaenj, gyoebsuenq 150 faen cung doxhwnj; cujdung ndangdaej hozdung ceiqndei moix ngoenz 6000 yamq.

④Gemjnoix seizgan naengh nanz, moix diemj cung hwnjdaeuj doengh mbat ndeu.

(3) Lai gwn byaekheu、cij、lwgduh.

①Byaekheu lwgmak dwg aen gapbaenz bouhfaenh youqgaenj gijgwn bingzyaenx, cij hamz miz gai lai, lwgduh hamz miz danbwzciz ndei gig lai.

②Donqdonq miz byaekheu, baujcwng moix ngoenz gwn 300~500 gwz byaekheu, byaekheu saeklaeg wnggai ciemq 1/2.

③Ngoenzngoenz gwn lwgmak, baujcwng moix ngoenz gwn 200~350 gwz lwgmak singjsien, raemxmak mbouj ndaej dingjlawh mak singjsien.

④Gwn gijgwn aeu cij guhbaenz gak cungj gak yiengh, daengjndaej moix ngoenz raemxcij 300 gwz.

⑤Ciengzseiz gwn gijgwn aeu lwgduh guhbaenz, habliengh gwn makgyamqgenq.

(4) Habliengh gwn bya、bitgaeq、gyaeq、nohcing.

①Gwn bya、bitgaeq、gyaeq caeuq nohcing aeu habliengh.

②Moix aen singhgiz gwn bya 280~525 gwz, noh doihduz 280~525 gwz, gyaeq 280~350 gwz, bingzyaenz moix ngoenz gwn cungjliengh 120~200 gwz.

③Sien genjaeu bya caeuq bitgaeq.

④Gwn gyaeqgaeq mbouj vut gyaeqhenj.

⑤Noix gwn nohbiz、gijgwn hoenz oenq caeuq noh'iep.

(5) Noix gyu noix youz, hanh dangz hanh laeuj.

①Gungganq gij sibgvenq gijgwn citdamh, noix gwn gijgwn gyu lai caeuq gijgwn youz caq. Vunzhung moix ngoenz gwn gyu mbouj mauhgvaq 6 gwz, moix ngoenz youz cawj 25~30 gwz.

②Gamhanh gwn dangz demgya, moix ngoenz gwn mbouj mauhgvaq 50 gwz, ceiqndei gaemhanh youq 25 gwz doxroengz.

③Moix ngoenz gwn cihfangzsonh fanjsik mbouj mauhgvaq 2 gwz.

④Gwn raemx cukgaeuq, vunzhung moix ngoenz 7~8 boi (1500~1700 hauzswngh), dizcang gwn raemxgoenj caeuq raemxcaz; mbouj gwn roxnaeuz noix gwn yinjliu hamz dangz haenx.

⑤Lwgnyez lwgnyezrauh、mehdaiqndang、mehcijlwg mbouj wnggai gwn laeuj. Vunzhung danghnaeuz gwn laeuj, gij soqliengh ciujcingh bouxsai ngoenz ndeu gwn laeuj mbouj mauhgvaq 25 gwz, mehmbwk mbouj mauhgvaq 15 gwz.

（6）Gimqraeg saisaengq, hwng gwn gijgwn singjsien.

①Insik gijgwn, ciuq yaekaeu bwh haeux byaek, dizcang faen donq mbouj saisaengq.

②Genjaeu gijgwn singjsien seuqcingh caeuq gij fuengsik dajcawj habngamj.

③Bwh gijgwn ndip cug faenhai, gijgwn cug gwn baez daihngeih aeu ndat doh.

④Hag rox yawj gij biuciem gijgwn, hableix bae genjaeu gijgwn.

⑤Lai ma ranz gwnngaiz, yiengjsouh gijgwn caeuq caencingz.

⑥Cienzciep vwnzva maenhndei, hwng gijgwn fungheiq vwnzmingz moq.

Gwnndoet Caeuq Binghngaiz Daegcungj

Gyoengq cien'gya gyaqguj, binghngaiz vunzloih ndawde 30%~35% cix yaek gvicoih hawj gwnndoet mbouj habdangq. Dangyienz, neix engq mbouj dwg naeuz gwnndoet itdingh yaek yinxhwnj binghngaiz, dauqbyonj, gwnndoet hableix doiq yawhfuengz baenz binghngaiz miz bangcoh, engqlij miz mbangj gijgwn miz gij cozyung dingj binghngaiz haemq giengz, couhdwg gijgwn fuengzre binghngaiz soj gangj haenx. Hoeng, mboujlwnh boux cien'gya liuzhingzbingyoz, roxnaeuz boux cien'gya linzcangz, cungj gaenq cazyawj caemhcaiq cingqsaed le gijgwn cingqcaen caeuq ndangvunz gak giz mbouj doengz baenz binghngaiz daegcungj miz gvanhaeh maedcaed.

1. Saihoz Baenz Ngaiz

Gij goekbingh saihoz baenz ngaiz haemq fukcab, caeuq lai cungj yinhsu miz gvanhaeh, gizneix raeuz cij gangj gij gvanhaeh caeuq gwnndoet.

(1) Giepnoix veizswnghsu A caeuq veizswnghsu C. Liuzhingzbingyoz cien'gya diucaz fatyienh, gijgwn vunzlai mbangj giz dieg, gig noix hamz miz veizswnghsu A caeuq veizswnghsu C, yienghneix gij beijlwd fatbingh saihoz baenz ngaiz gyoengqde couh gig sang. Gyoengqvunz guh hong gohyoz haenx lai baez youq doengh aen lajmbanj saihoz baenz ngaiz laifat haenx guh yingzyangj diucaz, cungj fatyienh veizswnghsu A mbouj gaeuq gig youqgaenj, gij veizswnghsu C dingzlai dieg hix cij dabdaengz byauhcunjciz cingqciengz $30\% \sim 50\%$, mbangj dieg boux deng genjcaz engqlij miz 90% doxhwnj gij soqliengh suphaeuj veizswnghsu C daemq gvaq aen byauhcunj cingqciengz. Linghvaih, hwzvangzsu (veizswnghsu B_2) hix bujben mbouj gaeuq.

(2) Giepnoix mouxdi veizlieng yenzsu. Doiq Yacouh、Feihcouh guh diucaz lij biengjloh, ndaw gijgwn boux baenz binghngaiz haenx, dingzlai dwg giepnoix haeuxgwn hamz sinh、meij, lumjbaenz haeuxyangz、meg. Gohyozgyah guek raeuz hix fatyienh, gij muz、mungj、sinh、meij daengj ndaw raemxgwn、haeuxgwn caeuq byaekheu gizdieg saihoz baenz ngaiz laifat haenx haemq daemq, caemhcaiq gij yenzsu muz、sinh、meij daengj ndaw lwedsaw gyoengq gihminz dangdieg hix bien daemq, couhlienz gij hamzliengh muz ndaw byoemgyaeuj gyoengqde hix beij gyoengqvunz youq gizdieg fatseng binghngaiz daemq haenx daemq.

(3) Gijgwn iepgyu caeuq bienq mwt. Yasiuh'anh dwg gij doxgaiq cauxbaenz ngaiz giengzak, ndaej yinxfat lai cungj baezfoeg. Ndawde, w'gyazgih yasiuh'anh caeuq wyizgih yasiuh'anh nem gyazgihbengih yasiuh'anh cungj youq ndaw noh caeuq ndaw bya iepguh haenx, daegbied youq ndaw bya iep co'nyauj haenx mizyouq. Linghvaih, youq ndaw lauxbaeg sauj、mba haeuxyangz gaeuq, byaeksoemj caeuq mouxdi gijgwn fatmwt haenx, couhlienz ndaw saejhom、laeujbizciuj hix cungj lai roxnaeuz noix mizyouq, doengh gijneix couhdwg gijgwn gyoengqvunz youq gizdieg saihoz baenz ngaiz laifat haenx ciengzseiz gwn. Ndaw gijgwn fatmwt haenx cawz

yasiuh'anh caixvaih, lij miz gij doxgaiq miz doeg wnq, cujyau dwg mouxdi meizgin mizok, lumjbaenz concuhlenzdauhgin、cazswzgizgin、yenzhuzcinghgin、louzdicinghmeiz、nencuhgin、bwzdimeizgin daengj. Doenghgij doxgaiq miz doeg neix cawz bonjndang aiq yinxhwnj baezfoeg caixvaih, lij caeuq yasiuh'anh miz gij cozyung dox boiqhab cauxbaenz binghngaiz.

（4）Gij yinhsu wnq caeuq gijgwn mizgven haenx. Gij beijlwd gwn laeuj gya cit ien fatseng binghngaiz demlai yienhda. Lij miz gohyozgyah nyinhnaeuz, gijgwn ndat lai, roxnaeuz co gvaqbouh, daegbied hamz miz gij senhveiz soemswt haenx ndaej log sieng caeuq coeg sieng nemmueg saihoz, hix dwg gij bangyak yaeuhfat saihoz baenz ngaiz.

2. Dungx Baenz Ngaiz

Gaengawq liuzhingzbingyoz yenzgiu, dungx baenz ngaiz aiq caeuq gij yinhsu gijgwn lajneix miz gvanhaeh:

（1）Maij gwn gijgwn oenqguh haenx. Aenvih gijgwn youq mwh oenqguh yaek mizok haujlai vahozvuz dohvanzdangingh, ndawde baudaengz bwnjbingbij. Neix dwg cungj doxgaiq cauxbaenz ngaiz giengzzhaenq ndeu, de ndaej youq mwh oenqguh iemq daengz daengx aen gijgwn bae, ndigah hamz miz noengzdoh hix haemq sang. Linghvaih, youq mwh oenqguh gijgwn, dohraeuj gig sang, danbwzciz youq ndaw dohraeuj yienghneix sang, daegbied dwg youq mwh gangqremj yungzheih faengaij mizok gij doxgaiq cauxbaenz fwtbienq haenx, ndawde caemh miz gij cwngzfwn cauxbaenz binghngaiz.

（2）Gij cwngzfwn siuhsonhyenz ndaw raemxgwn caeuq haeuxgwn. Gyoengq gohyozgyah gaenq youq gizdieg dungx baenz ngaiz laifat haenx guh diucaz, fatyienh youq ndaw raemxgwn caeuq ndaw mouxdi haeuxgwn doengh gizdieg neix, gij hamzliengh siuhsonhyenz caeuq yasiuhsonhyenz mingzyienj sang gvaq gizdieg fatseng daemq haenx. Caemhcaiq siusonhyenz caeuq yasiuhsonhyenz youq ndaw dungx bouxvunz, ndaej cauxbaenz yasiuh'anh, neix dwg cungj vahozvuz cauxbaenz binghngaiz gig giengz ndeu.

（3）Maij gijgwn iepguh haenx. Diuzcaz biujmingz, gwn mak caeuq byaekheu haemq lai, daegbied dwg byaekvohsunj caeuq byaekginzcai, hamz miz veizswnghsu C fungfouq, caeuq fatseng dungx baenz ngaiz yienh'ok gij gvanhaeh doxbyonj haenx. Linghvaih, cijvaiz doiq fuengzre fatseng dungx baenz ngaiz hix miz itdingh cozyung.

（4）Gijgwn fatmwt. Doenghboux guh hong gohyoz guek raeuz doiq gizdieg laifat dungx baenz ngaiz haenx guh diucaz, fatyienh gij haeuxgwn caeuq gijgwn doengh gizdieg neix deng mwt uqlah youqgaenj, mizseiz caiqlij youq ndaw raemx dungx boux dungx baenz ngaiz haenx, hix genj ok meizgin caeuq gij doxgaiq miz doeg de.

（5）Gwn laeuj. Lanhlaeuj ndaej log sieng nemmueg aendungx, yinxhwnj dungx baenz binghyienz menhsingq, caemhcaiq dungx baenz binghyienz aiq cienjbienq baenz dungxngaiz.

3. Ndanggyang Saejlaux、Caetconq Baenz Ngaiz

Ndangyang saejlaux faenbaenz ndanggyang saejlaux swng、ndanggyang saejlaux vang、ndangygang saejlaux gyangq caeuq ndanggyang saejlaux yizcang, gyoengqde caeuq caetconq doxhab heuhguh "saejlaux". Vihneix ciengzsaeiz dawz gij baezfoeg yakrwix giz ndanggyang saejlaux caetconq haenx caez heuhguh "saejlaux baenz ngaiz". Fatseng saejlaux baenz ngaiz caeuq yizconz、baenz binghngaiz gaxgonq binghbienq daengj, miz gij gvanhaeh cibfaen maedcaed, hoeng gwnndoet mingzyienj hix miz cozyung gig youqgaenj.

（1）Gijgwn lauz lai. Diucaz biujmingz, youq ndaw gijgwn lauz lai haenx, daegbied dwg ndaw gyoengqvunz gwn nohyiengz、nohcwz lai haenx, gij beijlwd fatseng saeujlaux baenz ngaiz haenx mingzyienj beij gyoengqvunz gwn gijgwn lauz daemq haenx sang, neix youq ndaw doenghduz sawqniemh hix gaenq ndaej daengz cingqsaed. Aiq caeuq lauzhaj lawhvuenh mizok raemxmbeisoemj caeuq danjgucunz mizgven, caeuq neix doengzseiz, gwnndoet lauz lai lij ndaej coisawj sigin mbwq yangj ndaw dungxsaej sengmaj, youq doengh gij sigin neix cozyung baihlaj, yaek mizok gij cwngzfwn cauxbaenz ngaiz engq lai.

（2）Senhveiz gijgwn mbouj gaeuq. Youq guek raeuz caeuq Yizbwnj nem doengh aen guekgya Feihcouh, gijgwn gyoengqvunz ndawde hamz miz senhveiz gijgwn haemq lai, ndigah gij beijlwd fatseng saejlaux baenz ngaiz mingzyienj daemq gvaq doengh aen guekgya Oh Meij. Neix aiq caeuq baizhaex vaiq、haex lai, sawj gij doxgaiq cauxbaenz ngaiz caeuq nemmueg dungxsaej ciepcuk seizgan dinj mizgven. Beijlumj boux vunzhung Feihcouh ndeu, itbuen gij soqliengh okhaex moix ngoenz dabdaengz 450 gwz doxhwnj, hoeng bouxvunz Yinghgoz denjhingz ndeu moix ngoenz okhaex cix noix gvaq 200 gwz.

(3) Gij yinhsu gijgwn wnq. Lai gwn gijgwn hamz miz veizswnghsu A lai, ndaej gyangqdaemq fatseng saejlaux baenz ngaiz; hoeng doengh boux vunz lai gwn laeujbizciuj, roxnaeuz gawq gwn laeujbizciuj youh gwn gij laeuj wnq haenx, gij beijlwd fatbingh saejlaux baenz ngaiz haemq sang.

4. Daep Baenz Ngaiz

Daep baenz ngaiz dwg cungj baezfoeg yakrwix ndeu, vunzlai heuhguh "duzvuengz ndaw binghngaiz". De youq mouxdi guekgya, daegbied dwg youq Feihcouh、Dunghnanzya caeuq gizdieg doengnamz henzhaij guek raeuz fatbingh ceiq sang. Cungj diegdeih faenbouh neix, mbouj miz ngeizvaeg biengjloh fatseng daep baenz ngaiz caeuq gwnndoet miz lienzhaeh maedcaed.

(1) Gijgwn uqlah vangzgizmeizgin. Meizgin miz gij cozyung cauxbaenz binghngaiz, ndawde vangzgizmeizsu B_1 ndaw vangzgizmeiz soj mizok haenx dwg 10 lai cungj vangzgizmeizduzsu ndawde cungj ceiq miz doegsingq ndeu, cungj youh caeuq daep baenz ngaiz ceiq maedcaed ndeu. Yenzgiu liuzhingz-bingyoz cingqmingz, gizdieg faenbouh daep baenz ngaiz guek raeuz caeuq gij faenbouh uqlah vangzgizmeiz daihdaej doxdoengz. Youq doengh gizdieg deng haeuxyouz、gijgwn deng vangzgizmeizsu B_1 uqlah gig youqgaenj haenx, gij beijlwd fatbingh daep baenz ngaiz caeuq gij beijlwd dai bae hix haemq sang.

(2) Gwn gij doxgaiq vayoz cauxbaenz ngaiz gizyawz. Mbangjdi swhliu gizyawz biengjloh, gij vangzcanghsu、suhdezganh、bijlozvanz swnghvuz-genj、loih yasiuh'anh caeuq gij doxgaiq loih oujdanbwnj ndaw gijgwn, hix ndaej yinhhwnj daep baenz ngaiz.

(3) Goekraemx deng uqlah. Diucaz liuzhingzbingyoz cix cwngmingz, gij cingzdoh raemxgwn uqlah caeuq gij beijlwd fatbingh daep baenz ngaiz yinh'ok gij gvanhaeh cingqbeij. Mbouj miz ngeizvaeg daezsingj ndaw goekraemx miz gij doxgaiq cauxbaenz ngaiz, lij aiq dwg lai cungj doxgaiq cauxbaenz ngaiz haenx boiqhab cozyung, beijlumj fujcizsonh、lanzluzcauj-duzsu daengj.

(4) Lanhlaeuj. Ciengzgeiz lanhlaeuj, ndaej mingzyienj sienghaih sibauh daep caeuq yinxhwnj yingzyangj mbouj ndei, aen daep yungzheih fatseng

daep bienq ndongj, youq gwnz giekdaej daep bienq ndongj ndaej fazcanj baenz daepngaiz.

5. Yujsenngaiz

Yujsenngaiz dwg gij baezfoeg yakrwix mehmbwk ciengz raen ndawde yiengh ndeu, gij beijlwd fatbingh de gaenjriengz bakrongzva baenz ngaiz. Gwnndoet lauz lai caeuq fatseng yujsenngaiz yienh'ok gij gvanhaeh cingqbeij, daegbied dwg riengz gij soqliengh siuhauq nohyiengz、nohmou caeuq gijgwn diemz demlai, gij beijlwd fatseng de demlai, lauheiq neix hix dwg aen cujyau yienzaen gij beijlwd fatbingh yujsenngaiz vunz baih Saefueng beij guek raeuz sang haujlai ndawde aen ndeu.

Caeuq gij cihfangz sang、yezlieng sang gwnzneix gangj haenx doxbyonj, boux lai gwn byaekheu caeuq cihfangz daemq、gijgwn danbwz daemq haenx, gij beijlwd fatbingh yujsenngaiz daemq, hoeng gij suijbingz swz gizsu ndaw lwed cungj mehmbwk neix haemq daemq. Neix aiq caeuq fatseng yujsenngaiz miz gij gvanhaeh haemq cigciep haenx.

6. Muegndaw Rongzva Baenz Ngaiz

Yienznaeuz haujlai yenzgiu cungj mbouj ndaej cingqsaed rongzva baenz ngaiz caeuq gwnndoet miz lienzhaeh cigsoh, hoeng vunzlai cungj rox, muegndaw rongzva doiq gizsu dwg gig minjganj, doiq gij suijbingz gizsu ndaw ndang gak cungj bienqvaq cungj miz fanjying. Vihneix, mbouj nanz siengj daengz muegndaw rongzva baenz ngaiz caeuq cungjliengh cihfangz gwnndoet miz gvanhaeh. Saedsaeh dwg, youq ndaw boux ndangnaek mauhgvaq cingqciengz haenx, gij beijlwd fatbingh muegndaw rongzva baenz ngaiz beij boux ndangnaek cingqciengz haenx sang.

7. Bwt Baenz Ngaiz

Bwt baenz ngaiz caeuq cit ien gij gvanhaeh de ceiq maedcaed, hoeng caeuq gwnndoet hix mbouj dwg mbouj miz gvanhaeh.

(1) Veizswnghsu A. Gyoengq gohyozgyah gaenq doiq boux bwt baenz ngaiz guh diucaz, fatyienh gyoengqde gig noix gwn byaekheu mbawheu saeklaeg hamz β-huzlozbozsu haenx, hoeng β-huzlozbuzsu dwg gij doxgaiq ndanggonq habbaenz veizswnghsu A. Giepnoix veizswnghsu A, ndaej sawj gij naeng gwnz saidiemheiq fatseng baenzgyaep vaqseng, hoeng cungj sibauh neix gaijbienq, itbuen nyinhnaeuz dwg gij biujyienh baenz binghngaiz

gaxgonq.

（2）Suphaeuj siz mbouj gaeuq. Boux guh hong gohyoz guek raeuz gaenq doiq lwedsaw siz doenghboux guh hong gvangq moux aen sizgvang guh genjcwz, fatyienh gij hamzliengh lwedsaw siz gyoengqde cij miz gyoengqvunz Baekging bingzciengz haenx 1/2. Hoeng siz bienq daemq, youh aiq caeuq gyoengqde haemq noix gwn noh caeuq gyaeq mizgven, aenvih youq ndaw noh caeuq gyaeq gij hamzliengh siz haemq sang. Dangyienz gijgwn hamzliengh siz ceiq sang haenx dwg baeu haij, duzgungqdoiq, gij vunz miz gij baeyiengq baenz ngaiz haenx mbouj fuengz lai gwn di.

8. Gij Gvanhaeh Baezngaiz Caeuq Gwnndoet

Wnggai naeuz, mboujlwnh cungj baezfoeg yakrwix lawz, lai roxnaeuz noix, cingq roxnaeuz fanj, cungj caeuq gwnndoet miz itdingh gvanhaeh. Hoeng cawz gij binghngaiz gwnzneix gangj haenx caeuq gwnndoet miz maedcaed doxgven doekdingh haenx caixvaih, gij gvanhaeh baezfoeg yakrwix gizyawz caeuq gwnndoet lij aeu caenh'itbouh damqlwnh. Lumjbaenz, miz mbangj gohyozgyah nyinhnaeuz, fatseng mbei baenz ngaiz hix caeuq suphaeuj cungjliengh veizswnghsu A daemq mizgven, linghvaih, vanzlij aiq caeuq gwn doxgaiq diemz、lauzhaj lai gvaqbouh, caiqlij caeuq gahfeih miz gvanhaeh dem; yizsenngaiz aiq caeuq lai gwn gahfeih miz gvanhaeh; cenzlezsen baenz ngaiz caeuq suphaeuj cihfangz lai mizgven, hoeng veizswnghsu A ndaej yawhfuengz fatseng cenzlezsen baenz ngaiz; conghbak baenz ngaiz、conghhoz baenz ngaiz caeuq lanhlaeuj、cit ien mizgven; gyazcangsen baenz ngaiz caeuq ndaw gijgwn giepnoix denj mizgven; rongzva baenz ngaiz caeuq gij danjgucunz ndaw gijgwn sang miz gvanhaeh; conghndaeng baenz ngaiz caeuq gij vahozvuz yasiuhgih ndaw gijgwn uqlah mizgven daengj.

Ywdemgya Gijgwn Caeuq Gijgwn Uqlah

Ywdemgya gijgwn dwg gij doxgaiq miz eiqsik gya haeuj ndaw gijgwn bae, baenzneix gaijndei gij singqcaet ganjgvanh de, lumj saek、rang、feihdauh caeuq gij singqcaet gizyawz, yawhbienh ikleih gyagoeng caeuq cwkrom. Hoeng gijgwn uqlah mbouj dwg daegdaengq guh. Ywdemgya caeuq gijgwn uqlah, cungj aiq caeuq mbangjdi binghngaiz miz gvanhaeh.

1. Loih Yasiuh'anh

Yasiuhsonhyenz dwg cungj ywdemgya gijgwn ceiq ciengz yungh ndeu, de ndaej naenxhaed ganjgin nohdoeg sengmaj, doengzseiz baujciz saeknoh singjsien. De cujyau yungh youq gijgwn nohcug, lumj hojduij, nohgangq, saejhom, nohhaeuxringz, saejlab, gvandouz nohvaiz iep, oemq nohbya, gvandouz nohbya daengj, mizseiz youq mwh iepguh nohbya, hix yungh siuhsonhyenz dangguh ywfatsaek caeuq ywfuengznaeuh. Youq sigin siuhsonhyenz meiz hoizdauq cozyung baihlaj, siuhsonhyenz deng hoizdauq baenz yasiuhsonhyenz. Yasiuhsonhyenz bonjndang cix mbouj cauxbaenz binghngaiz, hoeng gij doxgaiq loih anh fungfouq de caeuq danbwzciz lawhvuenh mizok haenx giethab, cauxbaenz yasiuh'anh, yienghlaeng miz gij daegsingq cauxbaenz binghngaiz gig giengz.

Siuhsonhyenz, yasiuhsonhyenz, gij doxgaiq loih anh dwg gij yienzliuh habbaenz yasiuh'anh, doenghgij doxgaiq neix dandog mizyouq dwg ancienz, hoeng doxgyaux youq itheij yaek guhbaenz yasiuh'anh. Gij hamzliengh yasiuh'anh youq ndaw gijgwn dienyienz haenx gig noix, hoeng gij doxgaiq ndanggonq de, youq ndaw swhyienzgyaiq faenbouh maqhuz gvangqlangh. Ndaw bya, noh cungj hamz miz cungj doxgaiq loih anh, danbwzciz lawhvuenh seiz hix mizok loih anh, gij heiqmanh lwgmanh, huzceu hix dwg gij cozyung loih anh yinxhwnj. Siuhsonhyenz, yasiuhsonhyenz youh deng daegdaengq roxnaeuz mbouj miz eiqsik bae sawjyungh, cauxbaenz gij seizgei sengbaenz yasiuh'anh mingzyienj demlai.

Siuhsonhyenz ndaej riengz raemxgwn, gwn nohbya caeuq byaekheu iep haeuj ndang vunz bae. Siuhsonhyenz cawzliux guh ywdemgya sawjyungh caixvaih, lij dienyienz mizyouq ndaw raemx caeuq mouxdi byaekheu, lumjbaenz ndaw byaekbohcai, byaekbausim, byaekhau, gij hamzliengh de fubfab gig daih, caemhcaiq deng gij fuengsik dajndaem yingjyangj. Yungh bwnh siusonh'anh lai gvaqbouh, daegbied dwg youq gizdieg ndaw namh giepnoix muz haenx, cungj ndaej demgya gij hamzliengh siusonhyenz ndaw gomiuz caeuq byaekheu. Lumj baihnaj soj gangj, gij siuhsonhyenz ndaw byaekheu bonjndang hix mbouj miz haih, cij dwg youq ndaw conghbak caeuq dungxsaej deng hoizdauq baenz yasiuhsonhyenz, gaenlaeng caeuq loih anh giethab baenz yasiuh'anh, cij mizok gij singqcaet cauxbaenz ngaiz.

Ndaw hoenzmok iencaij hamz miz daihliengh yasiuh'anh, gig yungzheih yungzgaij youq ndaw myaiz cix haeuj ndaw ndang vunz bae. Ndaw laeujbizciuj hamz miz siujliengh yasiuh'anh, dwg meg youq mwh gyaraeuj hawqsauj mizok, ndawde miz mbangj lij daj laeujbizciuj daeuj.

Linghvaih, ndaw ndang vunz lij habbaenz yasiuh'anh, cujyau ciengzdieg dwg conghbak caeuq aendungx. Ndaw bak miz haujlai sigin, ndaw myaiz hamz miz gij siuhsonhyenz noengzdoh maqhuz lai, gig yungzheih deng hoizdauq baenz yasiuhsonhyenz, caeuq loih anh gwn gijgwn haenx giethab. Ndaw dungx cauxbaenz yasiuh'anh caeuq gij cingzdoh sonhgenj ndaw dungx mizgven, aen vanzging cungsingq roxnaeuz genjsing doiq cauxbaenz yasiuh'anh mizleih. Boux baenz veiyenz menhsingq sukreuq haenx gig yungzheih yinxhwnj dungx baenz ngaiz, aiq dwg cungj vunzbingh neix iemqok veisonh noix, dohsoemj ndaw dungx mbouj gaeuq, guhbaenz gij soqliengh yasiuh'anh haemq lai cix cauxbaenz.

Gijgwn hamz miz yasiuh'anh roxnaeuz gij doxgaiq ndanggonq de gig lai, ndaw gwndaenj ngoenznaengz ciepcuk ceiq lai caemhcaiq hamzliengh haemq sang haenx miz geij loih (biuj 3-1) lajneix:

Aenbiuj 3-1 Gijgwn Ciengz Raen Hamzliengh Yasiuhanh Roxnaeuz Doxgaiq Ndanggonq Sang Haenx

loihbied	gijgwn gawjlaeh
gij doxgaiq nohguhbaenz	saejhoengz、hojduij、saejlab、saejhom、nohlab、noh'oenq、noh'iep、byaoenq、byaiep、gvandouz nohvaiz、gvandouz nohbya
laeuj	laeujbizciuj、laeujhau、mouxdi yinjliu
byaekiep	byaeksoemj、byaekbaucai、duh'iep
byaekheu	byaekbohcai、byaekdiemz、lauxbaeg、byaekgat、byaekvohsunj、lwggwz、byaekgienjsim、byaekbejcai、byaekhau

Gij aeu gangjmingz de dwg, caenhguenj byaekheu ndaw biuj 3-1 soj lied haenx hamz miz gij cwngzfwn siuhsonhyenz, aiq cienjbienq baenz yasiuh'anh, hoeng gyoengqde cix mbouj gapbaenz yungyiemj, aenvih geij cungj byaekheu neix doengzseiz hamz miz daihliengh veizswnghsu C, saedniemh cwngmingz veizswnghsu C miz gij cozyung naenxhaed habbaenz yasiuh'anh, gij gihci de dwg aenvih veizswnghsu C caeuq anh gingcwngh lizswj yasiuhsonhgwnh, mwh gij noengzdoh veizswnghsu *C* dwg yasiuhsonhyenz 2 boix, couh ndaej cienzbouh laengzlanz habbaenz yasiuh'anh. Doiq doengh gij byaekheu neix mboujdan mbouj yungh vuenglau, haujlai cien'gya fuengzceih baezfoeg haenx lij doigawj gwn. Vihneix bouxsij genyi:

(1) Noix gwn gij noh iepguh、oenqguh caeuq gijgwn yasiuh'anh caeuq gij doxgaiq ndanggonq fungfouq gizyawz, daegbied dwg mehdaiqndang caeuq lwgnyez, engq mbouj hab gwn doenghgij doxgaiq iepguh neix.

(2) Gij bya、noh iepguh haenx youq gwn gaxgonq, wnggai youq laj ndit dak buenq diemj cung, hawj gij swjvaisen ndaw ndit dawz yasiuh'anh faengaij bae, roxnaeuz caiq ginggvaq cimq、cungswiq.

(3) Gaenx cat heuj, baujciz conghbak seuqcingh, gemjnoix gij yasiuh'anh ndaw conghbak aenvih sigin hozdung aiq mizok haenx.

(4) Veizswnghsu *C* miz gij cozyung laengzlanz habbaenz yasiuh'anh, doengzseiz youh dwg cungj yw dingj yangjva ndeu, mbouj miz doeg fucozyung, ndaej gaengawq cingzgvang habliengh boujcung.

2. Swzsu

Swzsu mboujdanh gvangqlangh sawjyungh youq aen hangznieb gwnndoet, lij wngqyungh youq doxgaiq vaqcang caeuq gunghyez cauh yw. Gijgwn、yinjliu ciengz yungh swzsu haenx miz gau、dangz、gijgwn aeu noh guhbaenz、gijgwn gangq guhbaenz、yinjliu cingliengz、binghgizlinz、gaugyoet、gojdung、raemx mak caeuq gvaicanh haenx.

Mbouj noix swzsu gijgwn miz doeg, haujlai lij miz gij singqcaet cauxbaenz ngaiz, giz baenz ngaiz ciengz raen haenx miz daep、yujsen cujciz. Swzsu miz vunzgoeng habbaenz, hix miz gij dienyienz de. Gij swzsu vunzgoeng habbaenz haenx daih dingzlai dwg daj meizciuhyouz daeuj, doenghgij ywnyumxsaek baenzroix meizciuhyouz neix ceiq yungzheih cauxbaenz ngaiz, mbouj noix guekgya gaenq gimqhaed sawjyungh. Gij swzsu dienyienz hix mbouj dwg cieddoiq ancienz, mauhgvaq itdingh soqliengh hix aiq ndaej ok vwndiz.

Ndaej ok gij gietlwnh swzsu "ancienzsingq", baengh gij doenghduz saedniemh mizhanh caeuq daegdingh seizgan doiq gyoengqvunz sup gwn haenx guh cazyawj, doiq mbouj noix swzsu daeuj gangj, gij hong yenzgiu aen fuengmienh neix lij guh ndaej gig noix, couh aiq youq gwnz hawciengz siugai lo, sojgangj "swzsu ancienz" gij doxdoiqsingq de gig hung. Mizdi swzsu hainduj deng nyinhnaeuz dwg ancienz, sawjyungh gvaq cib bi ngeihcib bi le cij yien'ok gij sienghaih gyoengqde, lumjbaenz gij swzsu "youzcijhenj" couhdwg gij laeh denjhingz haenx. De itcig deng yawj baenz dwg swzsu mbouj miz haih, hoeng doeklaeng fatyienh ndaej yinxhwnj vunzloih daep baenz ngaiz cij deng gimq yungh. Ndigah, gij swzsu seizneix nyinhnaeuz ancienz, daengzcog couh nanz gangj dwg mbouj dwg lij ancienz, gij guhfap haemq coengmingz haenx dwg caenhliengh noix ciepcuk gyoengqde, mbouj cawx mbouj gwn gij gau, gijgwn, yinjliu caeuq laeuj ronghsien gvaqbouh haenx.

3. Ywfeihdiemz

Gyoengqvunz bujbienq doiq gijgwn diemz haenx roxnyinh ndei. Daezsang gij diemzdoh gijgwn, hix couhdwg naeuz demgya le gij soqliengh siugai cungj gijgwn neix. Gij fuengfap gyalai dohdiemz haenx miz song cungj: Cungj ndeu dwg youq mwh guh gijgwn gyahaeuj dangz ndei, hix couhdwg begdangz, dangznding daengj; lingh cungj dwg yungh ywfeihdiemz vunzgoeng.

Gij cungjloih ywfeihdiemz seizneix sawjyungh haenx gig lai, miz vanzyizgih vangzsonhyenz, linzvangzsenh bwnjsenhyaanh, dangzcingh, denhdungh dangzcingh, denzgizcingh, ganhsu, sanhlizcunz, ganhlucunz daengj geij cib cungj, ndawde gij sawjyungh ceiq caeux caeuq ceiq gvangqlangh haenx dwg dangzcingh. Dangzcingh dwg cungj doxgaiq gvangq ndeu, dohdiemz daengjndaej dangzoij $500 \sim 700$ boix, mbouj miz saekdi yingzyangj gyaciz, gwn le gig vaiq riengz nyouh baiz ok. Ndigah, gij cozyung dangzcingh, mboujgvaq dwg genjdanh bae gikcoi aenlinx, roxnyinh daengz vandiemz. Mboujgvaq, miz rizsiengq biujmingz, de ndaej yinxhwnj ndangvunz baenz ngaiz, caemhcaiq baengzgawq yied daeuj yied cungfaen.

Dangzcingh ndaej yinxhwnj doenghduz saedniemh rongznyouh baenz ngaiz, aiq mbouj dwg gij yinhsu hainduj baenz ngaiz, hoeng doiq gij ngaizbienq gaenq miz haenx miz cozyung coicaenh. Seizneix, gyoengqvunz doiq gij yawjfap dangzcingh cauxbaenz ngaiz de lij mbouj doxdoengz, yiennaeuz miz vunz, engqdaengz mizdi gihgou gienzvi, nyinhnaeuz dangzcingh daengj ywfeihdiemz doiq ndangvunz mbouj miz doeg mbouj miz haih, hoeng mbouj noix yozcej vanzlij cawjcieng mbouj yungh, mbouj gwn, daegbied dwg mehdaiqndang、lwg'iq engqgya aeu louzsim. Aenvih doiq dangzcingh nyinhrox hamxhawz，mbouj miz bizyau you sawjyungh dangzcingh gvaqbouh，cijaeu mbouj daihliengh caeuq ciengzgeiz sawjyungh couh ndaej lo.

4. Gij Ywdemgya Gizyawz

Ywdemgya gijgwn gaenq deng vunzloih sawjyungh haenx miz geij cien cungj，caemhcaiq lij mboujduenh miz ywdemgya moq deng fatyienh roxnaeuz cauhguh. Mwh vunzloih lij caengz ganj ndaej gib doiq moix cungj ywdemgya cauxbaenz sienghaih guh ciengzsaeq genjcwz，gyoengqde aiq gaenq youq gwnz hawciengz riuzhengz，yienghneix mwh fatyienh gyoengqde dwg huqdoeg，heiqsiliengz gaenq mienx mbouj ndaej. Geij cien cungj ywdemgya cix mbouj ndaej cug aen cug aen daeuj gangj，aen biuj 3 - 2 dandan lied ok gij cingzgvang sawjyungh caeuq giz baenz ngaiz bouhfaenh ywdemgya.

Aenbiuj 3 - 2   Ywdemgya Gijgwn Ciengz Raen Miz Haih

mingzcwng ywdemgya	gijgwn cujyau wngqyungh	muzdiz caeuq cozyung	sienghaih roxnaeuz doegsingq
youzsonh	laeuj、mouxdi yinjliu、lwgmak		sonjhaih daep、daep baenz ngaiz
sozgyazgih senhveizsu	binghgizlinz、mouxdi gaugyoet ndei	ywonjdingh	baezfoeg cujciz laj naeng
suzdinghgihdui- yangj gyazfwnh	youzgo'gvang、youz- ngveih go'gvang、youz- henj vunzcauh、cih- fangz vunzcauh	dingj yangjva	dungx baenz ngaiz (baeznou)
gveibiz	gak cungj doxgaiq aeu noh guhbaenz、gijgwn diuzfeih	ywgyafeih	lai giz baenz baezfoeg
bingjwcunz	mienh ndip、naeng gyaujswj、naeng vwnz- dunz、naeng cunhgenj、bya、noh	ywbaujsien	yenjswzdij bienqyiengh、sonjhaih aenmak

ciep aen biuj baihgwnz

mingzcwng ywdemgya	gijgwn cujyau wngqyungh	muzdiz caeuq cozyung	sienghaih roxnaeuz doegsingq
siusonhgyaz	mienhbau、 dangauh、 mouxdi gau	bienq soeng、 gaij-caenh feihdauh gij-gwn	gihyinh fwtbienq、 mak baenz ngaiz
cwngbwnjfwnh	lai cungj lwgmak	fuengz fatmwt	naengnoh baenz ngaiz、 cij baenz ngaiz (baeznou)
goyangjvagingh	doxgaiq ndaw haij、 mbamienh	gaj sigin、 biuqbieg	
ginghgveizlinz	gij doxgaiq aeu noh guhbaenz、 gvandouz	fuengz bienq naeuh	lai giz baenz ngaiz

Mbouj dwg sojmiz ywdemgya cungj miz haih， mbouj noix ywdemgya dwg ancienz， lumjbaenz huzlozbozsu， ndaej yungh daeuj guh saekhenj， youq ndaw ndang lawhvuenh le cienjbienq baenz veizswnghsu A， yienghlaeng miz gij cozyung dingj binghngaiz. Haifat leihyungh cungj ywdemgya neix gaenq baenz cungj baeyiengq ndeu. Lij wnggai swngznyinh， caenhguenj raeuz doiq gij ancienzsingq mouxdi ywdemgya miz ngeizvaeg， hoeng giepnoix baengzgawq caensaed， hoeng gyoengqde youq demgya saek、 rang、 feih caeuq fuengz naeuh gaj sigin gijgwn fuengmienh miz cozyung youqgaenj， ndigah lij baujlouz sawjyungh. Doiq bouxvunz daeuj gangj， wngdang demgiengz gij eiqsik gag baujhoh bonjfaenh， doiq ywdemgya mbouj vuenglau， mbouj ciengzgeiz ciepcuk， engq gaej gwn lai gvaqbouh.

5. Ywnungzyoz

Gij mak caeuq byaekgwn gwnz hawciengz siugai haenx ciengzseiz hamz miz ywnungzyoz doeg canzlw， gyoengqde caemh rox haeuj daengz gijgwn youz gij nungzcanjbinj gyagoeng haenx bae. Gij ywnungzyoz doeg canzlw neix miz haujlai ndaej yungz youq ndaw lauzhaj， yaek gwn seiz aeu ningzmungjsonh roxnaeuz gij soemj gizyawz haemq nyieg haenx cungswiq， ndaej dawz mbangj ywnungzyoz doeg canzlw haenx cawzbae. Aenvih haujlai ywnungzyoz canzlw youq laj naeng mak caeuq byaekheu， ndigah dat naeng seiz aeu dat laeg di， mienx ndaej gwn ywnungzyoz. Mboujgvaq， yienghneix youh rox dawz yingzyangjsu ndaw gijgwn cawz bae bouhfaenh gig hung ndeu， aenvih gyoengqde dingzlai dwg youq ndaw naeng mak. Youjgihluz ciengzseiz comz youq ndaw gijgwn hamz cihfangz haenx (noh、bitgaeq、gij doxgaiq cij guhbaenz), hoeng youjgihlinz itbuen youq ndaw haeux engq ciengzseiz raen. Daj doenghduz saedniemh daeuj yawj, gaenq rox ywnungzyoz youjgihluz ndaej yinxhwnj sibauh daep noulwg baenz ngaiz. Linghvaih, ywnungzyoz youjgihlinz baudaengz majlahliuzlinz、gyazgihmajlahliuzlinz caeuq wcinznungz, ndawde miz mbangj youq ndaw yenzgiu aenvunq doenghduz biujmingz miz gij singqcaet cauxbaenz ngaiz, mizdi cix mbouj miz. Lumjbaenz majlahliuzlinz youq moux cungj nouhung yinxhwnj sangsen mak baenz baezfoeg, hix youq duznoudunz ndawde yinxhwnj yenjswzdij bienqvaq, hoeng doiq sigin cix caengz biujyienh ok cauxbaenz fwtbienq. Mbouj noix gohyozgyah nyinhnaeuz, mouxdi ywnungzyoz, doiq vunzloih miz gij sienghaih cauxbaenz ngaiz gig daih.

6. Cinhgin Uqlah

Vangzgizmeizduzsu dwg gij doxgaiq cauxbaenz ngaiz giengzzhaenq youz vangzgizmeiz mizok haenx. Gijgwn dansuij vahozvuz youq gij diuzgen mwh dohraeuj sang、cumxcamx lajde, ikleih vangzgizmeizsu sengmaj sanjlwg, daj neix mizok vangzgizmeizduzsu. Vihneix, makgyamqgenq、haeuxgwn、faenceh youq mwh dajsou caeuq yocwk wnggai caenhliengh vaiq di baujciz hawqsauj. Miz mbangj guekgya caeuq dieg gig yawjnaek cwkrom duhdoem caeuq haeuxgwn hawqsauj. Hoeng, youq Dunghnanzya caeuq Feihcouh, doiq gij cingzgvang hawqsauj guh gamcaek mbouj daih yiemzgek, gyoengqvunz doengh giz dieg neix ciengz raen deng lahdawz binghdoeg yizhingz ganhyenz, caiq souh daengz gij cozyung vangzgizmeizduzsu cozyung yungzheih yinxhwnj daep baenz ngaiz.

Genyi gaej gwn makgyamqgenq、haeuxyangz、haeuxgwn caeuq cehfaen yaek fatmwt haenx, hix gaej gwn gij mienhbau fatmwt haenx. Daj ndaw mienhbau fatmwt faenliz okdaeuj gig lai cungj cinhgin, ndawde miz 3 cungj ndaej sawj nouhung mizok baezngaiz.

Youq ndaw sojmiz gij doxgaiq baenz ngaiz swhyienz miz okdaeuj、uqlah gijgwn vunzloih haenx, vangzgizmeizduzsu dwg gij doxgaiq doiq vunzloih cauxbaenz ngaiz ceiq giengzzhaenq haenx. Lij fatyienh le linghvaih geij cungj cinhgin cauxbaenz ngaiz dem.

7. Gij Gizsu Ndaw Noh

Vihliux gikfat doenghduz sengmaj, gyoengqvunz ciengzseiz yungh gak cungj gizsu, cungj ceiq sugrox ndeu dwg yizhihswzfwnh. Hoeng, cix guh mbouj daengz gig ndei bae gamcaek gij suijbingz gizsu ndaw noh. Miz mbouj noix bouxsai aencij lumj mehmbwk nei, dwg aenvih gwn le daihliengh noh cix yinxhwnj gij suijbingz yizhihswzfwnh ndaw ndang gya sang cauxbaenz, hoeng gij suijbingz yizhihswzfwnh doiq fatseng baezfoeg yaek miz gijmaz cozyung lij mbouj cingcuj.

Gij cozyung doxgaiq cauxbaenz ngaiz roxnaeuz doxgaiq coisawj baenz ngaiz daj baihrog daeuj, youz gij cingzgvang gijgwn bouxvunz roxnaeuz gyadingz daeuj gietdingh. Lumjbaenz, caeuq gij vunz gwn noh lai haenx doxfanj, gij seizgei boux gwncai haenx cawqyouq ndaw ywnungzyoz hung, hoeng doiq gijgwn cawqleix le, yaek sawj doenghgij doxgaiq neix fatseng bienqvaq. Ndigah itdingh aeu nyinhcaen ngeixnaemj cungj doxgaiq neix yungh moux cungj cingzdoh daeuj diuzgung.

8. Dajcawj Seiz Cauxbaenz Gij Doxgaiq Cauxbaenz Ngaiz

Haujlai gijgwn cungj aeu cawj le cij ndaej gwn, hoeng mbouj dwg bouxboux cungj rox gij sienghaih dajcawj mbouj habdangq daiq daeuj haenx. Mbouj noix vunz maij gwn gijgwn nyaqremj haenx, hoeng giz remj haenx yungzheih hamz miz gij doxgaiq cauxbaenz ngaiz, neix dwg danbwzciz、 cihfangz、loih dangz remj le cij guhbaenz. Gyoengq gohyozgyah gaenq baudauj gvaq, gangq gijgwn nohvaiz、bya daengj giz oenq ndaem、coemh remj haenx, hamz miz gij doxgaiq yaeuhbienq gig haenq, gij fwtbienq hoengh de mizseiz lij mauhgvaq bwnjbingbij fanh boix ndeu.

Cungj doxgaiq yaeuhbienq neix youh heuhguh "doxgaiq ndat gaij", dwg gijgwn youq cungj cingzgvang mbouj miz raemx lajde, cigsoh caeuq meizdij ndat (lumjbaenz daejrek、buenzgangq) ciepcuk, cugciemh bienq ndaem、bienq remj, yingzyangj cwngzfwn cekfaen mizok, miz vunz fatyienh yungh buenzgang mbouj myaex cien bingjnohvaiz, 200℃ seiz sikhaek cauxbaenz gij doxgaiq yaeuhbienq. Dohraeuj swng sang, gij hamzliengh doxgaiq yaeuhbienq baenz boix demgya, miz vunz engqlij youq ndaw hanbaujbauh 200℃ doxroengz cien haenx fatyienh le doxgaiq yaeuhbienq. Mboujgvaq itbuen daeuj gangj, 250℃ doxroengz gig noix mizok gij doxgaiq yaeuhbienq.

Bouxsij lij swnhbienh gangj daengz gijgwn bonjndang aiq hamz miz gij doxgaiq cauxbaenz ngaiz roxnaeuz gij doxgaiq coisawj baenz ngaiz, lumjbaenz gij suhdezsu ndaw gut dwg cungj doxgaiq cauxbaenz ngaiz giengzhaenq ndeu. Miz vunz vixok loih cingj yenjswnghvuz ndaw raet hix miz gij singqcaet cauxbaenz ngaiz, hoeng neix dan dwg daj doenghduz saedniemh ndaej daeuj, doiq vunzloih dwg mbouj dwg caemh yienghneix, seizneix lij caengz ndaej cingqsaed. Gangj daengz bijlozvanz swnghvuzgenj ndaw doenghgo、vangzcanghsu ndaw cazvangzcangh daengj, hix dwg ndaej yinxhwnj doenghduz saedniemh baenz baezfoeg. Ndigah vunzraeuz youq mwh genjaeu gijgwn, wnggai caenhliengh baexmienx gijgwn doenghgij doxgaiq hamzliengh sang haenx.

Gij Cwngzfwn Dingj Binghngaiz Ndaw Gijgwn

Haujlai ndaw gijgwn swhyienzgyaiq miz gij cwngzfwn cauxbaenz ngaiz roxnaeuz coisawj baenz ngaiz, hoeng youh cauh'ok haujlai doxgaiq naenxhaed baenz baezfoeg roxnaeuz sibauh ngaiz sengmaj. Lumjbaenz veizswnghsu A、veizswnghsu C、veizswnghsu E、veizswnghsu D, gvangvuzciz siz、gai、denj、sinh、muz, caeuq haeuxgwn senhveizsu cungj miz itdingh cozyung fuengzre binghngaiz roxnaeuz hanhhaed baenz binghngaiz, daegbied dwg veizswnghsu A caeuq veizswnghsu C, ca mbouj geijlai dwg gij doxgaiq dingj binghngaiz "cienznaengzsingq". Dangyienz, gwn roengzbae miz aen vwndiz gvendaengz soqliengh. Gwn daihliengh veizswngsu A ndaej yinxhwnj daepdungx caeuq ndokndang sonjhaih, yawj myoxmyod, mizseiz lij yawj mbouj raen. Linghvaih, veizswnghsu A lij dwg cungj yw cauxbaenz mbouj cingqciengz ndeu, vihneix mehdaiqndang mbouj ndaej gwn lai. Gaenq miz baudauj gvaq, gwn daihliengh veizswnghsu C, hix yaek mizok mbangjdi binghyiengh, mizseiz caiqlij baenz bingh dem, baudaengz dungxsaej mbouj cwxcaih, oksiq daengj. Danghnaeuz gij soqliengh moix ngoenz gwn haenx mauhgvaq 10 gwz, lij aiq fatseng aen mak caujsonhsing gezsiz. Linghvaih, veizswnghsu C lij ndaej coicaenh supsou diet, cauxbaenz diet dengdoeg. Vihneix, gwn gij cwngzfwn dingj binghngaiz caemh mbouj dwg "yied lai yied ndei", gij "bouhgangjgwn" ceiq caezcienz haenx, hableix gwnndoet bonjndang couhdwg aen cosih fuengz binghngaiz ceiq youqgaenj ndeu. Danghnaeuz miz yaekaeu daegbied, roxnaeuz roxdaengz bonjfaenh miz gij baeyiengq baenz moux cungj binghngaiz, lumjbaenz yujsenngaiz、 saejlaux baenz ngaiz daengj, cix ndaej miz muzdiz bae genjyungh moux cungj cwngzfwn roxnaeuz gijgwn miz cimdoiq haenx. Lajneix gaisau mbangjdi "gijgwn fuengzre baenz binghngaiz", daeuj gunghhawj canhgauj.

（1）Haeuxyangz. Haeuxyangz hamz miz danbwzciz、 cihfangz、 veizswnghsu caeuq diet fungfouq, yingzyangj gyaciz daihdaih mauhgvaq mbamienh、 haeuxsan, ndaej yawhfuengz lai cungj bingh, lumjbaenz hezyaz sang、 binghlwed danjgucunz sang、 doenghmeg bienq ndongj、 bingh sailwed sim uk、 miniu gezsiz, miz gij goengnaengz fuengz ngaiz dingj binghngaiz mingzyienj. Gij naengzlig dingj binghngaiz de daj geij fuengmienh daeuj： ①Gij hamzliengh huzlozbozsu ndaw haeuxyangz gig lai, lij hamz miz daihliengh senhveiz haeuxgwn； ②Youq ndaw haeuxyangz hamz miz daihliengh laianhsonh, de ndaej hanhhaed baenz gij sibauh baezfoeg yienhda； ③Gij gvangvuzciz siz ndaw haeuxyangz caeuq gij doxgaiq goyangjva meiz guzgvanghganhdai giethab le, yiengh laeng cij ndaej bienq hoengh. Cungj meiz neix ndaej laengzlanz gij doxgaiq goyangjva sonjsieng sibauh youq ndaw gocwngz sibauh lawhvuenh mizok haenx. Cawzliux gijneix, lij ndaej miedlix gij doxgaiq cauxbaenz ngaiz daj baihrog daeuj； ④Gij hamzliengh siz daw haeuxyangz gig fungfouq, siz dwg gij doxgaqi dingj yangjva giengz haenx, beij veizswnghsu E sang 500 boix, ndaej caeuq swyouzgih ndaw ndang dem gij doxgaiq goyangjva gizyawz fanjying, baujciz muegsibauh caeuq gihyinh yenjswzdij mienx deng sonjhaih. Linghvaih, gij meij ndaw haeuxyangz, doiq gij naengzlig dingj binghngaiz hix miz gienhawj, yienzaen dwg meij doiq gij goengnaengz menjyiz hidungj bietdingh aeu miz.

（2）Lwgmaenz. Lwgmaenz deng nyinhnaeuz dwg gijgwn ceiq ndei ndaej cawz bingh gyaraez souhmingh、 gemjbiz baujgen, miz gij goengnaengz fuengz binghngaiz giengzdaih. Gohgi yinzyenz youq ndaw lwgmaenz fatyienh le cungj doxgaiq giginghbyaujyungzdungz ndeu, de ndaej yawhfuengz fatseng dungxsaej baenz ngaiz caeuq yujsenngaiz. Gij hamzliengh huzlozbuzsu ndaw lwgmaenz mbouj beij lauxbaeghoengz noix. Huzlozbuzsu youq ndaw ndang cienjbienq baenz veizswnghsu A. Sojmiz gij sibauh cujciz gwnz naeng cingqciengz faenvaq, cungj ʌeu veizswnghsu Λ daeuj veizciz. Gij hamzliengh laianhsonh ndaw lwgmaenz haemq sang, gij hamzliengh senhveizsu hix sang. Gaengawq diucaz, gij fapgiuj mbouj noix bouxsouhgyaeu haenx ndawde miz aen ndeu dwg maij gwn lwgmaenz.

(3) Namzgva. Namzgva ndaej dangguh haeux, youh ndaej dangguh byaek. Namzgva ndaej yawhfuengz biz、binghnyouhdangz、hezcih sang caeuq binghhlwed danjgucunz sang, doiq yawhfuengz binghngaiz miz yaugoj gig yienhda. Gij hamzliengh veizswnghsu A ndaw namzgva sang, dwg vunzraeuz mbouj ndaej siengj daengz. Linghvaih, ndaw namzgva hamz miz veizswnghsu C、gaiciz caeuq senhveizsu fungfouq, lij hamz miz gij cwngzfwn mbouj mingzbeg swzanhsonhp ndaej naenxhaed gij doxgaiq cauxbaenz ngaiz haenx.

(4) Nyaqmeg. Gij naeng meg muz baenz mba seiz duet ok, yungh daeuj guh swzliuh, itbuen vunz mbouj gwn. Aeu nyaqmeg gueng cukseng, naengnoh hoengzmaeq, bwn youz rongh, yienh ndaej aenndang cangqheiq. Seizneix nyaqmeg yied ngoenz yied deng vunzlai yawjnaek, vihliux ndangcangq, mbouj noix gihgou gienzvi ciuheuh gyoengqvunz gwn gijgwn cienzbouh dwg haeux、cienzbouh dwg meg. Gij gwn cienzbouh dwg meg couhdwg aeu daengx naed meg muz baenz mbamienh cix mbouj faen ok gijgwn nyaqmeg soj guhbaenz haenx. Nyaqmeg dwg aen cang gij cwngzfwn cujyau yingzyangj meg, B cuz veizswnghsu、siz、meij daengj gvangvuzciz caeuq senhveizsu ca mbouj geijlai cungj comz youq nyaqmeg. De ndaej fuengzre caemhcaiq yw ndei ndanggyang saejlaux baenz ngaiz、binghnyouhdangz、binghhlwed danjgucunz sang、binghhlwed lauzhaj sang、haexgaz、gyoenjconh daengj. Vihneix, mbouj noix cien'gya nyinhnaeuz, nyaqmeg dwg gijgwn senhveiz fuengzre binghngaiz ceiq ndei haenx.

(5) Lauxbaeg caeuq lauxbaeghoengz. Gij binjcungj lauxbaeg lai, cungj dwg gij doxgaiq ndei ndaej dingj binghngaiz, ndigah miz vahsug naeuz "seizdoeng gwn lauxbaeg seizhah gwn hing, ciuhvunz mbouj yungh bae bouqyw" caeuq "lauxbaeg ndwen cib dangq yinzsinh". Lauxbaeg miz gij goengnaengz dingj binghngaiz, soeng bakaek、vaq myaiz、leih nyouh. Ndaw lauxbaeg hamz miz lai cungj meiz, ndaej siucawz gij cozyung yasiuhanh cauxbaenz ngaiz, gij muzcizsu ndawde ndaej gikcoi gij menjyizliz ndangdaej, daezsang sibauh hungloet bienq hoengh, demgiengz gij naengzlig gyangwn gajdai sibauh ngaiz de. Gij heiqmanh lauxbaeg daj gaiswjyouz daeuj, de ndaej

gikcoi dungxsaej noddoengh，coicaenh baizcawz gij doxgaiq cauxbaenz ngaiz，ndaw lauxbaeg lij hamz miz haujlai cwngfwn mbouj mingzbeg ndaej naenxhaed cauxbaenz fwtbienq. Gij hamzliengh veizswnghsu *C* ndaw lauxbaeg beij makbingzgoj、lwgleiz sang 8~10 boix. Gangj daengz lauxbaeghoengz，aenvih de hamz miz huzlozbuzsu fungfouq，miz gij cozyung fuengzre binghngaiz gig ndei.

（6）Lwgraet. Gij gyahcuz cwngzyenz lwgraet gig lai，ca mbouj geijlai cungj miz naengzlig dingj binghngaiz. Lwgraet ndaej yawhfuengz dungx baenz ngaiz、saihoz baenz ngaiz，caemhcaiq ndaej demgiengz menjyizliz ndangvunz. Gij yingzyangj lwgraet fungfouq，moix 100 gwz hamz danbwzciz 13 gwz；8 cungj anhgihsonh ndangvunz bietdingh aeu miz haenx，youq ndaw lwgraet couh miz 7 cungj. Linghvaih，ndaw lwgraet lij hamz miz lai cungj veizswnghsu caeuq gvangvuzciz，ndawde gij hamzliengh veizswnghsu *D* dwg duhhenj 20 lai boix，aeu gij hingzsik mwzgoz gucunz mizyouq. Gwn lwgraet gaxgonq wnggai youq laj ndit dak buenq diemj cung，neix lij doiq demgya gij heiqrang daegbied caeuq feihdauh singjsien lwgraet miz bangcoh.

（7）Rangzemngox. Rangzemngox doiq gak cungj binghngaiz，ceng mbouj geijlai cungj miz gij goengyauq yawhfuengz caeuq ywbingh，daegbied dwg doiq rongznyouh baenz ngaiz、bwt baenz ngaiz、naengnoh baenz ngaiz miz ywyauq daegbied.

（8）Lwghaemz. Lwghaemz gaenq deng Lij Sizcinh daih yihyozgyah Mingzcauz heuhguh "gve itdaengj"，dwg gij gve dingj binghngaiz aeu mbouj ndaej lai haenx，aenvih miz heiqhaemz，boux gwn haemq noix. Gij goengyauq dingj binghngaiz lwghaemz daj cungj danbwz loih gveizningz daeuj，de dwg cungj hozsing danbwz ndaej giklix menjyiz sibauh ndeu，doenggvaq menjyiz sibauh guh "fwngz ngeih cienz"，dawz sibauh ngaiz roxnaeuz gij sibauh mbouj cingqciengz gizyawz gaj dai. Gij ceh lwghaemz hamz miz cungj yw naenxhaed danbwzmeiz ndeu，ndaej nyaenxhaed sibauh baezfoeg iemqok danbwzmeiz，baenzneix daeuj naenxhaed sibauh ngaiz ciemqhoenx caeuq senjdeuz. Ndaw lwghaemz lij hamz miz anhgihsonh、veizswnghsu、gwn、ywbingh cungj ndaej.

（9）Lwggwz. Gij baengzgawq yied daeuj yied lai haenx biujmingz，lwggwz miz gij goengnaengz dingj binghngaiz. Miz bauqdauj daj ndaw lwggwz daezaeu cungj doxgaiq mbouj miz doeg ndeu, yungh daeuj yw dungx baenz ngaiz、naengbak baenz ngaiz、rongzva baenz ngaiz sou ndaej yaugoj ndei. Ndaw lwggwz hamz miz lungzgveizgenj、huzluzsu、suijsuhgenj、danjgenj、swjsuhdai、gezswzdai daengj gij doxgaiq lai cungj swnghvuzgenj, ndawde lungzgveizgenj、huzluzsu deng cingqsaed miz naengzlig dingj binghngaiz. Va lwggwz、rag lwggwz、gaenq lwggwz、raemx lwggwz cungj dwg yw ndei, ciuhgeq couh miz gij geiqloeg aeu rag lwggwz yw baezfoeg. Ywdoj haujlai ywdan caeuq gij niemhfueng ndawbiengz, ciengzseiz sawjyungh "lwggwz geq seizcou gvaqlaeng" "mwi dwk lwggwz".

Ndaw lwggwz hamz miz yingzyangj cwngzfwn gig lai, cawz veizswnghsu A、C bien daemq caixvaih, gij veizswnghsu caeuq gvangvuzciz gizyawz caeuq makyungz ca mbouj geijlai, hoeng danbwzciz caeuq gai lij sang gvaq makyungz 3 boix. Ndaw lwggwz hamz miz veizswnghsu P lai, doiq sailwed saeq miz itdingh baujhoh cozyung.

(10) Gyaeujsuenq. Gyaeujsuenq dwg gij yw dingj sigin ndaej heuhguh seizneix ceiq gvangqlangh haenx, ca mbouj geijlai cungj miz gij cozyung ndaej gaj dai gak cungj veizswnghvuz cauxbaenz ngaiz, gyaeujsuenq lij ndaej yawhfuengz gak cungj binghngaiz, ceiqnoix baudaengz dungx baenz ngaiz、saihoz baenz ngaiz、saejlaux baenz ngaiz、yujsenngaiz; lij ndaej yawhfuengz hezyaz sang、hezcih sang、doenghmeg bienq ndongj、gvanhsinhbing. Gij goengyauq saenzgeiz gyaeujsuenq baengh raq "heiqhaeu" caeuq heiqmanh de, gij heiqgvaiq gyaeujsuenq daj youzsanqfat daeuj, ndaw youzsanqfat hamz miz dasonsu、dasonlazsu、liuzmiz vahozvuz caeuq gij doxgaiq gizyawz geij cib cungj, mbouj noix dwg gij cwngzfwn dingj binghngaiz. Gaenq cingqsaed dasonsu、dasonlazsu doiq gak cungj sibauh ngaiz miz gij cozyung cigciep hanhhaed gig giengzhaenq, gij doxgaiq ndaw gyaeujsuenq daezaeu haenx ndaej yaeuhfat sibauh ngaiz fatseng sibauh dairoz. Dasonsu lij ndaej naenxhaed siuhsonhyenz vanzyenzgin ndaw dungx sengmaj, gemjnoix sengbaenz yasiusonhyenz. Lai cungj giuzgih vahozvuz ndaw gyaeujsuenq, lij ndaej caeuq anh ciengjdued yasiuhsonh gwnhlizswj, sawj yasiuh'anh mbouj ndaej habbaenz. Linghvaih, ndaw gyaeujsuenq hamz miz siz、cej lai. Miz baudauj, gij cozyung dingj binghngaiz cej yenzsu dwg de coicaenh ndaw ndang habbaenz ganhyaujsu, giklix gij goengnaengz gyangwn sibau

hungloet.

(11) Haijdai. Miz baudauj naeuz haijdai ndaej yawhfuengz yujsenngaiz caeuq gyazcangsen baezfoeg. Haijdai hamz miz denj gig lai. Gij haijcaujsonhnaz ndaw haijdai caeuq swh、gwz miz gij cozyung cauxbaenz binghngaiz haenx miz gij naengzlig giethab gig giengz, caemhcaiq dawz gyoengqde baiz ok ndangdaej. Haijdai ndaej genjaeu gaj dai roxnaeuz naenxhaed gij sigin ndaw dungxsaej mizok gij doxgaiq cauxbaenz ngaiz haenx, gij senhveiz soj hamz haenx lij ndaej coicaenh baizok raemxmbeisoemj caeuq danjgucunz. Gij doxgaiq ndaw haijdai daezaeu haenx doiq gak cungj sibauh ngaiz miz gij cozyung cigciep naenxhaed. Linghvaih, haijdai lij miz gij cozyung gyangqdaemq danjgucunz, yawhfuengz sailwed bienq ndongj、gvansinhbing、hezyaz sang caeuq biz. Gij gunhbusu ndaw haijdai miz gij cozyung cingcawz lauzlwed, hoeng haijdaianhsonh cix miz gij cozyung gyangqdaemq hezyaz. Haijdai hamz miz gai、linz、diet caeuq gak cungj veizswnghsu fungfouq, dwg gij doxgaiq yingzyangj baujgen gig ndei.

(12) Makcauj. Yienhdaih yenzgiu cingqsaed fatyienh makcauj miz gij goengnaengz maenghcoek、bouj lwed、cangq mamx、dingj gominj, caemhcaiq miz gij cozyung dingj binghngaiz fuengz bienq laux. Gij doxgaiq ndaw makcauj daezaeu haenx doiq gij sibauh baezfoeg rog ndang gungganq haenx miz gij beijlwd naenxhaed gig sang, engqlij doiq gij sibauh cingqciengz haenx hix miz gij cozyung naenxhaed sengmaj, gyaepcaz gij yienzaen de, aiq dwg ndaw makcauj hamz miz daihliengh vanzlinzsonhsenganh. Vanzlinzsonhsenganh ndaej naenxhaed sibauh faenmbek sanjlwg vaiq gvaqbouh. Linghvaih, makcauj lij hamz miz lai cungj doxgaiq ndaej dingj binghngaiz, daegbied dwg gij yaugoj makmbongqsoemj hanhhaed baenz ngaiz ceiq giengzak.

Gij yingzyangj gyaciz makcauj haemq sang, gij hamzliengh veizswnghsu P dwg lwgmak ndawde ceiq ndei, gij hamzliengh veizswnghsu C dwg makgam 10 boix, lij hamz miz B cuz veizswnghsu、huzlozbuzsu caeuq gak cungj youjgihsonh caeuq gvangvuzciz, ciengzseiz gwn ndaej demgiengz gij menjyizliz ndangvunz.

(13) Makmbongq. Makmbongq dwg cungj mak sek dungx bouxlaux lwgnyez cungj gyaez ndeu. Ndaw makmbongq hamz miz ciujsizsonh、

ningzmungzsonh、 sanhcahsonh、 vangzdungz、 neicij、 bingzgojsonh、 caudai、 youzciz、 cihfangz、 danbwzciz、 veizswnghsu C、 huzlozbuzsu caeuq veizlieng duginghsu. Gaenq cingqsaed ndawde gij vahozvuz loih vangzdungz、 sanhcahsonh、 duginghsu daengj miz gij goengnaengz naenxhaed binghngaiz mingzyienj. Gij hamzliengh veizswnghsu C caeuq huzlozbuzsu ndaw makmbongq cungj gig sang, youq ndaw mak baiz vih daihsam, gai caeuq B cuz veizswnghsu youq ndaw lwgmak baiz daih'it.

Gij "dangz lwggyoux" makmbongq mbouj caengz ginggvaq cinjhawj habfap haenx mbouj ancienz. Daih'it, makmbongq mbouj swiq, biujmienh aiq nem miz daihliengh ywnungzyoz; daihngeih, gij doxgaiq ndatgaij dangz caeuq denfwnj guhbaenz haenx mizok cungj doxgaiq cauxbaenz ngaiz gig giengz ndeu; doeklaeng, dangz lwggyoux youq rog ranz siugai haenx supnem gij doxgaiq miz haih ndaw hoengheiq, caiqgangj gij doxgaiq "faenx rim naj" gwnzde ciengzseiz miz haujlai faenx.

(14) Makmizhouzdauz. Gij mak de hamz dangz、 danbwzciz、 loihyouz、 veizswnghsu、 youjgihsonh nem lai cungj gvangvuzciz. Gij hamzliengh veizswnghsu C youq ndaw lwgmak baiz daih'it, moix 100 gwz hamz 200 hauzgwz, ca mbouj geilaij dwg makgam 100 boix, makyungz 30 boix, dwg mingzdaeuz hab saedsaeh "gep veizswnghsu C dienyienz", linghvaih, lij hamz miz veizswnghsu P fungfouq ndaej baujhoh gij goengnaengz sailwed, yingzyangj gyaciz gig sang. Hoeng gaej gwn lai gvaqbouh, gij makmizhouzdauz aeu gizsu coi maj haenx, daengz seizneix lij mbouj rox miz mbouj miz haih.

(15) Vuhmeiz. Hamz miz ningzmungjsonh、 bingzgojsonh、 hujbwz-sonh、 dansuij vahozvuz、 swhcunz、 bwnjgyazsonh daengj gig lai. Vuhmeiz miz gij goengnaengz dingj sigin、 dingj gominj, doengzyiengh miz gij cozyung dingj binghngaiz fuengzre binghngaiz, gij cozyung raemx daj ndaw vuhmeiz daezaeu haenx ndaej naenxhaed vangzgizmeizsu B_1 cauxbaenz fwtbienq. Rog ndang sawqniemh fatyienh vuhmeiz miz gij cozyung naenxhaed sibauh baezfoeg bienq hoengh. Vuhmeiz lij ndaej demgiengz gij naengzlig gyangwn bwzsibauh, daezsang gij goengnaengz menjyiz ndangdaej.

Biz、Gemjbiz Caeuq Fuengz Binghngaiz

Lai gwn、gwn gij gwnndoet yezlieng sang haenx yaek yinxhwnj biz, biz dwg vunzdig ndangcangq. Binghnyouhdangz、hezyaz sang、bingh sailwed sim uk daengj cungj caeuq biz mizgven, biz hix dwg gij yinhsu youqgaenj baenz ngaiz. Miz vunz doiq singqbied caeuq gij loihhingz binghngaiz guh le yenzgiu, fatyienh gij ndangnaek gyoengqvunz mauhgvaq byauhcunj 40% haenx, gij beijlwd baenz binghngaiz dai bae, bouxsai dwg 33%, mehmbwk dwg 55%; bouxsai cujyau aenvih ndanggyang saejlaux baenz ngaiz、caetconq baenz ngaiz dai bae, mehmbwk cujyau aenvih mbei baenz ngaiz、yujsenngaiz、rongzva baenz ngaiz dai bae. Vihneix, aenndang bizbwd mbouj caiq dwg fuksiengq, cix dwg gaiq "baizhenj" gij canggvang cangqheiq ndangdaej.

Geiqsuenq ndangdaej byauhcunj miz fuengfap mbouj doengz, cungj haemq genjdanh ndeu:

Ndangnaek byauhcunj (cenhgwz) = ndangsang (lizmij) − 105. Lumjbaenz boux vunz ndeu ndang sang 180 lizmij, gij ndangnaek byauhcunj de dwg 180 − 105 = 75 (cenhgwz).

Ndangnaek mauhgvaq byauhcunh geijlai, dwg doenggvaq gij fuengfap lajneix geiqsuenq okdaeuj: Aeu aensoq saedsaeh ndangnaek gemj bae gij byauhcunj ndangnaek ciuq ndangsang suenq okdaeuj haenx ndaej ok, cawz ndangnaek byauhcunj, caiq cwngz 100%:

Ndangnaek mauhgvaq byauhcunj ceiqndei youq 10% doxroengz, wnggai laebdaeb baujciz roengzbae; danghnaeuz ndangnaek mauhgvaq 10%, baenzneix couh miz bizyau hainduj aen giva gemjbiz lo.

Haujlai vunz cungj sawq gvaq gemjbiz, hoeng boux guh ndaej baenz haenx mbouj lai, yienzaen youq gizlawz ne? Laxlawz, daih dingzlai boux gemjbiz miz lijgaij loeng, gyoengqde dawz gij soujduenh gemjbiz ca mbouj geijlai cienzbouh cuengq youq gaemhanh gwnndoet fuengmienh, yiemzgek dawzndei "aen gvan conghbak", doeklaeng ngoenz sam donq, cungj yezlieng suphaeuj daiq daemq, giepnoix danbwzciz, "haeuj mbouj dingj ok", ndangdaej mbouj miz rengz, guh hong yauqlwd daemq, ciengzseiz roxnyinh dungxiek, haujlai vunz couh aeu saejdaeuz daeuj boujcung, caiq gya gwnndoet mbouj miz feihdauh, hawj vunz roxnyinh mbwq dangqmaz, baenzneix gemjbiz bienqbaenz cungj rapdawz ndeu, yaugoj dangyienz mbouj ndei. Caiq gangj, gij soqliengh gwn daemq lai, mbouj ndaej daezhawj gij doxgaiq youqgaenj sengmingh hozdung aeuyungh haenx, baudaengz doenghgij veizswnghsu caeuq gvangvuzciz miz cozyung dingj binghngaiz haenx, caeuq muzdiz doxbyonj, cungj gwncai noix danbwzciz neix, mbouj ndaej daezhawj gij yienzliuh hwnqcauh roxnaeuz coihfuk sibauh aeuyungh haenx, daegbied dwg danjgucunz. Baihnaj gaenq gangj gvaq, danjgucunz dwg gij cujyau cwngzfwn gapbaenz mueg sibauh caeuq lwedgiengh ndangvunz, youh ndaej yungh daeuj habbaenz raemxmbei sonhyenz caeuq gizsu, caemhcaiq miz vunz lij fatyienh, danjgucunz doiq veizciz gyan sibauh bienqyiengh ndaw lwed senglix, miz gij cozyung youqgaenj, yienghlaeng dwg bouxak gyan sibauh ngaiz、fuengzre sibauh ngaiz senjnod, de lij iemqok dingj yibensu cigciep gaj sieng sibauh ngaiz, ndaej nyinhnaeuz danjgucunz miz gij cozyung dingj binghngaiz.

　　Raeuz mbouj cawjcieng aen fuengfap gemjbiz hanhhaed gwnndoet gvaqbouh, baenzde yaek yinxhwnj yingzyangj mbouj ndei, cauxbaenz gij bingh mbei gezsiz、sonjsieng goengnaengz aenmak daengj, aen laeh gemjbiz mbouj habdangq cix dai bae hix miz. Raeuz genyi ciuq bingzciengz ngoenz gwn sam donq, hix gwn di nohcing、gyaeqgaeq, gwn cijsoemj, lij ndaej gwn di laeujbizciuj dem, mbouj yungh gvaq gij saedceij "hozsiengh haemzhoj". Sam donq caixvaih mbouj gya donq、mbouj gwn saejdaeuz. Geiq maenh, ndangdaej biz caeuq mbouj biz dwg gij bingzyaenx "haeuj" caeuq "ok", "vunz" dan dwg aen fuengmienh ndeu, ndigah couh mbouj miz bizyau dawz cinglig cungj cuengq youq gizneix, cix wnggai dawz rengzhaeujsim cuengq youq aen fuengmienh "ok", danghnaeuz ndaej guh ndei yienghlaeng, vanzlij ndaej mbouj guenj yienghgonq.

　　Gaemhanh gwnndoet daih'it aeu guh daengz yingzyangj doxdaengh, gij beijlaeh gwn danbwzciz、cihfangz caeuq dansuij vahozvuz aeu habdangq, gij yezlieng moix ngoenz suphaeuj caeuq gij yezlieng siuhauq doxdaengh roxnaeuz loq daemq.

　　Gij roenloh gemjbiz ceiq mizyauq haenx dwg yindung. Vunz yienhdaih lumjnaeuz yied daeuj yied gik, roxnaeuz aenvih guh hong nyaengq mbouj miz seizgan goq daengz yindung, caiq gya gwnndoet mbouj rox doh, ndigah bouxbiz yied daeuj yied lai, gaenq baenz aen yingzyangj vwndiz gig youqgaenj geujnaux canghyw. Gij cigndaej louzsim de dwg, mbouj dwg gij yindung haenqrem lumj buet gyae, dwk giuz, gienz hoenx cij ndaej gemjbiz, mbangj di yindung deng yawjlawq haenx, lumjbaenz byaijyouz, guh hongranz daengj, gij yaugoj gemjbiz engqgya ndei, yindung bonjndang couhdwg gij vujgi ndaej hanhhaed binghngaiz.

Gij Doxgaiq Cauxbaenz Ngaiz Ndaw Iencaij

Iencaij diemj dawz seiz cuengq ok daih'iek geij cien cungj doxgaiq vayoz mbouj doengz (miz vunz faensik miz 6800 cungj). Gij doxgaiq vayoz neix miz mbangj daj ndaw goien bonjndang daeuj, gij engq lai de lij aiq oklaeng bouxcauhguh de youq mwh gyagoeng demgya le mouxdi doxgaiq. Gij cujyau cwngzfwn doenghgij doxgaiq neix dwg geij cungj lajneix.

(1) Nizgujdingh. Nizgujdingh dwg gij cujyau swnghvuzgenj ndaw goien, dwg gij raemxyiengzyouz saek henjoiq, rox sanqfat, dwg gij doxgaiq gig hoengh ndaw hoenzmok iencaij, doegsingq gig hung, caemhcaiq cozyung gig vaiq. Nizgujdingh 40~60 hauzgwz, couh miz gij ligliengh gajsieng caeuq cinghvavuz doxdoengz, aeu vunz dai bae. Linghvaih, nizgujdingh lij ndaej sawj sailwed bienq gaeb, baenzneix yinxhwnj hezyaz sang, doenghmeg giet ndongj, gvansinhbing daengj; hawj gij bwn sibauh nemmueg bangx hozgyawjsaeq saetbae, sawj sibauh deng sonjsieng, fatseng lahdawz. Nizgujdingh dwg cungj cujyau doxgaiq hawj vunz miz yinx ndawde cungj ndeu.

(2) Ciuhyouz. Ciuhyouz dwg youq mwh diemj iencaij miz okdaeuj, gij singqcaet de caeuq lizcingh mbouj miz geijlai cabied, ndigah vahsug heuhguh "youzien". Youh miz faensik biujmingz, youzien ndawde daihgaiq hamz miz doxgaiq vayoz youjgih caeuq vuzgih 5000 cungj, cujyau miz dohvanz-fanghdingh, fwnh, cihcuzdingh, yinjdoj, bijding caeuq meizgin duzsu daengj.

Ciuhyouz dwg bouxcoihnaek cauxbaenz binghngaiz, linghvaih lij ndaej yinxhwnj binghsimdaeuz caeuq binghbwt menhsingq daengj.

(3) Yasiuh'anh. Yasiuh'anh dwg loih doxgaiq cauxbaenz binghngaiz gig

giengz ndeu. Iencaij youq oemqfat caeuq youq diemj dawz seiz mizok cungj yasiuh'anh (*TSNA*) iencaij daegbied miz haenx. Gohyozygyah yungh *TSNA* cawqleix duznou (cungj doenghduz saedniemh ciengzseiz yungh ndeu), ndaej yaeuhfat duznou bwt baenz ngaiz caeuq hozgyawjsaej baenz ngaiz. Seizneix gaenq cwngmingz ien ndaej cauxbaenz binghngaiz giengz roxnaeuz nyieg, cujyau dwg youz gij ciuhyouz caeuq nizgujdingh gietdingh. Gij yienzaen ndawde aen ndeu dwg mwh nizgujdingh caeuq gij doxgaiq vayoz cauxbaenz ngaiz caengz rox haenx giethab hwnjdaeuj, roxnaeuz mwh nizgujdingh cienjbienq baenz *TSNA*, couh mizok gij cozyung cauxbaenz ngaiz engq giengzhaenq.

(4) Yizyangjvadan. Mwh cit ien, coemh ndaej mbouj caezcienz, ndigah mizok yizyangjvadan haemq lai. Gaengawq caekdingh moix diuz ien ndaej mizok yizyangjvadan $20 \sim 30$ hauzgwz. Yiennaeuz yizyangjvadan caeuq fatseng binghngaiz mbouj miz gij gvanhaeh cigciep, hoeng yizyangjvadan caeuq hezhungz danbwz giethab, yingjyangj lwed yangj gunggawj sailwed sim uk, coicaenh danjgucunz demsang, hix ndaej ganciep yingjyangj cauxbaenz mouxdi baezfoeg.

(5) Gij doxgaiq fangsesing. Ndaw iencaij hamz miz lai cungj doxgaiq fangsesing, ndawde dwg boh[210] ceiq yungyiemj. De ndaej cuengq ok α sesen. Linghvaih, youq ndaw iencaij lij miz dungh caeuq gij lwg de, gyoengqde cungj ndaej yinxhwnj bwt baenz ngaiz.

(6) Gij doxgaiq miz haih caeuq gij doxgaiq cauxbaenz ngaiz gizyawz. Cawz cujyau gij doxgaiq miz haih gwnzneix gangj haenx caixvaih, gij doxgaiq miz haih ndaw iencaij lij miz bwnjbingbij dem, neix dwg cungj doxgaiq cauxbaenz ngaiz giengzhaenq ndeu; ginhsuz gwz, neix hix dwg cungj doxgaiq cauxbaenz ngaiz ndeu. Linghvaih, vanzlij miz lenzbwnjanh、luzyizhih daengj, gyoengqde cungj ndaej miz gij cozyung doidoengh cauxbaenz ngaiz.

Gij Cozyung Laeuj Cauxbaenz Ngaiz

Yiennaeuz gyoengqvunz itcig hozngeiz laeuj dwg cungj doxgaiq cauxbaenz ngaiz ndeu, hoeng itcig daengz gaenh 30 bi daeuj, vunzraeuz cij ndaej ok gij gietlwnh laeuj caeuq binghngaiz haengjdingh miz gvanhaeh.

Gaenq miz gohyozgyah doiq gij gunghyinz aen cangj oemq laeuj Danhmwz guh diucaz, doenghboux gunghyinz neix moix ngoenz ndaej mienx cienz gwn laeujbizciuj 2 swng, doeklaeng caeuq gyoengqvunz bingzciengz doxbeij, doenghboux gunghyinz aen cangjlaeuj neix gij beijlwd fatbingh saihoz baenz ngaiz、conghhoz baenz ngaiz、bwt baenz ngaiz caeuq daep baenz ngaiz cungj aeu sang haujlai. Ndawde, saihoz baenz ngaiz dwg gyoengqvunz bingzciengz haenx 25 boix, conghhoz baenz ngaiz dwg gyoengqvunz bingzciengz haenx 10 boix. Gwn laeuj caeuq fatseng binghngaiz aiq caeuq gij yinhsu lajneix mizgven.

(1) Ciujcingh. Gwn laeuj yinxhwnj gij cozyung sim'angq, cujyau dwg aenvih ciujcingh naenxhaed gij goengnaengz sinzgingh cunghsuh gaugaep aen'uk cauxbaenz. Gij cozyung cauxbaenz binghngaiz de, aiq aenvih ciengzgeiz cigciep caeuq gij sibauh ndangdaej ciepcuk, gikcoi sibauh sengsanj cauxbaenz. Hix aiq dwg ciujcingh dwg cungj doxgaiq bangbouj cauxbaenz ngaiz ndeu, de ndaej demgiengz gij cozyung cauxbaenz ngaiz doenghgij doxgaiq cauxbaenz ngaiz gizyawz, daegbied dwg goien. Linghvaih, ciujcingh dangguh cungj yungzci ndeu, sawj gij doxgaiq cauxbaenz ngaiz gizyawz engqgya yungzheih deng cujciz sibauh supsou.

(2) Ndaw laeuj gij doxgaiq cauxbaenz ngaiz gizyawz. Miz mbouj noix swhliu genjcwz biujmingz, ndaw laeuj ciengzseiz uqlah miz gij doxgaiq cauxbaenz ngaiz haenx, ndawde cujyau miz yasiugih wgyazanh、vangzgizmeizsu、sizmenz、sinh、nez daengj. Linghvaih, ndaw laeuj lij gya swzsu caeuq yanglicingh miz gij cozyung dengngeiz cauxbaenz ngaiz haenx.

(3) Ciengzgeiz gwn laeuj yinxhwnj yingzyangj mbouj ndei. Boux lanhlaeuj haenx ciengzseiz aeu laeuj daeuj dingjlawh haeux, gwn ngaiz soqliengh bujben beij boux mbouj ngahlaeuj haenx daemq, cauxbaenz veizswnghsu, daegbied dwg suphaeuj veizswnghsu A、veizswnghsu B、veizswnghsu C mbouj gaeuq, yinxhwnj yingzyangj mbouj ndei、daep bienq ndongj caeuq gij goengnaengz menjyiz daemq, baenzneix couh yungzheih yinxfat sibauh daep baenz ngaiz.

Gij Baezfoeg Caeuq Laeuj Ien Mizgven Haenx

Danghnaeuz daj gij doxgaiq cauxbaenz ngaiz roxnaeuz gij yinhsu cauxbaenz ngaiz ndaw laeuj ien daeuj gangj, ien laeuj ca mbouj geijlai caeuq sojmiz baezfoeg vunzloih cungj miz gvanhaeh, hoeng ciuq gij baengzgawq seizneix daeuj gangj, gij binghngaiz lajneix caeuq cit ien nem gwn laeuj engqgya miz gvanhaeh cigciep.

1. Bwt Baenz Ngaiz

Bwt baenz ngaiz dwg gij baezfoeg yakrwix yienzfat aenbwt ceiq ciengz raen haenx. Cit ien deng nyinhnaeuz dwg gij cujyau yienzaen yinxhwnj bwt baenz ngaiz. Youq doengh aen guekgya Saefueng, gij yienzaen cit ien fatseng bwt baenz ngaiz cingzdoh yungyiemj gujgeiq dwg 70%~80%. Seiqgyaiq 60 lai aen guekgya daihliengh diucaz biujmingz, bwt baenz ngaiz caeuq cit ien, daegbied dwg cit ienceij miz gvanhaeh maedcaed. Daih'iek boux bwt baenz ngaiz 3/4 cungj miz gij lizsij cit ien cingzdoh naek haenx, boux cit ienceij haenx gij beijlwd aenvih bwt baenz ngaiz dai bae beij boux mbouj cit ien haenx sang 10~13 boix. Gij soqliengh cit ien yied lai, gij nienzsoq cit ien yied raez, gij nienzgeij haidaeuz cit ien yied caeux, gij beijlwd aenvih bwt baenz ngaiz dai bae yied sang. Doxbyonj, boux gaxgonq cit ien haenx gaiq ien gvaqlaeng gij beijlwd yungyiemj yinxhwnj bwt baenz ngaiz hix gaenriengz gyangqdaemq, boux gaiq ien nienzsoq yied raez, gij beijlwd aenvih bwt baenz ngaiz dai bae couh yied daemq. Gij wnggai vixok de dwg, cit ien caeuq gij gyaepngaiz、gij ngaiz caengz faenvaq ndaw bwtngaiz gvanhaeh maedcaed, caeuq gij gvanhaeh fatbingh senngaiz mbouj hung geijlai.

2. Conghbak Baenz Ngaiz Caeuq Conghhoz Baenz Ngaiz

Miz gohyozgyah doengjgeiq, conghhoz baenz ngaiz、conghbak baenz ngaiz 50%~70% caeuq cit ien mizgven. Daegbied dwg boux cit ien youh gwn laeuj get, couh engq ndaej demgya gij fungyiemj conghbak baenz ngaiz. Gaengawq gujgeiq, 75% bouxsai conghbak baenz ngaiz dwg aenvih ien laeuj dox boiqhab cozyung cauxbaenz. Linghvaih, mbangj boux miz gij sibgvenq nyaij mbawien, neix hix caeuq cit ien miz gij cozyung dox boiqhab, sawj gij fungyiemj conghbak baenz ngaiz demgya 10 boix baedauq, aenvih nyaij mbawien ndaej sonjhaih nemmueg conghbak, caeuq yaeuhfat conghbak baenz raizhau, gij bingh raizhau 5% doxhwnj yaek fazcanj baenz ngaiz.

3. Rongznyouh Baenz Ngaiz Caeuq Mak Baenz Ngaiz

Gij beijlwd boux cit ien fatseng rongznyouh baenz ngaiz, beij boux mbouj cit ien haenx lai sang boix ndeu baedauq. Danghnaeuz boux guh hoeng caeuq β-naianh nem gij fanghyangh'anh gizyawz ciepcuk, caiq gya cit ien, gij fungyiemj yinxhwnj rongznyouh baenz ngaiz youh aeu gyalai geij boix, ndigah lumjbaenz gij gunghyin sienggyauh、gunghyinz youzcaet、gunghyinz daemj baengz ring sauj、gunghyinz cauhguh caeuq sawjyungh yw'nyumx cungj wngdang yiemzgimq cit ien.

4. Saihoz Baenz Ngaiz

Cingq lumj gwnzneix gangj haenx, laeuj mboujdanh ndaej sonjsieng nemmueg saihoz, hix dwg cungj doxgaiq coicaenh baenz ngaiz ndeu, caemhcaiq ndaw ien miz haujlai doxgaiq cauxbaenz ngaiz, ndigah gij beijlwd bouxgwnlaeuj caeuq bouxcit ien fatseng saihoz baenz ngaiz lai gvaq vunz bingzciengz haujlai. Hangh diucaz ndeu biujmingz, doengh boux saihoz baenz ngaiz Meijgoz gwn laeujveihswgi beij vunz bingzciengz sang 25 boix, boux gwn laeujbizciuj haenx beij vunz bingzciengz sang 10 boix. Youh lumjbaenz doenghboux vunz moix ngoenz cit ien 20 diuz doxhwnj haenx, gij vunzsoq aenvih saihoz baenz ngaiz dai bae haenx, beij gij vunz mbouj cit ien cix aenvih saihoz baenz ngaiz dai bae sang 3. 4 boix. Caiq lumjbaenz moix ngoenz cit ien 10 ~ 20 diuz, doengzseiz youh gwn laeujget 80 ~ 120 gwz, gij fungyiemj fatseng saihoz baenz ngaiz dwg boux mbouj gwn laeuj mbouj cit ien haenx 13. 6 boix. Danghnaeuz gij soqliengh cit ien doxdoengz, hoeng boux moix ngoenz gwn laeujget 120 gwz doxhwnj haenx, gij fungyiemj fatseng saihoz baenz ngaiz dwg boux mbouj gwn laeuj hoeng cit ien haenx 64 boix.

5. Daep Baenz Ngaiz

Gij gvanhaeh daep baenz ngaiz caeuq gwn laeuj dwg cibfaen mingzbeg doekdingh. Aendaep ndangvunz miz haujlai goengnaengz, gij ceiq cujyau de dwg gij goengnaengz lawhvuenh gaij doeg de. Boux vunz ndeu gwn laeuj 95% aeu youq ndaw daep gaij doeg、gyagoeng, yienzhaeuh cienjvaq baenz yezlieng. Ndigah gwn laeuj gvaqbouh couh bietdingh yaek cauxbaenz diuzrap aendaep gyanaek, cauxbaenz daep bienq ndongj. Gaengawq doengjgeiq, bouxlanhlaeuj 15% youh baenz ganhyenz, roxnaeuz biengjloh vangzgiz-meizsu, gij fungyiemj yinxhwnj daep baenz ngaiz mingzyienj demlai.

6. Gij Binghngaiz Gizyawz

Gij binghngaiz caeuq gwn laeuj nem cit ien mizgven haenx, lij miz ndanggyang saejlaux baenz ngaiz、 dungx baenz ngaiz、 conghndaeng baenz ngaiz、 gyaeuj hoz baenz ngaiz、 gyazcangsen baenz ngaiz、 yujsenngaiz、 yizsen baenz ngaiz daengj. Aenvih laeuj caeuq ien giethab, cungj aiq sawj doenghgij buvei neix deng sonjhaih yiemzcungh cix cauxbaenz, ndigah engqgya yungzheih deng gij doxgaiq cauxbaenz ngaiz haenx gunghoenx.

Doxgyau Caeuq Binghngaiz

Gohyozgyah doiq gij gvanhaeh doxgyau caeuq gij fungyiemj baenz binghngaiz guh le daihliengh yenzgiu, fatyienh mouxdi hingzveiz doxgyau caeuq moux cungj binghngaiz doxgven maedcaed, cujyau yienzaen dwg mwh doxgyau, ndaej cauxbaenz lai cungj binghdoeg aiq cauxbaenz binghngaiz haenx cienzboq. Linghvaih, lij aenvih miz mouxdi veizswnghvuz lumj linzgin、 meizgin、 meizduz lozsenzdij、 dizcungz daengj, aiq hix yinxhwnj gij cozyung doidoengh haenx. Caiq miz, lumjbaenz gyaeujceuq bouxsai baunaeng raez lai, gij heiz ndaw baunaeng miz haujlai doxgaiq cauxbaenz ngaiz. Gij gvanhaeh binghngaiz caeuq doxgyau, ndaej daj gij saedsaeh lajneix yawj ndaej gig mingzbeg.

（1） Gij nienzgeij baez daih'it doxgyau caeuq fatseng rongzva baenz ngaiz miz itdingh gvanhaeh. Diucaz biujmingz, "caeg gwn makgimq" yied caeux, mehmbwk rongzva baenz ngaiz siengdoiq yungyiemj yied sang. Lumjbaenz, boux baez daih'it doxgyau nienzgeij dwg 16 bi haenx, beij boux 20 bi siengdoiq yungyiemj aeu sang 2 boix. Boux ngamq baenzgya nienzgeij youq 18 bi doxroengz, gij beijbwd fatbingh rongzva baenz ngaiz beij boux 25 bi doxhwnj haenx sang 20 boix baedauq. Gyoengq canghyw nyinhnaeuz, neix caeuq gij nienzlingz doxgyau caeux lai, bakrongzva sikleg sonjsieng mizgven.

（2） Youq ndaw siuhnij baenz ciuhvunz mbouj miz singswnghhoz haenx, ca mbouj geijlai mbouj fatseng bakrongzva baenz ngaiz.

（3） Boux miz lai boux buenx doxgyau, yungzheih yinxhwnj bakrongzva baenz ngaiz. Rog guek hangh diucaz ndeu biujmingz, miz boux buenx doxgyau 10 vunz doxhwnj haenx, gij yungyiemj beij boux mbouj miz singswnghhoz roxnaeuz cijmiz boux buenx doxgyau ndeu cauxbaenz bakrongzva baenz ngaiz aeu lai sang 3 boix doxhwnj.

（4） Mbiengj mehmbwk cijmiz boux buenx doxgyau ndeu, hoeng

bouxgvan cix miz 2 boux buenx doxgyau rog gya, gij fungyiemj mehmbwk cauxbaenz bakrongzva baenz ngaiz caemh demsang.

（5）Danghnaeuz bouxsai boux buenx doxgyau daih'it bakrongzva baenz ngaiz, gij fungyiemj boux buenx doxgyau daihngeih bakrongzva baenz ngaiz beij cuj doiqciuq haenx sang 3 ～ 4 boix. Gohyozgyah nyinhnaeuz, gij raemxcing cungj bouxsai neix byoq ok haenx, aiq miz mouxdi doxgaiq roxnaeuz binghdoeg, sawj bouxbuenx doxgyau daihngeih deng lahdawz cix cauxbaenz.

（6）Mehyah boux diuzceuq baenz ngaiz haenx, gij fungyiemj yinxhwnj bakrongzva baenz ngaiz beij gij mehmbwk doiqciuq sang 3～6 boix.

（7）Diucaz biujmingz, doxgyau mbouj seuqcingh roxnaeuz miz lai boux buenx doxgyau, gij beijlwd rog conghced baenz ngaiz mingzyienj demlai. Hoeng gij seizgei bouxbingh buenx miz singbing roxnaeuz miz gij lizsij singbing, beij bouxbingh bingzciengz sang 5～6 boix.

（8）Gvendaengz gij hengzveiz boux doengzsingq doxlienh doxgyau mbouj seuqcingh haenx caeuq binghngaiz gij gvanhaeh de, raeuz yaek lingh gya ciet ndeu lwnhgangj.

Senglwg、Guengcij Caeuq Binghngaiz

Mehmbwk mbouj gietvaen haenx yiennaeuz gig noix yinxhwnj bakrongzva baenz ngaiz, hoeng mbouj senglwg roxnaeuz senglwg lai gvaqbouh hix caeuq binghngaiz miz gvanhaeh.

（1）Boux miz gij lizsij mizndang、senglwg haenx gij fungyiemj rongzva baenz ngaiz、yujsenngaiz caeuq aen rongzva baenz ngaiz, aeu beij boux mbouj miz gij lizsij mizndang caeuq senglwg haenx daemq.

（2）Boux mizndang baez daih'it nienzgeij haemq coz haenx, gij fungyiemj baenz yujsenngaiz beij doenghboux baez daih'it mizndang nienzgeij hung haenx daemq haujlai, hoeng gij aeu ceijok de dwg, yiennaeuz mizndang, hoeng aenvih lwglon caeuq bauj mbouj ndaej lwg ndawdungx, cix mbouj ndaej gemjnoix gij fungyiemj baenz yujsenngaiz. Yawj hwnjdaeuj iemqok raemxcij caeuq guengcij, miz gij cozyung fuengzre fatseng yujsenngaiz.

（3）Gij seizgei fatseng yujsenngaiz boux mehmbwk dawzsaeg baez daih'it haemq nguh (13 bi gvaqlaeng), beij doenghboux dawzsaeg baez daih'it caeux (13 bi gaxgonq) aeu daemq di, caeuq neix doxbyonj, doenghboux mehmbwk duenhging nguh haenx, gij beijlwd fatseng yujsenngaiz haemq sang.

(4) Doenghboux mehmbwk 30 bi gvaqlaeng cij baenzgya, gij fung-yiemj baenz yujsenngaiz haemq sang. Caengz mizndang roxnaeuz seng bouxlwg daih'it rimndwen hung gvaq 35 bi, gij beijlwd fatbingh yujsenngaiz hix haemq sang.

(5) Boux senglwg baezsoq lai gvaqbouh haenx, beij boux senglwg baezsoq daemq haenx, gij seizgei yinxhwnj rongzva baenz ngaiz demlai. Lumjbaenz, boux senglwg 1～3 baez haenx, gij beijlwd baenzbingh dwg 110. 38/100000, boux senglwg 4～6 baez haenx dwg 192. 36/100000, boux senglwg 7 baez doxhwnj haenx dwg 377. 52/10000. Neix caeuq lai baez senglwg bakrongzva lai baez deng sikleg nem lahdawz miz gvanhaeh.

Cieng Daih 4
Vanzging、Cizyez Caeuq Binghngaiz

Seizneix，ngeixnaemj gij yingjyangj mizhaih mizgven vanzging gaijbienq soj cauxbaenz haenx，gaenq baenz aen goqdaez ndawbiengz cujyau ndeu. Haujlai ngeixnaemj aen fuengmienh neix cungj dwg cigsoh cimdoiq gij yungyiemj cauxbaenz binghngaiz，lumjbaenz ywgajnon、ywdemgya gijgwn、 hoengheiq caeuq raemx uqlah、yw caeuq doxgaiq fangsesing doiq gij vunz seiqhenz cauxbaenz gij haephangz daengj.

Lajneix raeuz yaek haemq ciengzsaeq bae yaenglwnh geij cungj gvanhaeh gvendaengz vanzging yinhsu caeuq cauxbaenz binghngaiz haemq mingzbeg haenx.

Faenx Caeuq Senhveiz

Gij sienghaih sizmenz youq sojmiz faenx caeuq senhveiz ndawde baiz youq vih daih'it，aenvih de wngqyungh gvangq，ndigah de ca mbouj geijlai yaek sienghaih daengz moix boux vunz. Hoeng，doengh bouxvunz guh gij hong cigciep wngqyungh yienzcaizliuh sizmenz senhveiz haenx，lumjbaenz boux gunghyinz cauh ruz caeuq boux gunghyinz buenyinh sokruz deng sienghaih ceiq hung.

Gij beijlwd fatseng binghngaiz boux gunghyinz sizmenz dwg gyoengqvunz bingzciengz haenx 3 boix. Doenghboux gunghyinz cawqyouq ndaw sizmenz yiemzcungh haenx，10 boux vunz ndawde miz 4 boux yaek aenvih baenz binghngaiz dai bae. Gij vunz ciengzseiz cawqyouq ndaw sizmenz haenx ciengzseiz baenz bwtngaiz，bingzciengz youq hainduj cawqyouq ndaw sizmenz gvaqlaeng 20 bi roxnaeuz seizgan engq nanz，aiq caengz okyienh binghngaiz. Hoeng，gij vunz cawqyouq ndaw sizmenz yiemzcungh haenx song ndwen couh aiq baenz baezgenhbiz.

Hoeng hix mbouj dwg sojmiz gij vunz cawqyouq ndaw sizmenz haenx doeksat cungj baenz binghngaiz. Vihmaz gij doxgaiq miz doeg doxdoengz haenx, doiq vunz miz cozyung mbouj doengz ne? Aeu sizmenz daeuj gangj, de ndaej youq mbangjdi vunz ndawde yinxhwnj bingh, hoeng doiq lingh mbangj bouxvunz miz cawqyouq vanzging doengzyiengh haenx cix mbouj ndaej yinxhwnj binghngaiz. Gaengawq seizneix soj rox, cawqyouq ndaw sizmenz seizgan nanz, yaek demlai gij fungyiemj baenz bwtngaiz. Danghnaeuz boux vunz neix youh cit ien, fungyiemj yaek beij gij vunz bingzciengz haenx sang 8 boix. Gij fungyiemj doengh gij vunz ciepcuk sizmenz, doengzseiz youh cit ien haenx, beij gij vunz mbouj ciepcuk sizmenz youh mbouj cit ien haenx sang 40~50 boix.

Yaek yawhfuengz gij binghngaiz caeuq gij bingh wnq caeuq sizmenz mizgven haenx, cujyau banhfap dwg baexmienx cawqyouq ndaw senhveiz sizmenz. Genyi yungh gij banhfap lajneix daeuj fuengzhoh: ①Raek goujcau fuengzre namhfaenx habngamj; ②Daenj buh mauh fuengzhen; ③Duet buh gaxgonq aeu baet faenx seuq bae; ④Buhvaq aeu yo youq ndaw gvih gaenq cawz faenx haenx; ⑤Lizhai giz dieg guhhong gaxgonq aeu swiqndang dajcaemx; ⑥Dawz buh daenj guhhong caeuq gij buhvaq bingzciengz daenj haenx faenhai yocuengq.

Linghvaih, mbouj dandan dwg gizdieg guhhong cij dwg giz ciengzdieg baenz binghngaiz. Diucaz biujmingz, doengh gij doxgaiq sizmenz、sinh、biz caeuq luzyizhih neix, mizseiz lij yaek yingjyangj daengz doengh bouxvunz guhhong seiz coengzlaiz mbouj sawjyungh doenghgij doxgaiq neix, sawj gyoengqde baenzbingh roxnaeuz dai bae.

Sizmenz gig nanz ndaej siucawz seuq, de laeglemx bae sienghaih vunzraeuz, gunghcangj dingzbanh 20 bi le, youq ndaw ranz doenghgij vunz youq aen gunghcangj neix guhhong gvaq haenx, fatyienh lij miz faenx sizmenz, gij vunz gvaqlaeng buen daeuj gizneix youq haenx lij miz gij yungyiemj deng sienghaih.

Miz cungj cosih fuengzre mizyauq ndeu, dwg yungh gij caizliuh sienghaih haemq noix haenx daeuj dingjlawh gij doxgaiq mizhaih gaxgonq yungh haenx, hoeng baenzneix guh hix aeu daegbied siujsim. Lumjbaenz, yungh bohliz senhveiz bae dingjlawh sizmenz guh gij caizliuh gekyienz caeuq refeiz, hoeng bohliz senhveiz hix dwg gij senhveiz gig iq guhbaenz, suphaeuj cungj senhveiz neix hix aiq baenz binghngaiz.

Yenzgiu bohliz senhveiz dwg mbouj dwg cauxbaenz binghngaiz gig fukcab, lijmiz haujlai vwndiz. Yenzgiu biujmingz, bohliz senhveiz ndaej sawj gij doenghduz saedniemh baenz binghngaiz, caiqlij miz haujlai gunghhyinz senhveiz aenvih baenz cihgi'gvanjyenz menhsingq mbouj ndaej guhhong dengbik daezgonq duiyouh. Gij senhveiz seizneix cauhguh haenx beij doenghbaez saeq haujlai, gij senhveiz cizging iq haenx gaenq youq gwnzndang doenghduz yaeuhfat baenz binghngaiz lo. Aen gezgoj neix yinxhwnj vunzlai gvansim, gyoengq gohyozgyah giengzdiuh, youq lij mbouj caengz engq lai bae liujgaij gij yungyiemj bohliz senhveiz gaxgonq, gak fuengmienh gunghcoz wnggai guh ndaej engq ndei di, yawhbienh dawz gij cingzdoh cawqyouq bohliz senhveiz haenx gemjnoix daengz ceiq iq.

Gij gunghhyinz cauhguh gij doxgaiq faex caeuq gunghyez daemjrok haenx, hix miz gij vwndiz cawqyouq ndaw faenx aiq cauxbaenz binghngaiz. Youq cauhguh doxgaiq faex ndawde yaek miz song caengz sienghaih, dingzlai doxgaiq youq cauhguh seiz yaek miz aen vwndiz faenx, miz mbangj lij sawjyungh gij doxgaiq vayoz dem. Dungx baenz ngaiz aiq dwg aenvih suphaeuj le naed faex iq cauxbaenz; gij binghngaiz lwed caeuq linzbah hidungj aiq dwg doxgaiq vayoz yinxhwnj, daegbied dwg boux gunghhyinz cauhguh gienghceij caeuq gyauhhozbanj, deng yingjyangj ceiq daih.

Ndigah, mboujguenj dwg gij gunghhyinz cauhguh doxgaiq faex、gij gunghhyinz daemjrok, roxnaeuz dwg gij vunz youq ndaw faenx caeuq senhveiz sienghaih vunz ndawde hozdung haenx, gij banhfap yawhfuengz baenzbingh ceiq ndei dwg gaemhanh gij laizloh faenx. Gij gunghcwngz sezgi caezcienz caeuq cwngzsiva、gihgaiva haenx cungj ndaej gemjnoix gunghhyinz cawqyouq ndaw doenghgij caizliuh neix. Giz dieg guhhong aeu miz gij diuzgen doeng rumz caezcienz, fuengzre faenx caeuq senhveiz haeuj daengz dieg guhhong caeuq daengx aen vanzging bae. Bouxcauhcoz ndaej raek goujcau fuengzhoh, bouxguhhong ceiq ndei aeu raek moegngeg fuengzhoh, mboujgvaq neix cij ndaej dangguh gij soujduenh bangbouj.

Ginhsuz

Gaenq rox haujlai ginhsuz roxnaeuz ginhsuz vahozvuz, lumjbaenz sinh、gwz、goz、dez caeuq nez, cungj dwg gij doxgaiq ndaej sawj vunzloih caeuq doenghduz baenz binghngaiz; yenz、sih、dai、guj caeuq sinh mbouj dwg gij doxgaiq cauxbaenz binghngaiz. Ginhsuz dwg gij doxgaiq gvangqlangh mizyouq ndaw vanzging, ndigah vunzraeuz seizseiz cungj cawqyouq ndaw vanzging gyoengqde, gyoengqde hix mboujduenh comz youq ndaw cujciz ndangvunz, miz gij yauqwngq ciengzgeiz.

Gij gunghyinz youq guhhong seiz sawjyungh ginhsuz caeuq ginhsuz vahozvuz haenx, hix aiq deng song caengz sienghaih. It fuengmienh gyoengqde cawqyouq ginhsuz caeuq gij ginhsuz vahozvuz ndawde, doengh gijneix dwg gij cujyau bouhfaenh gyoengqde guh swnghcanj. Doengzseiz, youq ndaw gocwngz swnghcanj, gyoengqde youh yaek ciepcuk yunvazci、yw vayoz daengj gij doxgaiq mizhaih roxnaeuz aiq cauxbaenz binghngaiz haenx.

Lai bi daeuj, vunzlai nyinhnaeuz gij yungyiemj ganghdez gunghyez cauxbaenz binghngaiz cujyau hanh youq ciuhvacangj, daegbied dwg youq gizdieg lozlienhciuh. Hoeng, diucaz caeuq yenzgiu gezgoj biujmingz, gij beijlwd fatseng rongznyouh baenz ngaiz、mak baenz ngaiz caeuq diemheiq hidungj baenz ngaiz youq ndaw gunghyinz cungj gig sang. Yienznaeuz baez yenzgiu neix mbouj haengjdingh dwg gijmaz doxgaiq daegbied mbouj doengz yinxhwnj binghngaiz, hoeng cix gangjmingz le gij doxgaiq cauxbaenz binghngaiz ndaw gunghcangj ganghdez, yaek beij gaxgonq siengjsieng haenx gvangqlangh haujlai. Linghvaih, gij gisuz caeuq gunghyi lienh gang mboujduenh gaijndei, hix yaek sawj gunghyinz cawqyouq mbangj di doxgaiq moq roxnaeuz geij cungj doxgaiq giethab haenx, doengh gijneix cungj yaek doiq ndangdaej bouxvunz miz gij cozyung siengj mbouj daengz haenx, lumjbaenz gij gunghyi muzrongh gang couhdwg ciengzseiz bienqvaq, fatyienh gij vunz guh cungj gunghyi neix baenz bwtngaiz haemq lai.

Miz yenzgiu biujmingz, gwz dwg gij doxgaiq ndaej yinxhwnj bwt baenz ngaiz caeuq cenzlezsen baenz ngaiz, gij beijlwd gunghyinz cawqyouq ndaw gwz haenx fatseng bwt baenz ngaiz dwg aen soq gujgeiq haenx 2 boix lai. Gij gunghyinz cawqyouq ndaw gwz 20 bi roxnaeuz seizgan engq nanz, gij fungyiemj baenz cenzlezsen ngaiz daegbied sang. Gwz dwg gij ginhsuz yunghcawq haemq gvangq、gaenq ndaej cwngmingz dwg ginhsuz mizhaih. De ndaej wngqyungh youq dendu caeuq sienggyauh gunghyez, guh gij doxgaiq ginhsuz nez、gwz, yungh youq dajhanh doxgaiq doengz、yienzliuh caeuq yw vayoz, lij ndaej guh gij yw'onj suliu. Linghvaih, gaenq rox nez ndaej cauxbaenz bwt baenz ngaiz.

Gij vahozvuz goz caeuq conghndaeng、bizdou、bwt dem conghhoz daengj baenz binghngaiz mizgven. Yizyangjvadez caeuq bwt baenz ngaiz、conghhoz baenz ngaiz mizgven. 1000 lai bi doxdaeuj, gyoengqvunz gaenq roxdaengz yenz miz doeg, hoeng nyinhnaeuz de mbouj cauxbaenz binghngaiz. Mbangjdi yenzgiu cwngqmingz, aeu daihliengh yenzgyu bae guengciengx doenghduz ndaej yaeuhfat mak baenz ngaiz. Hoeng, doiq 7000 lai boux gunghyinz ndaw yejlencangj caeuq dencizcangj guh diucaz biujmingz, gij beijlwd gyoengqde fatseng miniu hidungj baenz ngaiz cix mbouj daegbied sang, ndigah doiq yenz guh yenzgiu lij aeu haeujlaeg.

Lingh fuengmienh, ciengzciengz hawj gij gunghyinz ndaw yenzcangj gwn yw'auzhoz, neix dwg cungj yw ndeu, de ndaej gyangqdaemq gij hamzliengh yenz ndaw lwed. Yienghneix, gij cingzdoh gyoengq gunghyinz cawqyouq ndaw yenz beij saedsaeh cingzgvang yaek daemq, hoeng daengz seizneix yenzgiu yw'auzhoz bonjndang lumjnaeuz hix mbouj gaeuq cienzmienh.

Aeu guh daengz fuengzre, cujyau aeu baexmienx caeuq gemjnoix cawqyouq ndaw doxgaiq mizhaih haenx. Vihneix, ndaej leihyungh gij gisuz diuzgen ceiq ndei, caemhcaiq genjaeu caizliuh, caiqlij doekdingh gij soqliengh cinjhawj ciepsouh haenx.

Gij Doxgaiq Vayoz

Raeuz mbouj miz banhfap roxdaengz daihliengh doxgaiq vayoz gaenh geij bi neix soj yungh haenx, dauqdaej doiq gij ndangcangq bouxvunz miz geijlai yingjyangj. Raeuz hix mbouj ndaej cinjdeng roxdaengz, gij doxgaiq vayoz seizneix cingq sawjyungh haenx miz geijlai cungj.

Danghnaeuz caiq aeu liujgaij moix cungj doxgaiq vayoz caeuq lingh cungj doxgaiq giethab, youh yaek yinxhwnj gijmaz cozyung, neix couh engqgya fukcab lo. Youq ndaw aen seiqgyaiq cungmuenx doxgaiq vayoz raeuz, cawqyouq gij doxgaiq cauxbaenz ngaiz dox giethab haenx, ndaej gangj dwg mienx mbouj ndaej. Mbangjdi yenzgiu biujmingz, geij cungj doxgaiq boiqhab cozyung beij cungj doxgaiq ndeu dandog cozyung engq youqgaenj, cungj boiqhab cozyung neix ndaej yinxhwnj baezfoeg engq lai. Aeu lied ok sojmiz doxgaiq vayoz miz gij cozyung cauxbaenz binghngaiz haenx cix guh mbouj daengz, geij cungj lajneix dwg gij doxgaiq vayoz ginggvaq yenzgiu caemhcaiq cwngmingz ndaej cauxbaenz binghngaiz haenx.

1. Luzyizhih

1974 nienz, gyoengqvunz hainduj roxnyinh daengz cungj doxgaiq neix dwg gij binghgoek yinxhwnj cizyez binghngaiz. Aen fatyienh neix coisawj gohyozgyah hainduj doiq gij gunghyinz aen gunghcangj luzyizhih guh diucaz, yawhbienh loengh cingcuj gij cingzgvang luzyizhih doiq vunz mizmaz sienghaih. Doeklaeng fatyienh, gij beijlwd gunghyinz baenz daepngaiz dai bae beij aen soq gujgeiq lij sang, caemhcaiq gij gi'gvanh caeuq hidungj gizyawz, lumjbaenz uk、cunghsuh sinzgingh hidungj、diemheiq hidungj caeuq linzbah cauhlwed cujciz ndawde, hix okyienh gij binghngaiz aeumingh haenx. Lingh aen fatyienh ndeu dwg geiz ndumjyouq yied raez, gij beijlwd dai bae yied sang. Gij gunghyinz 15 bi gonq hainduj cawqyouq luzyizhih haenx, gij beijlwd dai bae beij gij gunghyinz 10 bi gonq hainduj cawqyouq haenx sang.

Boux yenzgiu lij doiq gij vunz gaenq youq doengh aen gunghcangj neix guhhong gvaq haenx guh diucaz, doeklaeng fatyienh miz boux gunghyinz ndeu gaenq ciepcuk luzyizhih 3 bi, 17 bi gvaqlaeng, youq mwh 41 bi aenvih linzbah baenz ngaiz dai bae. Neix couh engqgya sawj vunz saenq, gij gocwngz binghngaiz fazcanj mbouj ndaej nyig, yaek lienzdaemh haujlai bi, caiqlij satdingz cawqyouq gij doxgaiq cauxbaenz binghngaiz haenx le, binghngaiz vanzlij yaek laebdaeb fazcanj.

Saedsaeh dwg, gyoengq gohyozgyah gaenq youq ndaw doenghduz saedniemh cawqyouq luzyizhih, fatyienh le daep baenz ngaiz、uk baenz baez、mak baenz ngaiz、bwt baenz ngaiz caeuq linzbah hidungj baenz ngaiz. Hoeng doenghgij vunz mizgven haenx mbouj ndaej daj ndaw doenghgij gezgoj saedniemh youqgaenj neix, gibseiz nyinhrox daengz doenghgij doxgaiq neix miz sienghaih, ndigah mbouj ndaej gibseiz yungh cosih daeuj baujhoh gunghyinz. Cig daengz gaenh 20 bi, cij haidaeuz gimq yungh luzyizhih byoq mok, aen gunghcangj suliu hix gaijbienq le gunghyi cauhguh, fuengzre gunghyinz cawqyouq ndaw luzyizhih.

2. Bwnj

Neix dwg cungj doxgaiq vayoz mizhaih ndeu, de ndaej yinxhwnj moux cungj bingh, ndaej buqvaih gij goengnaengz cauhlwed ndokngviz. Fanfoek cawqyouq ndaw bwnj, ndaej sawj vunz baenz cungj binghlwedhaw caiq seng gazngaih mbouj dwg baezfoeg、hoeng gig yungyiemj ndeu. Cungj bingh neix ginggvaq seizgan gig nanz ndaej bienqbaenz binghbwzhez, 1928 nienz gaenq fatyienh le baenz boux daih'it "bwnj binghbwzhez".

Gij yenzgiu aen guekgya wnq hix cwngmingz, bwnj dwg cungj doxgaiq miz cizyez sienghaih ndeu. Gyoengq gohyozgyah Yidali youq 1963 nienz gaxgonq couh baudauj, gij fungyiemj doenghboux gunghyinz yinsazcangj caeuq haizcangj baenz binghbwzhez beij gyoengqvunz bingzciengz haenx sang 20 boix. Yidali gaenq daj 1963 nienz hainduj gimq yungh bwnj.

Mbangj boux yenzgiu Meijgoz Bwzgaj Lozlinznaz Dayoz Gunghhgung Veiswngh Yozyen, doiq sienggyauh gunghyez gak cungj gunghcoz guh le yenzgiu, fatyienh gij yungyiemj gyoengq gunghyinz cawqyouq cungj yungzci neix baenz binghbwzhez, dwg gij vunz bingzciengz haenx 3 boix; gij fungyiemj gyoengqvunz cawqyouq cungj yungzci youqgaenj haenx baenz binghbwzhez, dwg vunz bingzciengz 5 boix.

3. Sienggyauh

Gij doxgaiq cauxbaenz binghngaiz gaenq nyinhrox roxnaeuz dengngeiz youq ndaw gunghyez aenloek sienggyauh cingq sawjyungh haenx, miz β-nai'anh、mbavazsiz hamz miz sizmenz caeuq gak cungj yasiuh'anh. Linghvaih sienggyauhcangj lij miz geij yiengh hong cauhguh iugouz dohraeuj gig sang, yienghneix yaek cuengq ok mbangjdi doxgaiq vayoz caengz ndaej nyinh okdaeuj.

Gyoengq gohyozgyah Meijgoz Bwzgaj Lozlinznaz Dayoz, hix siengj yenzgiu gij gvanhaeh binghngaiz gizyawz (cawz binghbwzhez caixvaih) caeuq gunghcungj nem gij doxgaiq vahozvuz ndaw doenghboux gunghyinz sienggyauh. Aenvih gyoengqde fatyienh, youq 10 bi lai seizgan ndawde, gij vunzsoq baenz binghngaiz dai bae haenx beij aen soq gujgeiq haenx sang, gij beijlwd dai bae daegbied sang haenx miz dungx baenz ngaiz、ndanggyang saejlaux baenz ngaiz、cenzlezsen baenz ngaiz caeuq linzbah cauhlwed hidungj baenz ngaiz.

Gij gezgoj hangh yenzgiu neix biujmingz bwt baenz ngaiz caeuq gij hong liuzva miz lienzhaeh. Doenghboux gunghyinz guh gij hong habbaenz、 doxgyaux、 nienjmuz daengj hangh hong haenx, gij ceiq ciengzseiz raen de dwg dungx baenz ngaiz. Boux yinzyenz nyinhnaeuz aiq dwg gij yienzaen dungx baenz ngaiz ndawde aen ndeu, dwg suphaeuj danqndaem cauxbaenz, danqndaem dwg cungj doxgaiq hamz miz bwnjbingbij、 sizmenz caeuq yasiuh'anh ndeu.

Rongznyouh baenz ngaiz youq gij gunghyinz sienggyauh ciepcuk vayoz yienzcaizliuh ndawde ceiq riuzhengz, doenghgij vunz neix itbuen cungj guh geij yiengh hong baihnaj ndaw liuzsuijsen cauhguh haenx, lumjbaenz buenyinh doxgaiq hwnj roengz、 sou huq、 habbaenz、 doxgyaux、 nienjmuz daengj.

Yenzgiu hix biujmingz, cenzlezsen baenz ngaiz caeuq gunghcungj mbouj miz gvanhaeh mingzyienj. Hoeng youq ndaw hong habbaenz caeuq doxgyaux, aeu yungh ginhsuz yangjvavuz guh gij ywcoicaenh liuzva, gij vunzsoq gyoengq gunghyinz gizneix baenz cenzlezsen ngaiz demgya, youq ndaw vahozvuz deng wngqyungh haenx, yangjvagwz deng nyinhnaeuz caeuq cenzlezsen baenz ngaiz miz lienzhaeh.

4. Gij Doxgaiq Vayoz Wnq

Yiennaeuz gij gunghyez sienggyauh、 suliu caeuq yinsaz aeuyungh doxgaiq vayoz haenx gak cungj gak yiengh, hoeng mbouj ndaej gangj dan miz doenghgij doxgaiq neix dwg aen goekmboq dandog cauxbaenz binghngaiz haenx. Linghvaih bwnjbingbij ndaw lizcingh caeuq lizcingh ndat, caeuq gij beijlwd gunghyinz gwnz dingj ranz nem gij gunghyinz cawqleix fuengz raemx haenx fatseng binghngaiz sang mizgven. Bizyizmiz dwg cungj ywvanzva gajmied sigin、 meizgin wngqyungh gvangqlangh ndeu, de ndaej yinxhwnj bwt baenz ngaiz. Gihgai gunghyinz youq gyagoeng ginhsuz seiz, ciengzseiz ciepcuk ywbienqraeuz caeuq ywbienqgyoet, cix yungzheih yinxhwnj gwnz gen baenz ngaiz caeuq naengnoh gyaeqraem baenz ngaiz.

Nungzyez gunghyinz ciepcuk lai cungj nungzyoz、 ywcawznywj caeuq bwnh. Doenghgij doxgaiq neix dingzlai caencingq dwg gij "huqcab" doxgaiq vayoz habbaenz, ndawde miz mbangj doxgaiq (lumjbaenz sinh) yinxhwnj vunzloih baenz ngaiz gaenq rox haenx, miz mbangj gaenq youq doenghduz saedniemh ndawde yaeuhfat binghngaiz, lij mizmbangj ginggvaq geizdinj sawqniemh, deng cwngmingz dwg gij doxgaiq cauxbaenz fwtbienq. Nungzyoz yaek haeuj daengz diuzlienh gijgwn bae, ciengzseiz comz youq ndaw swnghvuz hidungj, caemhcaiq aenvih gij cozyung caebcomz cix daihdaih mauhgvaq gij byauhcunj cingqciengz.

Baenzlawz yawhfuengz roxnaeuz gemjnoix mbangjdi cizyez binghngaiz youz doxgaiq vayoz yinxhwnj ne? Seizneix, youq lij guh mbouj daengz cienzbouh gimqhaed, yungh doenghgij doxgaiq neix gaxgonq, daezok geij cungj fuengfap lajneix daeuj gaemhanh doxgaiq cauxbaenz binghngaiz.

(1) Danghnaeuz swhliu cwngmingz moux cungj doxgaiq doiq doenghduz roxnaeuz vunzloih cauxbaenz binghngaiz, roxnaeuz doiq song yiengh neix cungj miz gij cozyung cauxbaenz binghngaiz, raeuz cix wnggai mingzbeg maqmuengh gunghyez bumwnz, yungh gij doxgaiq vayoz mbouj cauxbaenz binghngaiz haenx daeuj dingjlawh gij doxgaiq cauxbaenz binghngaiz.

(2) Danghnaeuz lij caengz miz gij doxgaiq dingjlawh habcik, yienghhaenx youq mwh sawjyungh doenghgij doxgaiq mizhaih neix, wnggai miz gij yizgi gamcaek habdangq、lingzminj.

(3) Raeuz wnggai cungfaen leihyungh gij gisuz gamguenj, gij cingzdoh lingzsingj cungj gisuz neix ndaej dabdaengz aen suijbingz 10^{-10}. Doengzseiz, gij swhliu soj aeundaej haenx caezcingj、baengh ndaej, fuengbienh yorom caeuq fukcaz.

Fangsesen

Fangse dwg ceij aen gocwngz naengzliengh yungh gij hingzsik boh ronz gvaq hoenggan roxnaeuz doxgaiq. Gij fangsesen raeuz soj ciepsouh haenx, miz buenqsoq doxhwnj dwg daj ndaw daihswhyienz daeuj. Daengngoenz mboujduenh yiengq digiuz fuzse fangsesen lizswj. Digiuz bonjndang lumjbaenz vahganghnganz、linzsonhyenz caeuq daihheiq, cungj aiq mizok fangsesen, caiqlij bonjndang aen ndangdaej raeuz hix cungj miz di gij yenzsu fangsesen.

Fuzse ndaej faenbaenz denliz caeuq mbouj dwg denliz song cungj. Gij fuzse mbouj dwg denliz haenx daj denswzbuj binzlizboh maqhuz daemq gapbaenz haenx daeuj、vuzsendenboh、veizboh、hungzvaisen fuzse、gij rongh yawj ndaej raen caeuq swjvaisen, cungj gvihaeuj mbouj dwg denliz fuzse. Mbouj dwg denliz fuzse beij denliz fuzse nyieg, hoeng de vanzlij ndaej buqvaih vayozgen cix sienghaih sibauh. Gij cozyung denliz fuzse cix haemq giengz, cukgaeuq sawj denswj daj yenzswj caeuq fwnhswj ndawde faenliz okdaeuj cix cauxbaenz lizswj. Youq ndaw aen gocwngz neix, lizswj ndaej youq ndaw ndang mizok gij doxgaiq vahozvuz mizhaih haenx, gauxca gij goengnaengz sibauh cingqciengz. Denliz fuzse baudaengz X sienq gahmajsen caeuq lizswj fuzse.

Gij fangsesen ndaw swhyienzgyaiq, baudaengz gij yijcou sesen ndaw hoenggan caengz rog caeuq gij sesen ndaw dungzveisu fangsesing daj ndangvunz、ndaw rinranx、ndaw raemx swhyienz fat ok. Gij soqliengh fangsesen raeuz soj ciepsouh haenx, aenvih gij haijbaz youq haenx mbouj doengz cix mbouj doxdoengz, haijbaz yied sang, gij soqliengh fangsesen ciepsouh yied daih.

Yihyoz fuzse cujyau dwg daj fangse duenqbingh daeuj. Gij soqliengh fangsesen guh baez X sienq ingjsiengq ndeu deng fuzse haemq hung, danghnaeuz guh baez ndokhwet X ben ndeu, deng fuzse 2 leizmuj, hoeng gij soqliengh daengx ndang bouxvunz deng fuzse caeuq X sienq bujcaz moix bi bingzyaenz deng fuzse dwg 0. 1 leizmuj. Ndangvunz miz naengzlig sawj gij X sienq cozyung soqliengh iq haenx ndaej hoizsoeng; yienghneix, ndaw bi ndeu gij ciuqyingj faen baez yunghliengh noix haenx, hix couh mbouj lumj gij ciuqyingj dan baez yunghliengh lai yienghhaenx mizhaih.

Gij fangsesen laizhoh gak cungj gak yiengh vunz guh haenx, lumjbaenz gihcangz hingzlij genjcaz hidungj、ye'gvanghbyauj、iencaij、moux cungj bohliz caeuq doxgaiq meng guhbaenz（dauzgi caijyou ndawde hamz miz siujliengh doxgaiq fangsesing）daengj cungj miz fangsesen, mboujgvaq gij soqiengh fangsesen soj cuengqok haenx gig noix, vunzlai bingzyaenz souhliengh cij dwg 0. 002 Leizmuj.

Gij soqliengh fangsesen cauxbaenz binghngaiz daw gwndaenj ngoenznaengz（cawz hwz hoenxciengq caixvaih）gig daemq. Haujlai yenzgiu cungj nyinhnaeuz, danghnaeuz boux mehmbwk ndeu youq mwh daiqndang guh aendungx X sienq genjcaz, gij fungyiemj coglaeng lwgnyez baenz binghbwzhez, daj moix 10 fanh boux lwgnyez ndawde youz 4 laeh swng daengz 6 laeh. Yiennaeuz aen soq neix gig iq, hoeng cawzliux gij cingzgvang gaenjgip caixvaih, mwh daiqndang ceiqndei gaej guh X sienq ciuqingj genjcaz.

Gij swjvaisen ndaw ndit ronzdaeuq naengnoh haenx miz gij cozyung sienghaih, ndaej cugbouh sawj gij naengnoh maj caengz cingzsug haenx okyienh bienq nyaeuq roxnaeuz bienq sauj bienq laux, miz gij yungyiemj baenz binghnaengnoh、binghgozva caeuq naengnoh baenz ngaiz, gij ceiq yiemzcungh de dwg baenz gij baezhwzswzsu yakrwix. Gij yungyiemj baenz bingh youz gij yinhsu giz diegyouq、gij seizgan caeuq cingzdoh cawqyouq ndaw ndit、naengnoh mbang na dem saek caeuqlienz giz dieg ndangdaej daengj daeuj gietdingh.

Cizyez Fuengzhoh

Gij yinhsu cauxbaenz binghngaiz gig lai. Gij doxgaiq cauxbaenz binghngaiz ndaej doenggvaq gak cungj roenloh caeuq raeuz ciepcuk, cizyez、gijgwn、raemx、hoengheiq、daengngoenz、gij fuengsik gwndaenj caeuq gij yizconz gihyinh cojcoeng raeuz cungj caeuq aen vwndiz neix mizgven.

Baenzneix, raeuz baenzlawz yawhfuengz sawj bonjfaenh mbouj bienqbaenz boux doiqsiengq deng gij yinhsu baenz lai neix bikmwg ne? Raeuz caiq dawz fanveiz gyadaih di dem, gunghyez bumwnz caeuq swnghcanj bumwnz baenzlawz daeuj gaemhanh cizyez binghngaiz sienghaih vunz ne? Aenvih cingzgvang mbouj doengz, gij fuengfap gaemhanh hix dwg gak cungj gak yiengh, gizneix cij ndaej daezok mbangj di cungj genyi fuengzhoh minzgven haenx: ①Yungh gij doxgaiq ancienz haenx bae dingjlawh gij doxgaiq cauxbaenz binghngaiz, roxnaeuz dawz gij doxgaiq yungyiemj haenx siengj banhfap bienqbaenz gij doxgaiq haemq ancienz. Lumjbaenz, dawz faenx guhbaenz goenjcien, youq cawqleix seiz couh mbouj miz faenx. ②Gaijbienq gij gunghyi ndaw swnghcanj mizhaih haenx, lumjbaenz aeu ywswiq roxnaeuz fwi daeuj dingjlawh gij yw'yungz youjgih haenx bae swiq cingh. ③Sawj swnghcanj gihgaiva、swdung'va. ④Dawz gij swnghcanj gunghyi mizhaih haenx guh gekliz, ndaej yungh gij banhfap buensenj roxnaeuz loenghai gij seizgan hwnjban. ⑤Ancang gij sezbei fuengzre cauhcoz, sawj gunghyinz caeuq gij doxgaiq mizhaih haenx gekliz. Lumjbaenz yungh gaiq benj fuengzre sinz caeuq gij doxgaiq fuengzhoh, yungh vunzgihgi roxnaeuz guenjloh soengq ywyungz miz doeg, baexmienx gij doxgaiq miz doeg ciepcuk ndangvunz. ⑥Ancang gij doxgaiq doeng rumz haenx daeuj gaemhanh doxgaiq mizhaih haenx uqlah. Lumjbaenz youq gij hong byoq mok caeuq nienjmuz, hix ndaej yungh cungj fuengfap doeng rumz cawz faenx neix. ⑦Gaijcaenh gij fuengfap cingcawz. Yawjlawq gij saeh genjdanh youh gig youqgaenj neix, yaek sawj mbangjdi doxgaiq miz doeg dauqcungz haeuj ndaw hoengheiq bae, cauxbaenz gij sienghaih demgya mbouj miz bizyau. Gij banhfap cingcawz faenx ceiqndei haenx dwg sup faenx. Dangyienz, vihliux baexmienx cingcawz seiz fatseng vwndiz, gij banhfap ceiqndei dwg youq gij doxgaiq miz doeg haenx caengz baenz vwndiz gaxgonq, couh sou cang ndei. ⑧Daezhawj gij sezbei fuengzhoh bouxvunz. Neix cij ndaej dangguh gij soujduenh bangbouj yawhbienh gip yungh. Aeu guh daengz gunghyez veiswngh caeuq cizyez ancienz, sien aeu daj gunghcwngz gaemguenj fuengmienh daeuj saedhengz. ⑨Dinghgeiz doiq gij vunz cawqyouq ndaw yungyiemj haenx guh yihliuz genjcaz.

Doenghgij cosih neix ciengzseiz mbouj ndaej cienzbouh mizyauq bae yawhfuengz cizyez binghngaiz. Youq baihlaj cungj cingzgvang neix, gij saehcingz raeuz guh ndaej daengz haenx, dandan dwg daezhawj saekdi banhfap boujgouq, sawj cungj hojnanh bouxbingh caeuq gyadingz gyoengqde mbouj caiq gyalaeg satlo.

Cieng Daih 5
Yizconz、Menjyiz Caeuq Binghngaiz

Binghngaiz dwg mbouj dwg rox yizconz, bouxvunz daihgonq baenz binghngaiz, gij seizgei boux daihlaeng baenz binghngaiz dwg geijlai? Danghnaeuz binghngaiz dwg gij bingh yizconz, baenzneix baenzlawz yawj gij cozyung vanzging? Doengh gij vunz aiq miz yizconz haenx, baenzlawz engqgya siujsim bae yungh cosih yawhfuengz? Doiq ndangdaej menjyiz hidungj daeuj gangj, sibauh ngaiz caeuq sibauh cingqciengz faenbied mbouj hung, menjyiz hidungj ndangdaej baenzlawz ndaej nyinh'ok caemhcaiq siumied gyoengqde lwi?

Gij Binghngaiz Caeuq Yizconz Gvanhaeh Maedcaed Haenx

Baihnaj gangj gvaq, binghngaiz dwg youz vanzging caeuq yizconz yinhsu dox cozyung yinxhwnj, vunzloih baenz binghngaiz 85% doxhwnj caeuq vanzging yinhsu mizgven. Youq ndaw gyoengq binghngaiz, miz mbangj vunz engq yungzheih fatseng moux cungj baezfoeg daegbied, vuenh coenz vah ndeu gangj, gij vunz neix yungzheih baenz moux cungj binghngaiz. Gij binghngaiz lajneix gangj haenx beij gij baezfoeg wnq engq miz gij baeyiengq yizconz.

1. Yujsenngaiz

Gij yizconz baeyiengq yujsenngaiz ndaej daj gij saedsaeh lajneix gangj haenx daeuj cwngmingz, lumjbaenz, daxmeh roxnaeuz cejnuengx de baenz yujsenngaiz, gij beijlwd boux mehmbwk neix baenz yujsenngaiz beij boux mehmbwk bingzciengz sang 3 boix. Linghvaih, danghnaeuz daxmeh roxnaeuz mehdaiq boux mehmbwk ndeu, youq ciedging gaxgonq song mbiengj cij gaenq baenz yujsenngaiz, baenzde gij yungyiemj boux mehmbwk neix ciuhvunz de baenz yujsenngaiz ndaej sang daengz 50%, gij fungyiemj de youq 50 bi seiz dwg 10%. Danghnaeuz daxmeh roxnaeuz mehdaiq boux mehmbwk ndeu ciedging gvaqlaeng mbiengj cij ndeu baenz yujsenngaiz, baenzneix gij fungyiemj boux mehmbwk neix ciuhvunz de baenz yujsenngaiz daemq di, daih'iek dwg 16%.

Cawzliux daxmeh caeuq mehdaiq bouxbingh gwnzneix gangj haenx miz gij lizsij baenz yujsenngaiz caixvaih, miz canghyw caeux couh sij gvaq, miz mbangj fuengzcug gingqyienz 5 daih vunz ndawde cungj fatyienh miz vunz baenz yujsenngaiz. Doenghgij saedsaeh neix mbouj miz ngeizvaeg gangjmingz, yujsenngaiz caeuq yizconz miz itdingh gvanhaeh.

Hoeng, dawz yujsenngaiz dandan gvihaeuj yizconz yinhsu dwg yungyiemj、mbouj cingqdeng. Fatseng yujsenngaiz dwg lai cungj yinhsu cauxbaenz, cawzliux miz yizconz baeyiengq, lij caeuq gwnndoet、nienzgeij、biz, nem gij bingh wnq lumjbaenz binghnyouhdangz、gij goengnaengz gyazcangsen daemq、boux mbouj cij lwg、ndangndeu、bakaek lai baez guh X sienq ciuyingj daengj miz gvanhaeh maedcaed.

2. Ndanggyang Saejlaux Baenz Ngaiz

Ndanggyang saejlaux baenz baezfoeg miz geij cungj loihhingz mbouj doengz, ndawde miz cungj bingh ndeu heuhguh ndanggyang saejlaux baenz baeznoh fuengzcug lai fat haenx yungzheih fazcanj baenz ndanggyang saejlaux ngaiz. Gaengawq yizconzyozgyah yenzgiu, danghnaeuz bohmeh baenz ndanggyang saejlaux ngaiz dwg cungj loihhingz neix, gij lwg gyoengqde aiq miz 50%, hix yaek baenz cungj binghngaiz doxdoengz ndeu.

Hoeng, ndanggyang saejlaux baenz ngaiz hix caeuq yujsenngaiz ityiengh, vanzging yinhsu doiq coicaenh fatseng cungj binghngaiz neix hix maqhuz youqgaenj. Daih'it biujyienh youq giz dieg mbouj doengz, gij beijlwd fatseng ndanggyang saejlaux baenz ngaiz hix mbouj doxdoengz. Mwh vunzlai daj giz dieg ndeu senj daengz lingh giz dieg youq, gij baeyiengq beijlwd fatseng ndanggyang saejlaux baenz ngaiz caeuq gij vunz gizdieg senjyouq haenx doxdoengz. Couhdwg vunzlai senj daengz gizdieg ndanggyang saejlaux baenz ngaiz lai fatseng haenx youq, gij beijlwd fatbingh gyoengqde hix demlai, hoeng daengz gizdieg beijlwd fatbingh daemq haenx, gij beijlwd fatbingh gyoengqde hix gig vaiq gyangqdaemq.

3. Bwt Baenz Ngaiz

Baihnaj gangj gvaq, gij cujyau yienzaen yinxhwnj bwt baenz ngaiz dwg cit ien, hoeng yizconz yinhsu hix miz cozyung. Gyoengq gohyozgyah diucaz fatyienh, gij vunzcaen boux vunz ndeu ndawde miz vunz bwt baenz ngaiz, caemhcaiq de youh cit ien, baenzneix gij fungyiemj bwt baenz ngaiz de beij vunz bingzciengz sang 14 boix. Yenzgiu lij yienh'ok, ndaw ndangvunz miz cungj doxgaiq ndeu heuhguh fanghyanghdingh ciengjvameiz, de caeuqfaenh lawhvuenh dohvanzdingh, ndaej dawz moux di dohvanzdingh cienjvaq baenz vanzyangjvavuz cauxbaenz binghngaiz haenx. Dangyienz cungj vunz neix cit ien couh engq yungzheih yinxhwnj bwt baenz ngaiz lo.

4. Sibauh Cwngzsivangjmoz Baenz Baez

Cungj binghngaiz neix youh heuhguh "mujsibauh sivangjmoz baenz baez", dwg cungj baezfoeg gig yakrwix ndeu, ciengzseiz dwg song mbiengj baenz roxnaeuz lai fat. Lai fat youq lwgnyez, caemhcaiq 90% fatseng youq 3 bi gaxgonq, bohmeh boux lwgnyez ndawde miz boux ndeu ciengzseiz dwg boux baenz cungj bingh neix. Youq cingzgvang cingqciengz lajde, sibauh sivangjmoz miz cungj gihyinh ndeu heuhguh *Rb*, de gaemhanh sibauh cwngzsivangjmoz hungmaj caeuq si'gyoz sinzgingh faenvaq. Dang gij gihyinh *Rb* saeklaeuq saetbae goengnaengz, roxnaeuz sengcingz giepnoix, sibauh cwngzsivangjmoz couh yaek sengmaj mbouj cingqciengz, yinxhwnj sibauh sivangjmoz baenz baez. Linghvaih, gihyinh *Rb* doiq gij doxgaiq vayoz cauxbaenz binghngaiz gig minjganj, gig yungzheih deng gij doxgaiq vayoz cauxbaenz binghngaiz haenx cozyung cix saetbae rengzhoengh, baenzneix youh ndaej sawj gij gihyinh ngaiz hoengh hwnjdaeuj, coicaenh sengbaenz baezfoeg.

Gij binghngaiz caeuq sibauh cwngzsivangvangjmoz baenz baez doxlumj haenx lij miz aenmak baenz baezfoeg yakrwix、baez Veih'wjmuj、baez sizgozsibauh daengj.

5. Binghbwzhez

Miz mbangj bingh dwg aenvih yenjswzdij deng sonjsieng cix yaeuhfat, fatseng binghbwzhez couhdwg gij laeh yienghneix. Miz gohyozgyah doengjgeiq biujmingz, youq lwgsongseng caemh aen rongzva ndeu, boux ndeu baenz binghbwzhez, gij fungyiemj lingh boux baenz binghbwzhez dwg 5 boux ndawde miz boux ndeu, hoeng youq beixnuengx ndawde cix dwg 720 boux ndawde miz boux ndeu.

Daj gij swhliu baihgwnz gangj haenx daeuj yawj, raeuz mbouj ndaej mbouj nyinh mizdi binghngaiz fatseng caeuq yizconz miz gvanhaeh haemq maedcaed, caiqlij miz "gij daegdiemj fuengzcug" sojgangj haenx dem. Miz vunz dawz cungj fuengzcug neix heuhguh "aen fuengzcug baenz binghngaiz lai", doiq cungj yawjfap neix miz mbangj canghyw mbouj doengzeiq. Hoeng mboujlwnh baenzlawz yiengh, boux miz gij cingzgvang lajneix wngdang yinxhwnj mizgven vunzlai gig singjgaeh: ①Ndaw fuengzcug miz vunzcaen 3 boux roxnaeuz 3 boux doxhwnj gaenq baenz cungj ndeu roxnaeuz lai cungj binghngaiz; ②Youq song daih ndawde cungj miz vunz baenz binghngaiz; ③Gij nienzgeij ndaw fuengzcug miz vunz baenz binghngaiz cungj beij vunz bingzciengz caeux haujlai; ④Ndaw fuengzcug miz vunz youq ndangdaej geij giz cungj fatseng binghngaiz (mbouj dwg ceij gij binghngaih banhsanq caeuq senjnod soj yinxhwnj haenx). Gij ciengzseiz raen haenx lumjbaenz yujsenngaiz gyahwnj rongzva baenz ngaiz, roxnaeuz cejnuengx ndawde miz vunz baenz yujsenngaiz, hoeng daegbeix daegnuengx ndawde aiq miz vunz baenz dungxsaej ngaiz.

Gij Genyi Doiq Gyoengqvunz Miz Gij Baeyiengq Yizconz Baenz Binghngaiz Haenx

Saedsaeh dwg, fatseng binghngaiz gig fukcab, dwg aen gocwngz lai cungj yinhsu、lai aen bouhloh、lai aen duenhmbaek ndeu, aiq yaek fatseng yizconz gaijbienq 6~7 baez. Hoeng mboujlwnh baenzlawz yiengh gyoengqvunz mbouj ndaej mbouj nyinh aen saedsaeh yienghneix couhcinj fatseng gij binghngaiz haenx dwg gij binghngaiz miz fuengzcug singqcaet hix caeuq vanzging faen mbouj ndaej. Vihneix, doiq gij vunz miz gij baeyiengq yizconz baenz binghngaiz haenx, gij genyi raeuz youq lajneix: ①Dingh'ok gij giva baujhoh ndangcangq bonjfaenh, ndawde wnggai baudaengz gwnndoet、gij sibgvenq gwndaenj、gietvaen senglwg, engqlij genjaeu cizyez caeuq gij vanzging guhhong, baexmienx ndaw vanzging miz cozyung mizhaih haenx; ②Dinghseiz genjcaz ndangdaej, yawhbienh ndaej youq geizcaeux fatyienh huxndumj, doiq mbangj binghbienq baenz binghngaiz geizgonq, lumjbaenz ndanggyang saejlaux miz baeznoh maj, engqlij aencij baenz baezfoeg liengzsing cungj wnggai caenhliengh caeuxdi gvejcawz; ③Ra aen danhvei miz gienzvi ndeu bae cazcam yizconz, liujgaij gij fungyiemj bonjfaenh caeuqlienz daihlaeng baenz binghngaiz dem gij cosih fuengzre.

Gij Sibauh Dingj Binghngaiz

Raeuz gaenq rox，menjyizliz youz mouxdi sibauh miz gij cozyung dingj binghngaiz ndangdaej daeuj gietdingh，caeuq gij gangdij ndaw raemxndang dem mouxdi sibauh yinhswj. Gizneix sien gaisau gij sibauh miz cozyung dingj binghngaiz caeuq gij leihyungh de.

1. Gij Sibauh Swhyienz Gajsieng

Gij sibauh swhyienz gajsieng（genjdanh heuhguh "sibauh NK"） gvihaeuj linzbah sibauh ndangvunz ndawde cungj ndeu；daih'iek ciemq linzbah seiqhenz lwed sibauh ndawde 5%～10%，caeuq lwed sibauh gizyawz ityiengh，de hix oklaeng ndokngviz ndangvunz. Gohyozgyah youq ndaw sizyensiz cwngmingz，gij sibauh swhyienz gajsieng ndaej gajsieng gij sibauh deng binghdoeg uqlah caeuq mouxdi sibauh baezfoeg，daegbied dwg gij doxgaiq sibauh daj aen hidungj cauhlwed daeuj haenx. Gij engq miz eiqngeih de dwg sibauh gaisu 2（IL-2）、ganhyaujsu、gij yinhswj vaih dai baezfoeg daengj，ndaej demgiengz cungj naengzlig gajsieng gij sibauh swhyienz gajsieng neix. Ndigah，youq gwnz linzcangz vunzlai gaenq sawqyungh sibauh NK ginggvaq IL-2 cawqleix gvaq haenx（heuh de guh gij sibauh gajsieng linzbah yinhswj giklix haenx，genjdanh heuhguh "sibauh LAK"）daeuj yw binghngaiz. Gaengawq nyinhnaeuz，gij sibauh LAK roxnaeuz sibauh NK ndaej gajmied gij sibauh ngaiz ndaw lwed sinzvanz，baenzneix ndaej naenxhaed ngaiz senjnod. Linghvaih，gohyozgyah gaenq cwngqmingz，sibauh LAK roxnaeuz sibauh NK doiq mak baenz ngaiz、baez hwzswzsu、saejlaux baenz ngaiz caeuq linzbah baenz ngaiz miz itdingh ywyauq.

2. Sibauh Hungloet

Sibauh hungloet gvihaeuj gij sibauh gezdi cujciz，de ndaej youz byaij youq cujciz caeuq sibauh ndawde. De hix oklaeng ndokngviz. Ndaw cungj sibauh neix hamz miz yungzmeizdij gig lai，ndaej gyangwn sigin caeuq gij doxgaiq mbouj cingqciengz daj rog daeuj haenx，caemhcaiq dawz gyoengqde siuvaq bae. Hoeng gij caeuq sibauh NK mbouj doengz de dwg，sibauh hungloet youq gij cangdai dinghdaengx cix mbouj miz cozyung yienhda，cijmiz ginggvaq ywgiklix coicaenh bienq hoengh cij miz gij cozyung naenxhaed sibauh ngaiz sengsanj caeuq yungzgaij baezfoeg. Hoeng sibauh hungloet miz gij hozsing dingj binghngaiz haemq gvangq, cix mbouj lumj sibauh *NK* dandan hanh youq doiq siujsoq geij cungj sibauh ngaiz miz gij cozyung gajsieng.

Gij cungjloih yinhswj ndaej sawj sibau bienq hoengh haenx gig lai, suenq hwnjdaeuj miz bwzsibauh gaisu-2、 gaisu-3， ganhyazsu、 gij yinhswj cizloz gikcoi. Gij sibauh hungloet bienq hoengh haenx cawzliux ndaej cigciep gyangwn sibauh ngaiz caixvaih， cujyau lij dwg mwh de caeuq sibauh ngaiz ciepcuk， couh ndaej iemqok cungj doxgaiq heuhguh "gij yinhswj vaih dai baezfoeg (*TNF*) " ndeu， de doiq sibauh ngaiz miz gij cozyung gajsieng gig giengz. Linghvaih， mboengqneix yenzgiu ceijok， sibauh hungloet lij aiq cuengq ok gij yinhswj sibauh miz doeg lumj yizyangjvadan yienghneix daeuj gajsieng sibauh ngaiz.

3. Gij Sibauh Doegsingq *T* Sibauh Caeuq Linzbah Sibauh Baezfoeg Cimqnyinh

Gij sibauh doegsingq *T* sibauh （genjdanh heuhguh "*CTL*" ） deng nyinhnaeuz miz gij cozyung gajsieng sibauh ngaiz haemq giengz， mwh *CTL* caeuq sibauh ngaiz ciepcuk， ndaej cuengq ok cungj doxgaiq heuhguh "conhgungjsu" ndeu， yinxhwnj sibauh ngaiz dekleg cix dai bae. Linghvaih， *CTL* lij iemqok lingh cungj linzbahsu， de sawj gij *DNA* sibauh ngaiz gatduenh， caeuqlienh daengx aen ngaiz sibauhhwz boedbaih. Sibauh ngaiz baenzneix dai heuhguh "sibauh reuqdai" roxnaeuz "sibauh miz bouhloh dai bae". Cawzliux doengh gijneix caixvaih， sibauh *CTL* lij ndaej iemqok ganhyaujsu， ndaej caenh'itbouh demgiengz gij cozyung gajsieng *CTL*. Miz mbangj gohyozgyah dawz *CTL* ginggvaq dajcim doenghmeg daeuj yw bingh daepngaiz， ndaej daengz itdingh baenzgoeng. Gij yenzgiu gaenh geij bi neix biujmingz， linzbah sibauh baezfoeg cimqnyinh （genjdanh heuhguh *TIL*） caeuq *CTL* ityiengh， miz gij goengnaengz gajmied sibauh ngaiz. Hoeng doengciengz nyinhnaeuz *TIL* cij doiq gij sibauh ngaiz aenndang bonjfaenh mizyauq. Gidij guhfap dwg， dawz gij linzbah sibauh seiqhenz ngaizcauq aeu okdaeuj， youq rogndang gungganq， caiq gyahaeuj bwzsibauh gaisu-2 itheij soengq haeuj ndaw ndang bouxbingh. Gaengawq nyinhnaeuz gij naengzlig dingj binghngaiz sibauh *TIL* ginggvaq bienq hoengh haenx， beij sibauh

LAK giengz 100 boix baedauq. Hoeng gij ywyauq cinjdeng doenghgij ywbingh neix, lij caj caenh'itbouh haengjdingh. Linghvaih, yaek daj ndaw cujciz baezfoeg faenliz ok *TIL* hix mbouj dwg gij saeh yungzheih, ciengzseiz dab mbouj daengz itdingh soqliengh. Vihneix youh bietdingh youq rogndang gungganq, hawj de sengsanj, mwh dabdaengz 10^9 aen sibauh soengq haeuj ndaw ndangvunz bae, cij aeundaej itdingh ywyauq.

Gij Cozyung Dingj Binghngaiz Gangdij

Cawz gij goengnaengz fuengzhen menjyiz sibauh caixvaih, ndaw ndangvunz lij miz gij cozyung menjyiz raemxndang sojgangj haenx, ndawde baudaengz gangdij、bujdij、mbangjdi sibauh yinhswj daengj.

1. Bujdij

100 lai bi gaxgonq, gyoengq canghyw couh fatyienh youq ndaw menjyiz fanjying, vihliux yungzgaij doenghgij doxgaiq ciemqhaeuj daj rog daeuj haenx, lumjbaenz sigin daengj, cawzliux yaekaeu gij fanjying daegbied gangdij caeuq gangyenz caixvaih, lij aeu lingh cungj yinhswj lwedsaw yinxhwnj gij cozyung bangbouj, cungj yinhswj neix couh heuhguh "bujdij". Neix dwg cungj giuzdanbwz miz meizhozsing ndeu, bujdij ndaej youz lai cungj sibauh caeuq cujciz ndaw ndang mizok, lumjbaenz mamx、sibauh hungloet、ndokngviz、daep、engqlij sangbiz saejiq、bwt、mak daengj. Gohyozgyah saedniemh cwngmingz, mwh gangdij caeuq sibauh ngaiz giethab, seizneix gyahaeuj bujdij, baenzneix gij goengnaengz gangdij yungzgaij caeuq gaʝsıeng sibauh ngaiz ndaej daengz gyagiengz. Hoeng bujdij cungj cozyung neix doiq binghbwzhez caeuq gij sibauh ngaiz haeuj ndaw lwed bae banhsanq haenx cozyung haemq hung, doiq gij baezfoeg gaiq hung（canghyw heuhguh "baezsaeddaej" miz cozyung haemq iq.

2. Menjyiz Giuzdanbwz

Baihnaj gangj daengz, gij youq raemxndang menjyiz ndawde miz cujyau cozyung haenx dwg gangdij, doeklaeng gyoengq gohyozgyah yungh denyungj gisuz fatyienh, gij hozsing gangdij roxnaeuz gij goengnaengz bouhfaenh de okyienh youq giz duenh bingjcungj giuzdanbwz gwnz doz denyungj, hoeng hix mbouj dwg sojmiz bingjcungj giuzdanbwz cungj miz gangdij hozsing, vihneix gyoengq gohyozgyah dawz gij bingjcungj giuzdanbwz miz gangdij hozsing haenx heuhguh "menjyiz giuzdanbwz". Youq raeuz vunzloih, cungj menjyiz giuzdanbwz neix ndaej ciuq gij gezgou de faenbaenz 5 loih, couhdwg menjyiz giuzdanbwz G、M、A、D、E (genjdanh heuhguh IgG、IgM、IgA、IgD、IgE). Gij menjyiz giuzdanbwz ceiq cujyau ndaw lwedsaw vunzloih dwg IgG, de ndaej sawj gak cungj menjyiz sibauh, lumjbaenz sibauh hungloet、sibauh swhyienz gajsieng、bwzsibauh cungsingq fazveih ok gij doeg cozyungg sibauh engq giengz, yungzgaij sibauh ngaiz. Linghvaih, hix ndaej sawj gij naengzlig gyangwn sibauh hungloet daezsang, caeuq cigciep naenxhaed sibauh ngaiz sengsanj caeuq gij naengzlig nemsup sibauh ngaiz, baenzneix daeuj fuengzre gyoengqde cauxbaenz binghcauq senjnod.

Gij Cozyung Dingj Binghngaiz Sibauh Yinhswj

Gij cungjloih sibauh yinhswj gig lai, dangqnaj gij haemq haengjdingh caemhcaiq gaenq bienq cingh haenx gaenq mbouj noix gvaq 10 cungj, gij caeuq binghngaiz mizgven haenx hix mbouj noix. Gaenq rox miz gij cozyung dingj binghngaiz haenx miz bwzsibauh gaisu 2 ($IL-2$)、bwzsibauh gaisu 4 ($IL-4$)、bwzsibauh gaisu 6 ($IL-6$)、gahma jganhyaujsu ($IFN-\gamma$)、gij yinhswj vaih dai baezfoeg ($TNF-a$), caeuq gij yinhswj gikcoi cizloz (CSF).

1. Ganhyaujsu

Ganhyaujsu dwg cungj dangzdanbwz ndeu, ciuq gij gangyenzsing mbouj doengz de faenbaenz α、β caeuq γ sam cungj. Gij miz hozsing dingj baezfoeg haenx cujyau dwg γ ganhyaujsu, de miz gij yauqwngq menjyiz diuzcez, ndigah youh heuhguh "menjyiz ganhyaujsu". Gyoengq gohyozgyah yenzgiu cwngmingz, ganhyaujsu ndaej naenxhaed lai cungj binghdoeg DNA roxnaeuz RNA cauxbaenz binghngaiz haenx, baenzneix bae fuengzre gij cozyung yaeuhfat baezfoeg gyoengqde, gwnz linzcangz gaenq yungh youq yw binghbwzhez、bingh Hozgezginh、baez linzbah、baez ndoknoh、baez-ndokngviz lai fat、baez hwzswzsu、baez sibauh cwngzsinzgingh、bwt baenz ngaiz、saejlaux baenz ngaiz、yujsenngaiz caeuq baeznoh Gajbohsih boux bingh'aiswh daengj, youq mbangj boux vunzbingh gaenq ndaejdaengz itdingh ywyauq.

Hoeng, danghnaeuz gij cinghdoh ganhyaujsu cungj mbouj dabdaengz byauhcunj, aiq yinxhwnj haujlai doegsingq fucozyung, lumjbaenz bwzsibauh gemjnoix、lwedhaw、gij goengnaengz daep mbouj cingqciengz、cunghsuh sinzgingh dengdoeg、gyaeuj in、fatndat daengj. Vihneix, miz mbangj canghyw engq baeyiengq yungh ywyaeuhfat ganhyaujsu, hawj vunzbingh bonjndang gag mizok ganhyaujsu, baenzneix couh ndaej baexmienx huqcab yinxhwnj gij fanjying doegsingq fucozyung. Gij ywyaeuhfat ganyaujsu seizneix youq linzcangz ciengzseiz yungh haenx dwg cigihbauh. Gij boihseiz de dwg, ndaw ndangvunz miz gij meiz buqvaih cigihbauh, sawj cigihbauh gig vaiq saetyauq, ndigah miz mbangj canghyw dawz ganhyaujsu cigciep dajcim haeuj ndaw baezfoeg bae, ndaej mizok gezgoj haemq ndei. Linghvaih, gij gyaqcienz cigihbauh caeuq ganhyaujsu bengz, itseiz nanz ndaej doiqgvangq sawjyungh. Ngeixnaemj daengz gemjnoix doegsingq caeuq daezsang ywyauq, hix miz mbangj canghyw ciengzseiz dawz ganhyaujsu caeuq gij sibauh yinhswj wnq（lumjbaenz gij yinhswj vaih dai baezfoeg）doxgyoeb sawjyungh, baenzneix ndaej gemjnoix gij yunghliengh ganhyaujsu, doegsingq hix couh ndaej gyangqdaemq lo.

2. Bwzsibauh Gaisu 2

Bwzsibauh gaisu 2（genjdanh heuhguh "*IL-2*"）cujyau youz T linzbah sibauh mizok, miz gij cozyung yaeuhyinx mizok ganhyaujsu caeuq menjyiz diuzcez, hix ndaej demgiengz gij cozyung mbangj di sibauh menjyiz caeuq gij sibauh swhyienz gajsieng、sibauh *CTL*、sibauh hungloet hozsing caemhcaiq sawj de sengsanj, baenzneix fazveih gij goengnaengz dingj baezfoeg. Saedsaeh dwg, gyoengq canghyw gaenq cwngmingz boux baenz baezfoeg caeuq mbangj boux lahdawz binghdoeg、boux baenz bingh'aiswh iemqok *IL-2* gemjnoix, ndigah boujcung *IL-2* ndaej miz gij cozyung ywbingh.

Gwnz linzcangz dandog sawjyungh *IL-2* gij yaugoj de mbouj ndei geijlai, gaenh geij bi daeuj gyoengqvunz dawz de caeuq *LAK* doxgyoeb yungh, gij baezfoeg soj yw haenx miz mak baenz ngaiz、baez hwzswzsu、ndanggyang saejlaux baenz ngaiz、baez linzbah feihhozgezginh. Hoeng *IL-2* hix miz doegsingq fucozyung haemq youqgaenj, ndaej yinxhwnj gij doengdaeuqsingq sailwed bwnsaeq demsang, raemx yungzlaeuh, sawj raemx cwk youq ndaw cujciz, yiemzcungh seiz ndaej yinxhwnj bwt foegraemx, haih daengz sengmingh bouxbingh. Gyoengq canghyw sawq dawz *IL-2* caeuq gij yinhswj vaih dai baezfoeg doxgyoeb sawjyungh, dawz *IL-2* caeuq *IL-4* doxgyoeb sawjyungh daeuj yaeuhfat gij hozsing sibauh *LAK*, baenzneix gemjnoix gij yunghliengh caeuq gij doegsingq *IL*−2.

3. Gij Yinhswj Vaih Dai Baezfoeg

Gij yinhswj vaih dai baezfoeg (genjdanh heuhguh "*TNF*") cujyau dwg oklaeng sibauh hungloet、*T* linzbah sibauh、sibauh swhyienz gajsieng caeuq sibauh bizhung. Gyoengq gohyozgyah youq ndaw sizyensiz cwngmingz, aeu *TNF* cawqleix sibauh ngaiz seiz, yienghlaeng mboujdanh mbouj ndaej sengsanj, caemhcaiq ndaej deng yungzgaij dem. Linghvaih *TNF* ndaej demgiengz gij hozsing sibauh doegsingq T sibauh caeuq sibauh hungloet, caeuq coisawj gij sibauh binghbwzhez yiengq aen fuengyiengq cingqciengz faenvaq (heuhguh "yaeuhyinx faenvaq"), sawj gij singqcaet yakrwix gyoengqde miz di souliemx, caemhcaiq cienjbienq baenz gij sibauh cingzsug cingqciengz.

TNF gaenq yungh daeuj yw baeznoh Gajbohsih bingh'aiswh、yujsenngaiz, caemhcaiq cungj aeundaej itdingh ywyauq. Hoeng *TNF* miz doegsingq fucozyung haemq giengz, miz mbangj vunzbingh youq mwh wngqyungh *TNF* gvaqlaeng, yaek okyienh gij goengnaengz lai aen gi'gvanh bienq nyieg、daima mizseiz caiqlij baenz binghnaek daengj cingzgvang, haih daengz gij sengmingh bouxbingh. Ndigah, seizneix gyoengq canghyw cawjcieng dawz de caeuq gij sibauh yinhswj wnq (lumjbaenz ganhyaujsu) doxgyoeb sawjyungh, roxnaeuz caeuq moux di yw valiuz lumjbaenz ahmeizsu、cangzcunhsinhgenj、vanzlinzsenh'anh daengj doxgyoeb sawjyungh, roxnaeuz caeuq danhgwzlungz gangdij doxgyoeb sawjyungh. Baenzneix youq gyangqdaemq yunghliengh doengzseiz, hix gemjnoix gij doegsingq fucozyung.

4. Gij Yinhswj Gikcoi Cizloz

Gij yinhswj gikcoi cizloz (genjdanh heuhguh "*CSF*") dwg ceij mouxdi yinhswj sawj sibauh cauhlwed ndokngviz hungmaj、faenvaq bietdingh aeu miz haenx. Yiennaeuz gyoengqde mbouj miz gij cozyung dingj binghngaiz, hoeng gyoengqde ndaej youq mwh boux binghngaiz guh giengzvaq valiuz gvaqlaeng ndokngviz deng hanhhaed seiz, sawj gij goengnaengz cauhlwed ndokngviz caeuq gij hezsieng seiqhenz ndaej hoizfuk, vih guh valiuz yw ndei baezfoeg yakrwix cauh'ok diuzgen gig ndei. Danghnaeuz *CSF* caeuq ndokngviz ndangdaej senjndaem doxgyoeb cozyung, couh engq ikleih gij doxgaiq senjndaem haenx senglix, baenzneix ndaej engq caeux bae fazveih gij goengnaengz cauhlwed gij doxgaiq senjndaem haenx.

Sibauh Ngaiz Baenzlawz Dwkbyoengq Diuz Fuengzsienq Menjyiz Ndangvunz

Gawqyienz hidungj ndangvunz baenzneix caezcienz, vihmaz vunzloih lij baenz binghngaiz ne? Gizneix yaek gaisau dwg sibauh ngaiz baenzlawz cungbyoengq diuz fuengzsienq bouxcawj geiqseng, baenzneix laebhwnj gij "deihbuenz" gyoengqde (yienzfatsingq), engqlij gya'gvangq (ciemqhoenx) caeuq senjnod.

1. Menjyiz Gamyawj Caeuq Menjyiz Naihsouh

Sibauh ngaiz dwg daj sibauh cingqciengz ndaw ndang bienq yakrix daeuj, ndigah de gaenq miz gij gezgou caeuq singqcaet caeuq sibauh cingqciengz mbouj doengz. Hix couhdwg naeuz, gyoengqde gaenq caeuq sibauh cingqciengz mbouj doengz. Cingq aenvih miz "mbouj doengz", ndigah gij menjyiz hidungj ndangvunz ndaej doenggvaq gij gihci menjyiz sibauh dawz gij sibauh mbouj ciengqciengz de faenbied okdaeuj, caemhcaiq caenh'itbouh siumied gyoengqde, neix couhdwg "menjyiz gamyawj" sojgangj haenx.

Gyoengqvunz daezok gij lijlun "menjyiz gamyawj" dwg miz gaengawq. Lumjbaenz, mwh gyoengqvunz aenvih ciepsouh gi'gvanh senjndaem, ciengzseiz aeu sawjyungh gij yw naenxhaed menjyiz, yawhbienh baexmienx aenndang caenxdeuz gij gi'gvanh senjndaem, hoeng gij boihseiz de dwg, vunzbingh hix vihneix cix gemjnyieg le menjyizliz, cungj vunzbingh neix couh yungzheih fatseng binghngaiz. Youh lumjbaenz, youq gij lwg'iq menjyiz hidungj caengz fatmaj ndaej caezcienz haenx, roxnaeuz gij bouxlaux goengnaengz menjyiz bienq nyieg ndawde, gij beijlwd fatseng baezfoeg beij gij nienzgeijcuj wnq sang.

Mwh boux vunz ndeu aenvih moux cungj yienzaen menjyizliz doekdaemq, couh yungzheih baenz baezfoeg. Linghvaih, sibauh ngaiz hix dwg mboujduenh bienqvaq, daegbied dang gij biujmienh gangyenz gyoengqde fatseng bienqvaq gvaqlaeng, gij linzbah sibauh ndaw ndang couh mbouj ndaej dawz gyoengqde faenbied okdaeuj, ndigah couh baexmienx gij sibauh menjyiz bouxcawj geiqseng bae gunghoenx gyoengqde, baenzneix couh ndaej sengsanj okdaeuj, cauxbaenz baezfoeg. Lij miz cungj gojnaengzsingq ndeu dwg, aenvih bouxcawj geiqseng mboujduenh deng baezfoeg gangyenz gikcoi gig nyieg, baenzneix couh mbouj caiq doiq baezfoeg mizok menjyiz wngqdap lo, roxnaeuz ndaej hingzsieng dwk naeuz menjyiz hidungj deng "yaeuhlox", baenzneix "naetnaiq" lo, vihneix hix couh mbouj caiq gunghoenx sibauh ngaiz. Gyoengq gohyozgyah dawz cungj yienhsiengq neix heuhguh bouxcawj geiqseng "menjyiz naihsouh". Gij cingzgvang gwnzneix cungj dwg gij cujyau yienzaen sawj gij sibauh ngaiz baez dem baez "ndaej guhbaenz".

2. Menjyiz Gikcoi、Menjyiz Coicaenh Caeuq Menyiz Genjaeu

Yienznaeuz linzbah sibauh dwg "vunzdig" sibauh ngaiz, gij boihseiz de dwg, gyoengq gohyozgyah hix cazyawj daengz, cix mbouj dwg sojmiz linzbah sibauh cungj gunghoenx sibauh ngaiz, hix mbouj dwg sojmiz sibauh ngaiz cungj deng linzbah sibauh gunghoenx. Engq youqgaenj dwg, mouxdi linzbah sibauh lij ndaej vih gij sibauh ngaiz daezhawj gij doxgaiq senglix bietdingh aeu miz haenx. Cungj doxgaiq neix heuhguh "yingzyangj yinhswj baezfoeg", de ndaej gikcoi sibauh ngaiz sengmaj, neix couhdwg gij cozyung "menjyiz gikcoi" sojgangj haenx.

Cawzbae gij cozyung menjyiz gikcoi, mizseiz aeu baezfoeg cujciz menjyiz doenghduz roxnaeuz hawj doenghduz dajcim baezfoeg menjyiz lwedsaw seiz, mboujdanh mbouj ndaej gikfat gij cozyung dingj baezfoeg ndangdaej, dauqfanj coicaenh baezfoeg hungmaj, cungj yienhsiengq neix couh heuhguh gij cozyung "menjyiz coicaenh". Gyoengq gohyozgyah nyinhnaeuz cauxbaenz cungj gezgiz siliengz neix, dwg aenvih lwedsaw ndaw ndang miz cungj doxgaiq heuhguh "yinhswj fungsaek" ndeu cauxbaenz, gyoengqde ndaej caeuq biujmienh gangyenz sibauh ngaiz giethab, fuengzngaih le gij sibauh menjyiz (cujyau dwg sibauh doegsingq T sibauh) nyinhrox caeuq gunghoenx gyoengqde, daj neix couh sawj sibauh ngaiz ndaej ndojdeuz caeuq fazcanj.

Linghvaih, sibauh ngaiz hix miz gij bonjsaeh "36 bienq" engqlij "72 bienq", gij biujmienh gangyenz gyoengqde rox fatseng gaijbienq, sawj gij menjyiz wngqdap ndangdaej gaxgonq haenx doiq sibauh ngaiz "mbouj miz banhfap okrengz", yienghneix sibauh ngaiz couh swnhseiq fazcanj hwnjdaeuj, gyoengq gohyozgyah dawz cungj yienhsiengq neix heuhguh "menjyiz genjaeu". Hix couhdwg naeuz, doengh gij sibauh ngaiz "yienghsiengq gaijbienq" haenx deng "genjaeu" cix senglix roengzdaeuj. Neix aiq caemh dwg gij yienzaen sibauh ngaiz nanz deng cienzbouh siumied.

Leihyungh Baezfoeg Menjyiz Fanjying

Baezfoeg caeuq bouxcawj geiqseng ndawde miz gij gvanhaeh fukcab. It fuengmienh, sibauh ngaiz aeu cien fueng bak geiq bae ndojdeuz menjyiz gamyawj ndangdaej; lingh fuengmienh, gij menjyiz hidungj aenndang youh doiq gij sibauh ngaiz fatseng、fazcanj guh'ok fanjying doxwngq, baenzneix dawz sibauh ngaiz siumieb bae. Cingq dwg cungj gvanhaeh fukcab "nyinhrox" caeuq "deng nyinhrox" "siumied" caeuq "fanj siumied" neix, sawj gyoengqvunz ndaej yungh daeuj guh baezfoeg menjyizyoz duenqbingh caeuq baezfoeg menjyiz ywbingh.

1. Duenqbingh Gij Menjyiz Baezfoeg

Laxlawz, baezfoeg youq aen gocwngz fatseng、fazcanj nem caeuq ndangdaej dox cozyung ndawde, yaek mizok mbangjdi doxgaiq, doenghgij doxgaiq neix mboujcix youq singqcaet fuengmienh、mboujcix youq soqliengh fuengmienh, cungj caeuq gij cujciz cingqciengz doxwngq soj mizok haenx mbouj cienzbouh doxdoengz, gyoengq canghyw dawz cungj doxgaiq caeuq singqcaet baezfoeg doxgven neix heuhguh "doxgaiq geiqhauh baezfoeg". Cingq dwg aenvih yienghneix, vunzlai ndaej youq ndaw baezfoeg cujciz roxnaeuz youq lwedsaw roxnaeuz moux di raemx ndaw ndang, genjcwz doenghgij doxgaiq geiqhauh baezfoeg neix, baenzneix dabdaengz gij muzdiz duenqbingh. Gij doxgaiq geiqhauh baezfoeg miz geij cungj lajneix.

（1）Ngaizbeih gangyenz（genjdanh heuhguh "CEA"）. Neix dwg cungj dangzdanbwz ndeu, de mizyouq ndaw ndangygang saejlaux ngaiz caeuq ndaw sangbiz nemmuek beihdaih ngangyang saejlaux, ndaej yungh youq bangbouj cazbingh ndangygang saejlaux caetconq baenz ngaiz、rongzva baenz ngaiz、yizsenngaiz、sibauh iq bwt baenz ngaiz、gyazcangsen suizyang baenz ngaiz、rongznyouh baenz ngaiz daengj. Yungh cungj fuengfap heuhguh fangse menjyiz ndeu daeuj genjcwz roxdaengz, gij hamzliengh CEA ndaw lwedsaw bouxvunz cingqciengz daemq gvaq 2.5 hauz veizgwz/hauzswngh, mwh hamzliengh sang gvaq 2. 5 hauz veizgwz/hauzswngh, couh ndaej ngeiz moux giz miz binghngaiz. Danghnaeuz youq 20 hauz veizgwz/hauzswngh doxhwnj, couh nyinhnaeuz 97% doxhwnj aiq baenz binghngaiz.

（2）Gyazdaihdanbwz（genjdanh heuhguh "AFP"）. Gyazdaihdanbwz ceiq caeux dwg daj ndaw lonjvangznangz beihdaih mizok, gvaqlaeng daep beihdaih hix iemqok yiengh doxgaiq neix, daiqndang 5 ndwen aensoq AFP hamzliengh dabdaengz ceiq sang, okseng le doekdaemq, okseng bi ndeu le gyangq daengz aensoq cingqciengz, couhdwg 5 hauz veizgwz/hauzswngh doxroengz. Mwh aendaep mbouj cingqciengz, gyazdaihdanbwz couh yaek swng sang, daegbied dwg sibauh daep baenz ngaiz caeuq lonjvangznangz baenz baezfoeg yakrwix seiz swng sang haujlai. Dangqnaj linzcangz fuengmienh lai yungh gij fuengfap sawqniemh meizlenz menjyiz supnem roxnaeuz gij fuengfap fangse menjyiz daeuj caekdingh gij hamzliengh ndaw lwedsaw, danghnaeuz sang gvaq 300~500 hauz veizgwz/hauzswngh, daezsingj aiq baenz mizgven baezfoeg yakrwix. Hoeng gij aeu ceijok de dwg, hix miz mbangj bouxbingh sibauh daep baenz ngaiz haenx gij suijbingz gyazdaihdanbwz de cingqciengz, hix couhdwg naeuz AFP yaemsingq, mbouj ndaej baizcawz aiq dwg sibauh daep baenz ngaiz.

（3）Yivei gizsu caeuq yivei dungzgunghmeiz. Youq cingqciengz cingzgvang lajde, gizsu dwg youz neifwnhmisen roxnaeuz gij neifwnhmi sibauh sanq youq haenx iemqok, yienzhaeuh ginggvaq lwed lae roxnaeuz raemx linzbah soengq daengz daengx ndang, caemhcaiq ndaej diuzcez gij sibauh daegdingh caeuq gij goengnaengz gi'gvanh. Hoeng, youq cungj cingzgvang sibauh bienq yak lajde, gij sibauh yienzlaiz mbouj iemqok moux cungj gizsu haenx, cix miz naengzlig iemqok cungj gizsu neix, mizok cungj gizsu neix couh heuhguh "yivei gizsu". Miz mbangj gohyozgyah nyinhnaeuz, neix dwg gij gezgoj "yawjnaek caeuq biujdap beihdaihsing gihyinh" cungj sibauh neix, eiqsei couhdwg naeuz gyoengqde youh hoizfuk daengz gij cangdai seizoiq haidaeuz. Gij baezfoeg ndaej iemqok yivei gizsu haenx nangqdaengz siuhva hidungj、diemheiq hidungj、swnghciz hidungj caeuq sinzgingh hidungj daengj. Bwt baenz ngaiz dwg cungj baezfoeg mizok yivei gizsu ciengzseiz raen haenx ndawde cungj ndeu. Itbuen nyinhnaeuz, cungj bwt baenz ngaiz neix dwg daj sinzginghciz beihdaih daeuj, sinzginghciz youq ndaw gocwngz beihdaih fatmaj, ndaej mizok lai cungj mouxdi cwngzfwn neifwnhmi gi'gvanh.

Cawzliux gij yivei gizsu gwnzneix gangj haenx caixvaih, mboujlwnh dwg bouxbingh baenz baezfoeg, roxnaeuz dwg gij doenghduz loih heujnyaij saedniemh haenx, youq ndaw lwedsaw gyoengqde, roxnaeuz dwg ndaw cujciz baezfoeg, cungj ndaej fatyienh yivei dungzgunghmeiz. Sojgangj dungzgunghmeiz dwg ceij miz gij danbwzmeiz ndaej coivaq gij vayoz fanjying doxdoengz, hoeng youq gezgou fuengmienh mbouj doengz haenx. Gij yivei dungzgunghmeiz fatyienh ceiq caeux haenx, dwg gij gihingz cenzsonhmeiz youq ndaw daepngaiz yienzfatsingq, gaenlaeng youh fatyienh gij yivei dungzgunghmeiz wnq, lumjbaenz yangjva vanzyenzmeiz、lai cungj suijgaijmeiz caeuq conjyizmeiz. Youq ndaw baezfoeg bouxvunz, lij fatyienh sonhsing linzsonhmeiz、genjsing linzsonhmeiz ndawde miz gak cungj dungzgunghmeiz、dezdanbwz、guzgvanghganhdai−S−conjyizmeiz（$GSTs$）、banyujdangzgih conjyizmeiz（$Gal\ T$）、hihcunzvameiz sinzginghyenz daegbied（NSE）、γ−guzanhsenh conjdaimeiz（γ−GT）、yujsonh dozginghmeiz（LDH）caeuq yunghsenmizding hwzsonhgizmeiz daengj.

（4）Gij geiqhauh baezfoeg wnq. Cawzbae 3 loih doxgaiq geiqhauh baezfoeg baihgwnz gangj haenx caixvaih, aenvih gij cungjloih baezfoeg gig lai, vihneix gij doxgaiq geiqhauh baezfoeg hix doxwngq gig lai, doiq gyoengqde guh genjcwz miz itdingh cimdoiqsingq. Gij ciengzseiz yungh haenx lumjbaenz gyanggaisu、cingh'anh、fujanh、bwzsibauh faenvaq gangyenz、dangzdanbwz gangyenz、$CA15$−3、$CA19$−9、$CA50$、$CA125$、$B72.3$、17−$1A$、guzgvanghganhdai conjyizmeiz、$p53$ danbwz、$Ras\ p21$ danbwz gij doxgaiq ngaiz gihyinh mizok haenx daengj caeuq baezfoeg doxgven haenx.

2. Gij Fuengfap Menjyiz Yw Baezfoeg

Gawqyienz sibauh ngaiz miz gij gangyenz caeuq sibauh cingqciengz mbouj doengz, ndigah aenndang ndaej doiq gyoengqde mizok menjyiz fanjwngq. Hoeng aenvih mouxdi yienzaen, lumjbaenz gij baezfoeg menjyiz yenzsing nyieg、gaiq ngaiz hung lai, roxnaeuz aenvih menjyizliz aenndang daemq, mbouj cukgaeuq doiqdingj sibauh ngaiz hungmaj. Vihneix, gyoengq canghyw couh siengj banhfap daeuj gikfat caeuq demgiengz gij menjyizliz ndangdaej raeuz, baenzneix daeuj gaemhanh caeuq siumied sibauh ngaiz.

Hoeng, ciengzseiz hix aenvih gak cungj yienzaen lumj baihgwnz gangj haenx, daegbied dwg daengz seizneix lij nanz ra raen "gij gangyenz daegbied baezfoeg", menjyiz ywbingh lij cij ndaej dangguh cungj banhfap bangbouj ndeu. Itbuen cungj youq guh soujsuz gvej baezfoeg gvaqlaeng, roxnaeuz vunzbingh ginggvaq valiuz caeuq fangliuz gvaqlaeng, vihliux siumied siujliengh sibauh ngaiz canzlw haenx cix yungh. Gyoengq canghyw gaengawq gingniemh nyinhnaeuz, cijmiz gij soqliengh sibauh ngaiz ndaw ndang youq $10^6 \sim 10^8$ dauqndaw, menjyiz ywbingh cij mizyauq. Linghvaih, gaengawq gij gangyenz roxnaeuz gangdij mwh ywbingh soj yungh haenx, daihdaej faenbaenz cujdung menjyiz ywbingh caeuq beidung menjyiz ywbingh song daih fancouz. Gij gidij fuengfap ciengzyungh haenx cix miz geij cungj lajneix.

(1) Gij ywfap liuzmyauz. Couhdwg aeu gij sibauh ngaiz aenndang bonjfaenh roxnaeuz daj rog ndang daeuj guhbaenz hozyizmyauz; roxnaeuz sibauh ngaiz ginggvaq fangse、gya ndat、gyoet yungz roxnaeuz yungh gij yw dingj binghngaiz cawqleix, sawj sibauh ngaiz saetbae naengzlig sengsanj, doengzseiz youh baujciz gij menjyiz yenzsing sibauh ngaiz, caiq yungh sibauh ngaiz dangguh gangyenz bae guh menjyiz, neix heuhguh "miedlix liuzmyauz"; roxnaeuz cij yungh moux giz cwngzfwn sibauh ngaiz, lumjbaenz yungh muegsibauh guh liuzmyauz, neix heuhguh "gij liuzmyauz yasibauh cwngzfwn"; roxnaeuz gyoengq canghyw ngeixnaemj daengz gij menjyiz yenzsing sibauh ngaiz mbouj gaeuq, lij ndaej dawz sibauh ngaiz roxnaeuz gij cwngzfwn sibauh ngaiz guh moux cungj vayoz、vuzlij roxnaeuz swnghvuzyoz cawqleix, baenzneix ndaej sawj gij menjyiz yenzsing sibauh ngaiz demgiengz, daezsang menjyiz yaugoj.

(2) Gij fuengfap menjyiz ywbingh mbouj dwg daegbied haenx. Gyoengq gohyozgyah youq ndaw ciengzgeiz yihliuz saedguh ndawde fatyienh, mouxdi doxgaiq swnghvuz guhbaenz haenx, daegbied dwg ginmyauq、yw vayoz caeuq ywdoj, caemh ndaej demgiengz gij goengnaengz menjyiz aenndang. Aenvih doenghgij fuengfap neix soj yungh haenx mbouj dwg gij gangyenz daegbied, gij soj gikfat de hix dandan dwg gij cozyung coicaenh roxnaeuz diuzcez gij goengnaengz menjyiz aenndang mbouj dwg daegbied haenx, ndigah heuhguh "gij menjyiz ywbingh mbouj dwg daegbied".

Gij yw swnghvuz guhbaenz ciengzseiz yungh daeuj guh menjyiz ywbingh mbouj dwg daegbied haenx miz geij cungj lajneix.

Gajgaimyauz: Dwg yungh gemjdoeg Y hingz gezhwzganjgin guhbaenz, roxnaeuz yungh gajgaimyauz hozgin caezcingj, roxnaeuz daj ndawde daezaeu bauhbisenh'wfuh haenx. Itbuen nyinhnaeuz gij ywyauq hozgin haemq ndei, hoeng fucozyung hung. Gajgaimyauz ciengzseiz yungh gij fuengfap naengnoh veh riz, mizseiz hix yungh gij fuengfap cigciep dajcim haeuj ndaw baez, roxnaeuz gij fuengfap youq ndaw gi'gvanh guenqhaeuj (beijlumj rongznyouh). Gwnz linzcangz dingzlai yungh youq binghbwzhez、baezlinzbah、baezhwzswzsu、bwt baenz ngaiz、ndanggyang saejlaux caetconq baenz ngaiz、rongznyouh baenz ngaiz、yujsenngaiz、dungx baenz ngaiz daengj. Aenvih gajgaimyauz dwg cungj hozgin ndeu, ndaej yinxhwnj fucozyung, lumjbaenz fatndat haenq、saenznit、hezyaz doekdaemq. Gij yienzleix ywbingh de cujyau dwg giklix gij goengnaengz sibauh hungloet, sibauh swhyienz gajsieng, caemhcaiq ndaej coicaenh gansibauh cauhlwed sengmaj、demlai、doiq cauhlwed mizleih.

Gij ganjgin lumj diuzfaex dinj iq: Neix dwg cungj ganjgin gwzlanz yangzsing ndeu. Itbuen yungh gya ndat roxnaeuz gyazsonh cawqleix miedlix le guhbaenz ywraemx, hoeng hix ndaej yungh youq dajcim engqlij youq ndaw baez dajcim. Dingzlai yungh youq moux cungj baeznoh、yujsenngaiz senjnod、daep baenz ngaiz、binghbwzhez daengj. Hix ndaej boiqhab gij fuengfap ywbingh wnq, lumjbaenz caeuq vanzlinzsenh'anh itheij yungh. Cujyau fucozyung miz fatndat、gyaeuj in、dungxfan、rueg, doiq mbangjdi vunzbingh ndaej yinxhwnj hezyaz swng sang.

OK_{432}: Neix dwg cungj lengiuzgin yungzhezsing ndeu, ginggvaq cinghmeizsu cawqleix le, caiq yungh gij ginmyauz aen fuengfap lengjdung hawqsauj guhbaenz haenx, linzcangz fuengmienh ciengzseiz caeuq valiuz boiqhab sawjyungh, roxnaeuz soujsuz gonqlaeng wngqyungh. De ndaej demgiengz gij menjyizliz ndangdaej. Linghvaih, gohyozgyah hix cwngmingz OK_{432} lij ndaej cigciep naenxhaed sibauh ngaiz sengsanj.

OK_{432} ciengzseiz yungh youq yw bwt baenz ngaiz、dungx baenz ngaiz、ndanggyang saejlaux baenz ngaiz daengj. Ndaw naeng、ndaw ndangnoh、ndaw baez roxnaeuz cienghmozgyangh dajcim cungj ndaej. Gij fucozyung de cujyau miz fatndat、giz mbangj giz diegdajcim okyienh hoengzfoeg、 bopraemx daengj，dingz yw le fanjying ndaej siusaet.

Yunghsensu：Dingzlai daj ndaw yunghsen vaizlwg、duzyiengz、duzmou ndawde daezaeu，gij cujyau cwngzfwn de dwg gojyungzsing dohdai. Gij cujyau goengnaengz de dwg coicaenh T linzbah sibauh faenvaq、cingzsug caeuq demgiengz gij goengnaengz menjyiz de. Doiq gij cozyung cinjdeng yunghsensu yw baezfoeg，lij caj caenh'itbouh yenzgiu caeuq cingqsaed.

Gij yinhswj senjnod：Neix dwg dihfwnhswjdohfuh roxnaeuz dohhwzganhsonh daj gij linzbah sibauh yaeuhfat gominj ndawde daezaeu，danghnaeuz daj ndaw linzbah sibauh boux baenz moux cungj bingh le fukcangq haenx daezaeu，heuhguh "gij yinhswj senjnod daegbied"，danghnaeuz dwg daj linzbah sibauh bouxndangcangq haenx daezaeu heuhguh "gij yinhswj senjnod mbouj dwg daegbied". Yienghgonq ndaej daegdaengq dawz gij naengzlig menjyiz sibauh moux cungj daegdingh gungdij "senjnod" hawj bouxaeu haenx. Gij cujyau cozyung yinhswj senjnod de mbouj dwg daegbied mbouj doengz，cix dwg mbouj dwg daegbied bae demgiengz gij goengnaengz menjyiz sibauh，coicaenh cuengqok ganhyaujsu，gikcoi T sibauh sengsanj. Gij yinhswj senjnod ciengzseiz yungh youq ywbingh daep baenz ngaiz、bwt baenz ngaiz、binghbwzhez、bingh'aiswh yienzfatsingq haenx.

Yungh gij fuengfap gizyawz menjyiz ywbingh mbouj dwg daegbied：Baudaengz soengq haeuj gij lwedgiengh bouxcingqciengz，dajcim miedlix bwzyizgwz ganjgin、siginneiduzsu、lai cungj dohdangzgih（lumjbaenz yaumujdohdangz、mozguhdohdangz）daengj，doenghgij fuengfap neix hix cungj dwg gikcoi gij goengnaengz menjyiz sibauh cix fazveih ywyauq.

Gij Gangdij Danhgwzlungz Baezfoeg

Ndaw ndangvunz miz dauq gihci fuengzre ndeu daeuj siumied bouxciemqhaeuj daj rog daeuj caeuq "bouxbuenqluenh" ndaw ndang（sibauh ngaiz），neix couhdwg aen hidungj menjyiz fuengzre. De youz haujlai menjyiz sibauh caeuq menjyiz gi'gvanh gapbaenz，lumjbaenz gij linzbahgez、mamx、ndokngviz、yunghsen、sibauh hungloet、linzbah sibauh、sibauh swhyienz gajsieng、danhhwz sibauh、liz sibauh、sibauh bangbouj、sibauh hungbiz daengx ndang daengj. Linghvaih，mwh gij veizswnghvuz roggyaiq ciemqhaeuj ndaw ndang roxnaeuz cungj danbwzciz mbouj doengz haenx haeuj daengz ndaw ndang le, ndaej yinxhwnj ndangdaej menjyiz fanjying. Daih'it gij linzbah sibauh ndaw ndang couh deng "dungyenz" hwnjdaeuj (gyoengq gohyozgyah heuh de guh "giklix", roxnaeuz "deng gominj"), doengzseiz mizok gangdij, caeuq bouxciemqhaeuj (gangyenz) giethab. Hoeng, youq ndaw menjyiz fanjying fukcab, cij miz song cungj sibauh ndaw linzbah sibauh, doiq gij gangyenz lingh cungj mbouj doengz yienh'ok gij menjyiz wngqdap daegbied, neix couhdwg "sibauh menjyiz hozsing", hix couhdwg T sibauh caeuq B sibauh. Gyoengqde cungj daj ndokngviz ndangvunz daeuj, hoeng T sibauh cingzsug、faenvaq, bietdingh aeu youq ndaw yunghsen guhsat, baenzneix T sibauh caeuq B sibauh youq goengnaengz fuengmienh couh miz faengoeng youh miz doxgap. T sibauh ndaej iemqok gak cungj linzbah yinhswj daeuj siumied roxnaeuz caenxdeuz gangyenz, caeuq "dungyenz" gij sibauh menjyiz wnq, lumjbaenz gyangwn sibauh hungloet, daeuj siumied "bouxciemqhaeuj", neix couhdwg "sibauh menjyiz" raeuz youq baihnaj gangj haenx. B sibauh youq T sibauh bangcoh lajde, bienqbaenz haujlai sibauhgiengh, gyoengqde iemqok gij gangdij cimdoiq boux ciemqhaeuj daegbied neix, neix couhdwg "raemxndang menjyiz". Gyoengq gohyozgyah cingq dwg leihyungh cungj daegsingq B sibauh ndeu cijndaej mizok cungj gangdij ndeu cimdoiq gij gangdij cwngzfwn daegbied ndaw gangyenz (heuhguh "gangyenz gezdingcu") neix, cauh'ok gangdij danhgwzlungz (genjdanh heuhguh "danhgang").

1. Bwhguh Danhgang

Vihliux cauhguh gij gangdij danhgwzlungz baezfoeg, sien yungh gij cujciz roxnaeuz sibauh binghngaiz daegbied, roxnaeuz moux cungj cwngzfwn sibauh guh ganghyenz bae menjyiz noulwg, gvaq duenh seizgan ndeu (doengciengz aeu ndwen ndeu), gaj dai noulwg dawz ok gij mamx de, yienzhaeuh caiq faenliz ok linzbah sibauh, dawz cungj linzbah sibauh neix caeuq gij sibauh baezndokngviz moux cungj noulwg yungzhab, mizok "sibauh cabgyau" sojgangj haenx. Cungj sibauh cabgyau neix it fuengmienh baujciz le gij naengzlig linzbah sibauh aenmamx iemqok gij gangdij daegbied haenx, lingh fuengmienh youh aeundaej gij naengzlig sibauh baez ciengzgeiz sanj daihlaeng. Danghnaeuz dawz cungj sibauh cabgyau neix dajcim haeuj ndaw dungx noulwg bae, gyoengqde couh ndaej youq ndaw dungx noulwg mboujduenh sengsanj, cauxbaenz dungx noulwg ok raemx, ndigah youq ndaw dungx noulwg couh miz daihliengh gangdij danhgwzlungz. Ginggvaq daezcingh le, couh ndaejdaengz gij gangdij yungh youq linzcangz lo.

2. Danhgang Wngqyungh Buenqdingh Binghngaiz Caeuq Yw Binghngaiz

Dawz danhgang caeuq moux cungj doxgaiq geiqhauh daegbied haenx dox gyaulienz, ndaej cauxbaenz gij doxgaiq giethab gangdij —— doxgaiq geiqhauh, couh ndaej yungh youq buenqdingh binghngaiz. Gij doxgaiq geiqhauh ciengzseiz yungh haenx miz fangsesing hwzsu (lumjbaenz ^{125}I、 ^{131}I); Miz meiz (lumjbaenz genjsing linzsonhmeiz、lazgwnhgoyangjvameiz、 goyangj-vavuzmeiz、swnhvuzsu-cinhhozsu daengj); hix ndaej yungh yingzgvanghsu (lumjbaenz yiliuzcingh yingzgvanghsu) caeuq yijgyauhdijginh daengj.

Aenvih danhgang miz gij singqcaet daegbied gig sang de, vihneix cimdoiq gak cungj danhgang gangyenz, dangqnaj ca mbouj geijlai geq mbouj rox liux. Saedsaeh dwg gak cungj geiqhauh menjyiz raeuz youq baihnaj dwen daengz haenx, cungj miz gij danhgang doxwngq haenx. Vihneix hix couh ndaej yungh youq gak cungj buenqdingh binghngaiz caeuq baezfoeg yienjsiengq doxgven haenx. Danhgang cawzliux yungh youq duenqbingh caixvaih, dangqnaj gyoengq gohyozgyah cingq siengj banhfap dawz danhgang dangguh caidij, caeuq gij yw dingj baezfoeg roxnaeuz caeuq duzsu roxnaeuz caeuq moux di fangsesing hwzsu lienzciep hwnjdaeuj, leihyungh danhgang dawz gij "bauqyienz" ndaej gajsieng sibauh ngaiz haenx daiq daengz giz binghngaiz doxwngq haenx, baenzneix dwkvaih gij cujciz binghngaiz, neix couhdwg "swnghvuz daujdanz" vunzlai ciengzseiz naeuz haenx. Gij sibauh duzsu caeuq danhgang lienzciep haenx, miz bimazdanbwz、holonduzsu、 bwzhouzduzsu. Gij fangsesing hwzsu ciengzseiz yungh haenx miz ^{131}I. Daj gij swhliu gaenq miz haenx yawj, yungh cungj "swnghvuz daujdanz" neix daeuj yw mbangj boux baenz binghngaiz aeundaej itdingh ywyauq. Aenvih gij danhgang seizneix dingzlai gvihaeuj gij menjyiz giuzdanbwz rog ndang youz sibauh baezndokngviz noulwg caeuq sibauh mamx noulwg cabgyau mizok, aiq mizok gominj fanjying. Cimdoiq gij cingzgvang gwnzneix gangj haenx, dangqnaj gyoengq gohyozgyah gaenq yungh sij sibauh baezndokngviz bouxvunz caeuq linzbah sibauh mamx bouxvunz yungzhab, mizok "baez cabgyau vunz-vunz", caeuq yungh gij banhfap gihyinh gunghcwngz daeuj haekfug gij menjyiz yenzsing danhgang rog ndang. Hoeng daengz seizneix, lumjnaeuz hix lij miz haujlai vwndiz yaekaeu gaijgez. Gyonj daeuj gangj, gij roennaj wngqyungh danhgang gig ndei, hoeng gij engq ndei haenx, couhdwg gij danhgang mbouj miz menjyiz yenzsing、doiq ndangvunz mbouj miz gominj fanjying、doiq sibauh ngaiz engq miz gij singqcaet daegbied haenx okseiq, vunzlai dangqnaj cij ndaej uet rongh lwgda deq yawj lo.

Cieng Daih 6
Bouxvunz Yawhfuengz Binghngaiz

Youq ndaw ciengciet baihnaj, raeuz gangj daengz le mbouj noix yinhsu aiq cauxbaenz binghngaiz. Mbangjdi yinhsu dwg ndaej baexmienx caeuq de ciepcuk; miz mbangj yinhsu dwg ndaej daj ndaw vanzging siucawz bae, roxnaeuz ceiqnoix dwg ndaej gemjnoix. Hoeng, caemh miz mbangj yinhsu dwg nanz ndaej baexmienx caeuq de dox ciepcuk, lumjbaenz gak cungj uqlah ndaw hoengheiq; lij miz mbangj yinhsu engq aiq dwg "ndang mbouj youz bonjfaenh", lumjbaenz gij baeyiengq yizconz、gij goengnaengz menjyiz sengcingz daemq daengj. Youq gij vanzging ndaw rog vunzloih baenz neix fukcab, gyoengqvunz ndaej mbouj ndaej guh daengz fuengzre binghngaiz ne? Dangyienz ndaej, hoeng aeu cienzbouh、daengzdaej bae fuengzre binghngaiz, yaekaeu daengx seiqgyaiq doxgap caeuq daengx biengz roengzrengz, doenghgij neiyungz neix mbouj gvihaeuj cieng neix yaenglwnh. Cieng neix cij gangj bouxvunz baenzlawz fuengzre binghngaiz, saedsaeh hix cij dwg gij siujgez geij cieng baihnaj, hoeng engqgya gidij.

Haeujsim Gij Fuengsik Gwndaenj Bonjfaenh

Genjdanh daeuj gangj, gij fuengsik gwndaenj dwg ceij cungj sibgvenq gwn daenj youq byaij caeuq mouxdi hingzveiz gyaezmaij boux vunz ndeu, ndawde gijgwn dwg gij yinhsu ceiq cujyau haenx.

1. Gij Genyi Sibgvenq Gwndaenj

(1) Lai gwn gij loih haeux lauzhaj daemq roxnaeuz gijgwn cienzbouh dwg haeuxgwn、mak singjsien caeuq byaekheu singjsien, dem gijgwn cij guhbaenz、bitgaeq、bya、nohcing、gijgwn aeu lwgduh guhbaenz lauzhaj daemq haenx. Gaej gwn roxnaeuz caenhliengh baexmienx gwn gijgwn oenqguh roxnaeuz mwt naeuh haenx.

(2) Ciengzseiz lienhndang roxnaeuz guh gij yindung ndang guh ndaej daengz haenx, baujciz ndangnaek cingqciengz, aeu gemjnoix gwn gijgwn

yezlieng lai gvaqbouh haenx, fuengzre bienq biz.

(3) Ciengeiz gaej gwn laeuj lai gvaqbouh, engqgya gaej moix ngoenz cungj gwn laeuj get.

(4) Lai gwn cazloeg, gaej gwn gij yinjliu gya dangz caeuq ywdemgya lai gvaqbouh haenx.

(5) Noix gwn gijgwn bing、caq haenx; dajcawj seiz dohraeuj youz gaej sang lai, mienxndaej suphaeuj hoenzyouz lai gvaqbouh.

(6) Cimdoiq gij diegdeih bonjfaenh soj youq caeuq gij hong soj guh haenx, daegbied dwg doengh boux vunz miz gij baeyiengq baenz moux cungj binghngaiz haenx, wnggai boujcung mouxdi haeuxgwn daegbied caeuq gij cwngzfwn bietdingh aeu miz haenx. Lumjbaenz doengh boux vunz miz gij fungyiemj fatseng bwt baenz ngaiz haenx, aeu lai gwn di gijgwn hamz veizswnghsu A、veizswnghsu C lai haenx, engqlij habdangq boujcung doengh gij veizswnghsu neix, caeuq veizlieng yenzsu daengj.

2. Gij Genyi Ranzyouq

Doiq daih dingzlai vunz daeuj gangj, gij seizgan ciuhvunz boux vunz ndeu daihgaiq $80\% \sim 90\%$ dwg youq ndaw ranz dohgvaq, ndigah gij ndei rwix vanzging ranzyouq, gij cingzdoh naek mbaeu uqlah, doiq ndangdaej simleix vunzraeuz doxgven maedcaed. Gyoengq gohyozgyah diucaz fatyienh, ndaw ranz uqlah mbouj daemq gvaq rog ranz, mizseiz lij beij rog ranz engq youqgaenj dem, caemhcaiq nyinhnaeuz "ndaw ranz dwg giz mbonqraeuj fatseng binghngaiz". Camhseiz mbouj lwnh cungj gangjfap neix dwg mbouj dwg gangj gvaqmauh, lioeng vihliux sawj ranzyouq hab gij iugouz fuengzre binghngaiz, raeuz daezok gij genyi lajneix:

(1) Gij vunz ranzyouq dwg funghlajnamh、caengzdaemq (1~3 caengz) haenx, aeu ciengzseiz louzsim doeng rumz, aenvih ranzyouq caengzdaemq, daegbied dwg funghlajnamh aiq deng gij dungh、leiz fangsesen daj gwnznamh cuengqok haenx uqlah.

(2) Ndaw ranz dajcang genjyungh caizliuh seiz noix yungh gij caizliuh vunzgoeng habbaenz, lai yungh gij gencaiz dienyienz haenx, aenvih gij caizliuh habbaenz haenx dingzlai dwg youjgih vahozvuz, miz mbangj yienzliuh miz gij singqcaet cauxbaenz binghngaiz. Gaengawq swhliu biujmingz, gij caizliuh dajcang duzsu haenx ndei gvaq gij ceijciengz atva

fazbau, aenvih gij caizliuh dajcang duzsu ndaej fuengzre cuengqok mouxdi fangsesen.

(3) Ranzdajcawj aeu miz gij sezbei doeng rumz ndei haenx. Gaengawq diucaz biujmingz, ndaw vunzlai bwtgyaep baenz ngaiz miz 52% caeuq bwtsen baenz ngaiz miz 61%, dwg aenvih youzhoenz uqlah ranzdajcawj yinxhwnj.

(4) Genyi youq ndaw ranz ndaem di gova ndeu, gyoengqde mboujdanh hawj ndaw ranz mwngz lumj seizcin nei loegyauyau, caemhcaiq ndaej diuzcez gij noengzdoh heiqyangj ndaw ranz, lumjbaenz senhyinzcangj ndaej cuengqok daihliengh yangjlizswj, miz gij cozyung "fulizswj fazswnghgi"; vagut、 senhgwzlaiz、 meijyinzciuh daengj miz gij cozyung supnem doenghgij doxgaiq mizhaih wyangjvadan caeuq liuz、 fuz、 luz daengj.

Gij Genyi Sing、 Senglwg Fuengmienh

Mizgven gij gainen sing、 senglwg daengj fuengmienh, lumjbaenz sing gaijfang、 caengz baenzgya caemhyouq、 sawq gietvaen、 mbouj nyienh senglwg、 mbouj nyienh bwnq cij、 luenh yungh yw、 biuzgawj aeu yahnoix、 doengzsing doxlienh goenghai bienq habfap daengj, doengh cungj yawjfap neix lij aeu daj gij yawjfap fuengzre baenz binghngaiz bae gienq, engqlij giengzhengz gimqhaed.

(1) Wngdang ciuqsouj gij nienzlingz gietvaen fapdingh vwnhyinhfaz guek raeuz gietvaen, gij nienzlingz haidaeuz doxgyau mbouj ndaej caeux lai, yienghneix doiq mehyah fuengzre ngoenzlaeng baenz binghngaiz mizleih.

(2) Gaej luenh doxgyau, genhciz aen cidu boux gvan ndeu boux yah ndeu, yienghneix ndaej fuengzre baenz bingh'aiswh caeuq mehyah bakrongzva baenz binghngaiz.

(3) Gij nienzgeij senglwg mbouj ndaej laeng lai, hix gaej caeux lai, yienghneix doiq fuengzre bakrongzva baenz binghngaiz、 baenz yujsenngaiz mizleih.

(4) Cawjcieng gag bwnqcij, yienghneix guh mboujdanh doiq lwgnding mizleih, caemhcaiq ndaej fuengzre baenz yujsenngaiz.

(5) Mbouj ndaej luenh gwn gij ywmienxdaiqndang, daegbied mbouj ndaej ciengzgeiz sawjyungh singgizsu, baenzneix daeuj fuengzre conghced baenz ngaiz、 bakrongzva baenz ngaiz、 aen rongzva baenz ngaiz、 yujsenngaiz

daengj binghngaiz.

（6）Doengzsingq doxlienh caeuq biuzgawj daengj hengzveiz, yungzheih cauxbaenz bingh'aiswh caeuq baenz baeznoh Gajbohsih、baezlinzbah caeuq binghbwzhez daengj, ndigah aeu gienqnaeuz yienghgonq, gimqhaed yienghlaeng.

（7）Lwgsai naengduk diuzseuq raez gvaqbouh, wnggai gvej bae naengduk, yienghneix mboujdan gemjnoix gij seizgei diuzseuq baenz binghngaiz, hix ndaej gemjnoix gij seizgei mehmbwk bakrongzva baenz ngaiz.

（8）Youq doxgyau gaxgonq, mbiengj bouxsai wngdang swiq seuq diuzseuq caeuq naengduk, baenzneix baexmienx gij uqheiz ndaw naengduk haeuj ndaw conghced bae.

Gij Gienqnaeuz Gyaezngah、Hingzveiz Mbouj Ndei Haenx

Gyaezngah dwg ceij vunzraeuz doiq moux cungj doxgaiq daegbied gyaezmaij. Gij gyaezngah boux vunz ndeu gvihaeuj gij gienzleih bouxvunz. Hoeng, mbouj noix gyaezngah mboujdanh haih bonjfaenh, caemhcaiq doiq gij vunz seiqhenz engqlij ndawbiengz cauxbaenz sienghaih, vihneix miz bizyau doiq mbangjdi gyaezngah mbouj ndei haenx daihsing hemqok——"Vihliux gij ndangcangq mwngz caeuq vunzranz mwngz dem ndawbiengz, cingj vut bae cungj hingzveiz neix."

（1）Gij sienghaih cit ien ndaej gangj "nanz sij mbouj sat", daegbied dwg gij yienzfaenh caeuq bwt baenz ngaiz nanz faen nanz gej. Ndigah, genyi gyoengqvunz satdingz cit ien, engq gaej youq ndawranz、youq giz ciengzdieg goenggungh lumjbaenz yingjgiyen、bangunghsiz、veiyisiz、ranzgwnhaeux、cehsiengh daengj dieg cit ien. Beidung cit ien doiq gvan (yah)、doiq gij lwg'iq de sienghaih engq hung. Cit ien ndaej hawj gij seizgei gvan (yah) baenz bwtngaiz demsang caixvaih, gij beijlwd lwgnyez de fatseng binghsimdaeuz caeuq hezyazsang hix beij gij lwg boux mbouj cit ien haenx sang. Linghvaih, danghnaeuz daxmeh youq daiqndang seiz cit ien, gij seizgei lwgnding de fatseng "binghcunghab lwgnding fwtdai" mingzyienj swng sang.

（2）Gaej hawj vunz gingq ien, hix gaej "gwn gingq", roxlaex bae doi-swz bouxwnq gingq ien.

(3) Gaej guhbaenz gij sibgvenq nyaij iencaij roxnaeuz binhlangz daengj, cungj hingzveiz neix yungzheiz yinxfat conghbak baenz ngaiz caeuq naengbak baenz ngaiz daengj.

(4) Mbouj ndaej luenh yungh gij huqdoeg caemhcaiq yiemzgimq buenqgai, gwn huqdoeg, caez yungh aendajcim dwg gij cujyau roenloh yinxhwnj bingh'aiswh ndawde cungj ndeu.

(5) Gaej bae dak ndit lai gvaqbouh, cawqyouq ndaw ndit caeuq swjvaisen ndaej yaeuhfat naengnoh baenz ngaiz.

Doiq Yw Caeuq Ywbingh Ciuqingj Guh Fuengzhoh

Vunzraeuz cungj maezsaenq yw, daegbied dwg "ywbouj", nyinhnaeuz mizdi yw mboujdanh ndaej yw ndei bingh, lij ndaej demgya ndangcangq, yawhfuengz baenz bingh. Baenzlawz mbouj rox, mbouj noix "ywbouj" giepnoix gohyoz gamqdingh yiemzgek, cix mbouj rox gyoengqde miz mbouj miz gij cozyung "cauxbaenz sam yiengh bingh", engqlij mbangjdi yw ndaej sienghaih gij goengnaengz sibauh cingqciengz, cauxbaenz DNA fwtbienq, yinxhwnj binghngaiz. Raeuz doiq sawjyungh yw, sesen daezok gij genyi lajneix.

(1) Mbouj ndaej ciengzgeiz sawjyungh gizsu, lumjbaenz yizhihswzfwnh ndaej yinxhwnj bakrongzva baenz ngaiz, conghced baenz ngaiz daengj, yungzgizsu lumjbaenz gij doxgaiq lawhyungh 17-gyazgih ndaej yinxhwnj bwt baenz ngaiz.

(2) Mbouj ndaej ciengzgeiz mbouj habdangq bae sawjyungh mouxdi yw dingj binghngaiz, lumjbaenz gij yw vanzgihva dingj binghngaiz dangai, ndaej yaeuhfat linzbah baenz ngaiz, binghbwzhez daengj.

(3) Mbouj ndaej luenh yungh mouxdi gangswnghsu, lumjbaenz luzmeizsu daengj, de ndaej yinxhwnj lwedhaw caiq seng gazngaih, mbangjdi binghlaeh caemhcaiq vihneix fatseng binghbwzhez.

(4) Mbouj ndaej yungh gij yenjswnghvuz yizneisenhniu lumjbaenz dalunzdingh (gij yw dingj binghbagmou), de aiq caeuq baezlinzbah yakrwix miz gvaenhaeh; hoeng gij yw hanhhaed bwnjyibingjanh aiq caeuq fatseng bingh Hozgezginh mizgven.

(5) Danghnaeuz mbouj miz bizyau, gaej guh X sienq dijgenj roxnaeuz

yazgoh X sienq genjcaz. Doiq bonjfaenh guh X sienq genjcaz, aeu miz gij geiqloeg bonjfaenh, yawhbienh yawj bingh seiz hawj canghyw canhgauj.

（6）Miz swhliu cwngmingz, mehmbwk youq mwh mizndang guh aendungx X sienq genjcaz, gij fungyiemj boux lwgnyez de baenz binghbwzhez daj moix 10 fanh vunz ndawde miz 4 laeh swng sang daengz 6 laeh, vihneix mbouj miz bizyau seiz, ciengeiz gaej ciuqingj aendungx.

Baexmienx Cawqyouq Ndaw Yinhswj Cauxbaenz Binghngaiz

Yienznaeuz gangj youq ndaw vanzging gwndaenj raeuz, gij yinhswj cauxbaenz binghngaiz, daegbied dwg gij doxgaiq vayoz cauxbaenz binghngaiz haenx geq mbouj rox liux, mizdi re mbouj ndaej. Hoeng doiq gij yinhswj cauxbaenz binghngaiz cingqcaen gaenq rox haenx, wnggai caenhliengh bae gemjnoix caeuq gyoengqde ciepcuk.

（1）Gyoengqvunz guh gij hong daegbied lumjbaenz sizmenz、nez、gwz、youz caeuq sienggyauh、suliu daengj haenx, wngdang ciuqcoengz gij cosih veiswngh fuengzre guekgya gvidingh haenx, gag fuengzre bonjfaenh.

（2）Caenhliengh baexmienx hawj lizcingh、meizciuhyouz cigciep ciepcuk naengnoh.

（3）Giz diegyouq wngdang caenhliengh genj gizdieg liz aiq miz fangsesen laeuh roxnaeuz gij doxgaiq fangsesing uqlah gyae haenx.

（4）Caenhliengh gemjnoix naengnoh caeuq doxgaiq dajswiq dox ciepcuk, aenvih dingzlai doxgaiq dajswiq ndaej sienghaih sibauh naengnoh, caemhcaiq doiq daih dingzlai ndaw gyoengqde, lij caengz guh genjcwz miz mbouj miz gij cozyung cauxbaenz binghngaiz haenx.

Gij Genyi Itbuensingq Yihyoz Baujgen

Itbuensingq yihyoz baujgen genyi gizneix daezok haenx, yienznaeuz mbouj miz gij cimdoiqsingq doekdingh haenx, hoeng miz gij eiqngeih fuengzre binghngaiz bujbienq de, caemhcaiq haengjdingh mizyauq.

（1）Gaej gwn gij raemxdah mbouj seuqcingh, roxnaeuz gij raemx wnq miz uqlah haenx. Ndaw raemx mbouj seuqcingh haenx miz haujlai yinhswj cauxbaenz binghngaiz, lumjbaenz gak cungj meizgin、sigin uqlah, caeuq gij doxgaiq yasiuh'anh、vangzgizmeizsu cauxbaenz binghngaiz haenx.

（2）Haeujsim yawhfuengz yizhingz ganhyenz、bingjhingz ganhyenz, daegbied dwg yienghlaeng ciengzseiz yinxhwnj daep bienq ndongj，doeksat cauxbaenz daepngaiz.

（3）Fuengzre bingh nongeiqseng lahdawz. Mbangjdi nongeiqseng lahdawz caeuq mouxdi binghngaiz miz gvaenhaeh，lumjbaenz lahdawz cunghvazcihgauhgizcungz caeuq daep baenz ngaiz、saimbei baenz ngaiz miz gvanhaeh；lahdawz nonndoeplwed caeuq daep baenz ngaiz、saejlaux baenz ngaiz miz gvanhaeh.

（4）Haeujsim conghbak seuqcingh. Ngoenzngoenz cat heuj，doiq yawhfuengz conghbak baenz ngaiz、nohheuj baenz baezfoeg yakrwix miz bangcoh.

（5）Sugrox mbangj yihyoz cihsiz gvendaengz gij binghbienq baenz binghngaiz gaxgonq、binghyizconz，yawhbienh doiq gyoengqde baujciz singjgaeh，dinghgeiz guh genjcaz，guh daengz "fuengz huxndumj youq caengz fatseng". Lumjbaenz fuengzcugsingq bingh ndanggyang saejlaux baenz nohmaj、binghganhbiz dawzsaek、nemmueg raizhau daengj.

（6）Doiq mbangj binghmenhsingq fatyienz，lumjbaenz bakrongzva fatyienz，caeuq bingh gveiyangz menhsingq，aeu gibseiz bae yw caeuq gaenriengz yawjbingh，fuengzre bienq yakrwix.

（7）Bingzseiz louzsim lienh ndangdaej，demgiengz gij naengzlig dingj bingh，daegbied dwg menjyizliz.

（8）Baujciz "ndawsim" anyienz. Gij simcingz gizneix soj gangj haenx, dwg ceij cungj cingzgamj cangdai haemq nyieg youh dingjnanz ndeu. Engqgya gaej naenxhaed bonjfaenh gvaqbouh、atnaenx hozndat caeuq gij simcingz mbouj muenxeiq dem cungj gamjgyoz mbouj ancienz lai gvaqbouh haenx, doenghgij yinhsu neix lailai noixnoix ndaej yingjyangj binghngaiz fatseng、fazcanj.

Cieng Daih 7
Gag Youq Geizcaeux Fatyienh Binghngaiz Caeuq Yihyoz Duenqbingh

Cij hanh fatseng youq mbangj giz, cix mbouj raen ngaiz yienzvih miz ciemqhoenx roxnaeuz senjnod, roxnaeuz ceiqlai cij miz gij baezfoeg yakrwix youq gizfeuz biujmiemh ciemqhoenx, heuhguh aen duenhmbaek geizcaeux binghngaiz. Daj aen gokdoh boux vunz dog fuengzhoh, gag youq geizcaeux fatyienh dwg gij biujyienh nyinhrox geizcaeux binghngaiz, mbouj yungzheih fatyienh, gibseiz ywbingh, siumied binghngaiz youq seiz ngamq hainduj; daj aen gakdoh canghyw, youq ndaw gocwngz duenqbingh gaengawq gij cingzgvang bouxbingh daeuj ngeixnaemj sawjyungh gij fuengfap genjcaz mbouj doengz, daeuj doekdingh bouxbingh dwg mbouj dwg baenz binghngaiz, yawj bingh roengz yw, gyaraez gij sengmingh bouxbingh.

Dwg Mbouj Dwg Gvihaeuj "Gyoengqvunz Gig Yungyiemj" Baenz Binghngaiz

"Gyoengqvunz gig yungyiemj" dwg ceij gyoengqvunz miz gij fungyiemj siengdoiq baenz binghngaiz haemq sang haenx. Hoeng mbouj dwg naeuz gij vunz gvihaeuj "gyoengqvunz gig yungyiemj" haenx cungj yaek baenz baezfoeg, engq mbouj dwg naeuz gij vunz mbouj gvihaeuj gyoengqvunz gig yungyiemj haenx, couh mbouj baenz binghngaiz. "Gyoengqvunz gig yungyiemj" aeu daegbied louzsim gij biujyienh geizcaeux binghngaiz.

1. Liujgaij Gij Vanzging Guhhong Bonjfaenh

Mbouj noix vunz doiq gij vanzging guhhong bonjfaenh mbouj dawz haeujsim geijlai, roxnaeuz aenvih moux cungj yienzaen ak mbouj ndaej cix bae guh; roxnaeuz aenvih giepnoix gij gohbuj cihsiz gvendaengz binghngaiz, lujluj lajlaj cix mbouj lau saekdi. Gyonj daeuj gangj, liujgaij gij hong caeuq gij vanzging guhhong bonjfaenh, doiq ndangcangq bonjfaenh, daegbied dwg fuengzre baenz binghngaiz caeuq fatyienh gij biujyienh geizcaeux binghngaiz gig youqgaenj. Gij gvaenhaeh vanzging guhhong caeuq binghngaiz, youq baihnaj gaenq ciengzsaeq lwnhgangj, gizneix mbouj caiq mbehai. Gizneix cij genjdanh cungzfuk ceijok, doengh bouxvunz ciengzgeiz guh gij hong sizmenz, bwnj, gwz, goz, nez, sinh, nyaqfaex, fangsesen, dungh, swjvaisen, vanzvaci, fanghyang'anh, dohvanzdingh, gijhihswzfwnh, luzyizhih, 4-anhgihlenzbwnj, sanghluzgyazgihmiz, hoenzmeiz caeuq ciuhyouz, ywgajnon, sienggyauh, aen hangznieb yejlen, cauhguh gyasei daengj roxnaeuz caeuq doengh gijneix ciepcuk maedcaed haenx, gvihaeuj gyoengqvunz gig yungyiemj.

2. Liujgaij Gij Lizsij Binghngaiz Fuengzcug Bonjfaenh Caeuq Gij Lizsij Baenzbingh Bonjfaenh

Gij gvaenhaeh yizconz caeuq binghngaiz, baihnaj gaenq ciengzsaeq lwnhgangj. Cawz neix caixvaih, doengh gij vunz miz mbangj bingh yiennaeuz mbouj dwg yizconz, hoeng dwg gij binghbienq baenz binghngaiz gaxgonq, roxnaeuz sawj vunzraeuz yungzheih fatseng binghngaiz haenx (lumjbaenz sengcingz menjyizliz daemq daengj). Doenghgij bingh neix miz aencij baenz baezfoeg liengzsing, rongzva fatyienz menhsingq, fuengzcug lai fat ndangyang saejlaux baenz nohmaj, sengcingz ngawzlaet (21-samdaej, roxnaeuz heuhguh "binghcunghab Dangzsi"), binghbuzlinz naengnoh ceiz fat, bingh sailwed bwnsaeq gya'gvangq doengzcaez mbouj doxdaengh, binghganhbiz dawzsaek, nemmueg conghbak raizhau, nemmueg conghced raizhau, sengzcingz mbouj miz hungzmoz, baez sinzgingh senhveiz lai fat, baez sibauh cwngzsivangjmoz, baez mujsibauh aenmak daengj.

3. Boux Cit Ien Cingzdoh Naek, Boux Beidung Cit Ien Caeuq Boux Miz Gij Gyaezngah Daegbied Gizyawz

Raeuz gaenq youq baihnaj gangj gvaq mizgven cit ien, beidung cit ien, lanh laeuj, youq gizneix mbouj raemh gangj.

4. Baenz Moux Di Bingh Miz Fazcanj Baenz Binghngaiz

Bingjhingz ganhyenz caeuq yizhingz ganhyenz, daegbied dwg daep bienq ndongj, bingh *Paget*, dungx fatyienz menhsingq (daegbied dwg gij dungx fatyienz sukreuq giepnoix veisonh haenx), gyaeqraem ndumjyouq, naengnoh fatyienz, binghnaengndongj, bingh'aiswh, biz gvaqbouh, mbouj senglwg、fatmaj ceiz、mbouj bwnq cij、nienzgeij doxgyau caeux lai、lai bouxbuenx doxgyau、doengzsingq doxlienh、bak da hawqsauj caeuq binghcunghab gvancezyenz、bingh nonndoetlwed menhsingq、Cunghvazcih-gauhgizcungz lahdawz daengj.

5. Haeujsim Ndangdaej Okyienh Moux Di Ciudaeuz

Ciudaeuz it：Danghnaeuz youq gyazcangsen、yujsen、naengnoh roxnaeuz diuzlinx bungq daengz gij gengndongj roxnaeuz bienq ndongj golaeb haenx；

Ciudaeuz ngeih：Reindaem sawqmwh miz bienqvaq yienhda；

Ciudaeuz sam：Mbouj miz yienzaen ciengzgeiz siuvaq mbouj ndei；

Ciudaeuz seiq：Mbouj miz yienzaen lienzdaemh hoz hep、ae hawq caeuq ndwnjgwn gunnanz；

Ciudaeuz haj：Seiz dawzsaeg mbouj cingqciengz ok lwed lai roxnaeuz seiz dawzsaeg caixvaih ok lwed；

Ciudaeuz roek：Nyouh lwed、haex lwed、conghndaeng ok lwed roxnaeuz rwz ok lwed yienzaen mbouj cingcuj haenx；

Ciudaeuz caet：Mienh dengsieng caeuq biuxnaeuh yw nanz mbouj ndei caeuq gaiqfoeg mbouj siudoiq haenx；

Ciudaeuz bet：Ndangnaek gemjmbaeu yienzaen mbouj cingcuj haenx.

Bet aen ciudaeuz gwnzneix、deng nyinhnaeuz doiq duenqdingh binghngaiz geizcaeux miz canhgauj gyaciz youqgaenj.

Gij Binghyiengh Roxnaeuz Biujyienh Ciengzseiz Raen Binghngaiz Geizcaeux

Duenqdingh geizcaeux binghngaiz vihmaz hojnanz，dwg aenvih de youq geizcaeux ciengzseiz giepnoix binghyiengh yienhda，roxnaeuz yienznaeuz miz binghyiengh hoeng mbouj miz gij daegsingq daegbied mbouj doengz haenx. Saeklaeuq miz binghyiengh haemq yienhda，binghngaiz aiq gaenq lienzdaemh duenh seizgeiz ndeu lo，mwhneix siengj ndaej yw ndei yaek beij gij baezfoeg engq iq haenx noix haujlai. Vihneix，danghnaeuz boux vunz ndeu doiq ndangdaej bonjfaenh liujgaij gig laeg，doiq binghngaiz baujciz singjgaeh，hix mbouj dwg naeuz mbouj gojnaengz fatyienh binghngaiz engq geizcaeux. Raeuz aeu louzsim doenghgij binghyiengh roxnaeuz biujyienh lajneix，lauheiq gyoengqde couhdwg gij saenqhauh geizcaeux binghngaiz.

1. Ndangnaek Gemjmbaeu Yienhda

Boux vunz ndang cangq ndeu, danghnaeuz mbouj miz gijmaz yienzaen daegbied, ndangnaek dwg ndaej baujciz siengdoiq onjdingh, dajdingh ndangdaej doekdaemq caemh ciengzseiz miz gij yienzaen mingzyienj haenx ndaej caz. Hoeng danghnaeuz boux vunz ndeu ndangnaek doekdaemq mbouj rox laizyouz, daegbied dwg youq mboengq geizgan dinj ndeu doekdaemq mingzyienj, lumjbaenz geij ndwen ndawde doekdaemq 5 ciengwz engqlij engq lai, couh aiq dwg aen saenqhauh daih'it binghngaiz. Neix youq saisiuvaq baenz baezfoeg lumjbaenz dungx baenz ngaiz、mamx baenz ngaiz、saihoz baenz ngaiz、daep baenz ngaiz、bwt baenz ngaiz engq ciengzseiz raen, linghvaih hix raen youq bingh Hozgezginh caeuq sibauh aenmak baenz ngaiz. Ndigah doiq ndangnaek doekdaemq mbouj rox laizyouz haenx ciengeiz mbouj ndaej mbouj dawz haeujsim.

2. Fatndat Mbouj Rox Laizyouz

Gij bingh yinxhwnj fatndat gig lai, lumjbaenz fatyienz、binghfungcaep daengj, ndigah ciengzseiz deng canghyw roxnaeuz bouxvunz yawjlawq, hoeng fatndat cix hix dwg gij binghyiengh boux baenz binghngaiz ciengzseiz raen haenx ndawde cungj ndeu. Baenz binghngaiz fatndat aiq dwg aenvih sibauh dai bae cix yinxhwnj, hix aiq doxgyoeb miz lahdawz. Neix youq bingh Hozgezginh、baez linzbah mbouj dwg bingh Hozgezginh、binghbwzhez menhsingq、baez raemxniu simfuengz、sibauh mak baenz ngaiz daengj cungj haemq ciengzseiz raen.

3. Naetnaiq Caeuq Hawnyieg

Neix hix dwg cungj binghyiengh binghngaiz mbouj denjhingz ndeu. Vunz gvaq cungnienz, ciengzseiz aenvih guhhong nyaengq lai rengzndang mbouj gaeuq, baenzneix gij vunz baenz ngoenz hemq naetnaiq haenx mbouj noix. Hoeng naetnaiq gvaqbouh nanz hoizfuk, caemhcaiq biujyienh ok hawnyieg, cix aeu daezsang singjgaeh. De ciengzseiz daezsingj moux giz ndangvunz aiq gaenq miz huxndumj, lumjbaenz dungx baenz ngaiz、ndanggyang saejlaux baenz ngaiz, bingh Hozgezginh daengj.

4. Indot

Baezfoeg dwg gij swnghvuz laiyawz mbouj in haenx, cij dwg ceij youq aen duenhmbaek geizcaeux binghngaiz mbouj in. Saeklaeuq binghngaiz daengz geizlaeng, dingzlai cix indot, couhdwg "binghngaiz indot" sojgangj haenx, caiqlij bouxbingh nanz dingj ndaej. Hoeng mizseiz miz mbangj loihhingz indot daegbied haenx, cix doiq fatyienh baenz baezfoeg yakrwix ndaej yw ndei haenx miz bangcoh. Lumjbaenz naengnoh indot doiq fatyienh naengnoh baenz baez miz bangcoh, ndokndang indot doiq fatyienh baeznohndok miz bangcoh, gyaeqraem indot doiq fatyienh gyaeqraem baenz baezfoeg yakrwix miz bangcoh, baiz nyouh sat gaxgonq indot daezsingj aiq dwg rongznyouh baenz ngaiz, conghbak indot daezsing conghbak conghhoz aiq baez baezfoeg yakrwix, vihneix doiq indot hix mbouj ndaej rubrab bae doiqdaih.

5. Baenzae

Gyoengqvunz yawj gvenq baenzae roxnyinh bingzciengz, daegbied dwg youq seizcou seizdoeng engq dwg yienghneix. Boux yihyozgyah gaenq gvaqseiq Vangz Gyahgih senq couh ceijok: "Nienzgeij mauhgvaq seiqcib bi, baenzae yw nanz mbouj ndei, itdingh aeu naemj daengz aiq dwg bwt baenz ngaiz". Daegbied dwg doenghboux miz gij lizsij cit ien youqgaenj dem gij lizsij fuengzcug bwt baenz ngaiz haenx mbouj ndaej mbouj dawz haeujsim. Baenzae buenx miz lwedsei haenx engq aeu gyaboix yawjnaek.

6. Okhaex Caeuq Singqcaet Gaijbienq

Dingzlai vunz cungj miz gij sibgvenq okhaex ndei, moix ngoenz baez ndeu, roxnaeuz gek ngoenz baez ndeu, itbuen gij singqcaet haex hix haemq onjdingh. Hoeng danghnaeuz gij baezsoq、singqcaet okhaex miz gaijbienq, roxnaeuz haex bienq saeq mbangj lij mbouj doeng dem, hoeng yungh yw oksiq yaugoj mbouj ndei, engqlij okhaex daiq lwed, couh itdingh aeu sijsaeq genjcaz, neix doiq boux nienzgeij haemq laux haenx, roxnaeuz boux miz gij lizsij fuengzcug ndanggyang saejlaux baenz ngaiz roxnaeuz miz gij lizsij baenz bingh nonndoetlwed haenx engq aeu singjgaeh.

7. Biuxnaeuh Menhsingq

Naengnoh biuxnaeuh yw nanz mbouj ndei, aeu naemj daengz aiq dwg sibauh giekdaej naengnoh baenz ngaiz roxnaeuz sibauh gyaep baenz ngaiz, wnggai gibseiz gvejcawz caemhcaiq soengq gepheh binghleix bae genjcaz. Rongzva fatyienz menhsingq、bakrongzva naeuhnwd aeu dinghgeiz guh conghced duzben, engqlij guh hozdij genjcaz. Conghbak baenz biuxnaeuh menhsingq, aeu maedcaed louzsim, bizyau seiz guh hozgenj, daegbied dwg doiq boux cit ien、boux lanh laeuj youqgaenj haenx, caeuq boux nyaij iencaij roxnaeuz binhlangz haenx, engq aeu gyaboix louzsim gamyawj. Doiq dungx baenz biuxnaeuh menhsingq, daegbied dwg dungx fatyienz sukreuq haenx, hix aeu ciengzseiz gaenriengz cazyawj.

8. Ok Lwed

Ok lwed siujliengh caeuq dingjnanz, daegbied dwg moux giz ok lwed, aeu gig singjgaeh. Ok haex lwed dwg gij saenqhauh geizcaeux ndanggyang saejlaux caetconq baenz ngaiz；haex ndaem ciengzseiz raen youq dungx baenz biuxnaeuh caeuq dungx baenz ngaiz；ciedging gvaqlaeng conghced ok lwed roxnaeuz doxgyau gvaqlaeng ok lwed, aeu naemj daengz aiq dwg bakrongzva baenz ngaiz；gyaeujcij ok raemxlwed cix dwg daezsingj baenz yujsenngaiz；cawzliux ok nyouh lwed aenvvih rogmak fatyienz、rongzva fatyienz、gezhwz、gezsiz、makhaw mak fatyienz caixvaih, aiq dwg gij saenqhauh mak baenz ngaiz roxnaeuz rongznyouh baenz ngaiz；ae ok lwed youq baizcawz lauzbingh、hozgyawjsaej gya'gvangq、ae'ngab le, aeu naemj aiq dwg bwt baenz ngaiz；conghndaeng conghhoz siujliengh ok lwed, gyahwnj mbiengj rwz ndeu ok rumz, aeu naemj aiq dwg conghndaeng conghhoz baenz ngaiz, daegbied dwg gyoengqvunz youq gizdieg lai fat (lumjbaenz Gvangjdungh、Gvanghsih).

9. Ndwnjgwn Hojnanz

Ndwnjgwn hojnanz, daegbied dwg doenghboux cugbouh in haenx, couhdwg haidaeuz ndwnjgwn gijgwn co geng haenx hojnanz, cieplaeng ndwnjgwn gijgwn saeq unq haenx hix hojnanz, aeu naemj daengz saihoz baenz ngaiz, daegbied dwg gyoengqvunz youq gizdieg lai fat (lumjbaenz Hoznanz Linzcouh).

10. Sing Hep

Gij sing hep ciengzgeiz mbouj dwg binghyienz roxnaeuz mbangj giz deng sonjsieng daengj ciengzgeiz haenx, daezsingj conghhoz baenz ngaiz roxnaeuz bwt baenz ngaiz caeuq gyazcangsen baenz ngaiz, wnggai guh houzging roxnaeuz X sienq genjcaz.

11. Gij Hozdungsing Bienqvaq Baez Caeuq Rei

Baez caeuq rei gig bujbienq, ca mbouj geijlai bouxboux cungj miz geij aen. Hoeng danghnaeuz gyoengqde sawqmwh in、humz，roxnaeuz gij suzdu sengmaj de bienq vaiq roxnaeuz swzsu miz mbouj doxdoengz，mizseiz lij yienh'ok fangse sengmaj，roxnaeuz boux miz "reiveisingh" haenx gaej daih'eiq，wngdang sikhaek bae yihyen genjcaz.

12. Lumh Daengz Gaiqfoeg

Gaiqfoeg aiq dwg baezfoeg liengzsing，lumjbaenz baezyouzlauz daengj，hix aiq dwg gij cujciz mbangj giz bienq na，hix aiq dwg fatyienz fanjying caeuq gaenlaeng bienqbaenz senhveiz. Hoeng，saeklaeuq gij singqcaet、suzdu sengmaj de miz gaijbienq，aeu guh hozgenj cij ndaej.

Dinghgeiz Genjcaz Ndangdaej Caeuq Gag Guh Genjcaz

Gij binghyiengh binghngaiz youq geizcaeux ciengzseiz dwg ndumjyouq，ndigah saeklaeuq miz le binghyiengh，dingzlai gaenq cawqyouq geizgyang geizlaeng，saetbae le engq lai seizgei yw ndei. Saedsaeh dwg，miz mbouj noix binghngaiz cungj youq mwh dinghgeiz genjcaz ndangdaej roxnaeuz ndangcangq bujcaz fatyienh，gyoengqde dwg boux caijsoq ndei ndaw gyoengqvunz boihseiz haenx，vih ywbingh hingz ndaej le seizgan. Vihliux gij ndangcangq mwngz，caiq nyaengq hix aeu dinghgeiz genjcaz ndangdaej.

Genjcaz seiz，wnggai yiengq canghyw gaisau gij cingzgvang bonjfaenh，ndaej ciuq aen dem aen hidungj daeuj lwnhgangj.

1. Gij Itbuen Cingzgvang Bonjfaenh

Itbuen cingzgvang baudaengz gij cingzgvang nienzgeij、diegyouq、minzcuz、gietvaen senglwg、cizyez、vanzging guhhong、diegcoj daengj. Aenvih doengh gijneix cungj caeuq binghngaiz daegdingh miz itdingh doxgven. Linghvaih，engq aeu gaisau gij cingzgvang ndangnaek dwg mbouj dwg gaijbienq、dwg mbouj dwg naetnaiq daengj.

2. Gwnndoet

Gwnndoet caeuq binghngaiz gvanhaeh maedcaed，ceiqndei ndaej lwnhgangj bonjfaenh miz mbouj miz gij gyaezngah gwnndoet daegbied haenx，lumjbaenz dwg mbouj dwg ciengzseiz gwn gijgwn gangq、gijgwn oenqguh、gijgwn iepguh fatmwt oemqfat（lumjbaenz ciengqbya daengj），caeuq gij sibgvenq gwnndoet mizmaz gaijbienq，lij miz gij siengjgwn dwg mbouj dwg doekdaemq mingzyienj、miz mbouj miz mbwq gwn daengj.

3. Gij Sibgvenq Okhaex Oknyouh

Haexnyouh doiq duenqdingh binghngaiz geizcaeux engq dwg miz faenzcieng hung ndaej guh. Aeu haeujsim gij singqcaet haex, lumjbaenz gij soqliengh haex (baudaengz co saeq mizmaz gaijbienq), saek haex (daegbied aeu louzsim miz mbouj miz gij haexndaem yienghceij lumj bwzyouz、lizcingh), gij sibgvenq okhaex miz mbouj miz gaijbienq, miz mbouj miz daiq lwed、raemxniu daengj. Doiq oknyouh aeu louzsim ndaw nyouh miz mbouj miz lwed, daegbied dwg nyouh lwed ganciep fwtfat, mbouj in, aenvih neix ciengzseiz dwg gij binghyiengh geizcaeux sainyouh baenz ngaiz. Linghvaih, aeu louzsim miz mbouj miz "gij binghyiengh gikcoi rongznyouh" sojgangj haenx, couhdwg miz mbouj miz gij binghyiengh nyouh gip、nyouh deih、nyouh in. Cawzliux dandan dwg fatyienz caixvaih, gij cujciz rongznyouh baenz ngaiz vaih dai gyoebfat lahdawz, hix miz doenghgij biujyienh binghyiengh neix.

4. Gyaezngah

Aeu yiengq canghyw gaisau gij gyaezngah bonjfaeh, daegbied dwg gij lizsij cit ien、gij lizsij gwn laeuj, baudaengz gij soqliengh cit ien, cungj iencaij lawz, roxnaeuz gij fuengsik cit ien gizyawz, lumjbaenz aeu ndaeng ciet ien、ciet ienraemx daengj; gwn gij laeuj dwg gijmaz cungjloih caeuq gij soqliengh laeuj. Linghvaih, miz mbouj miz gij gyaezngah gizyawz, lumjbaenz nyaij binhlangz、iencaij daengj.

5. Gij Swnghhoz Doxgyau

Aeu ciuqsaed naeuz canghyw nyi gij lizsij vwnhyinh bonjfaenh, dwg mbouj dwg miz lai boux buenx doxgyau, bouxbuenx doxgyau miz mbouj miz gij bingh cienzlah, bonjfaenh miz mbouj miz gij lizsij singbing (lumjbaenz linzbing daengj), miz mbouj miz doxgyau seiz conghced ok lwed daengj. Boux canghyw miz yihdwz ndeu itdingh baujmaed gij yaemjsei bouxbingh.

6. Mizgven Binghyiengh Caeuq Binghsij Gak Aen Hidungj Gizyawz

①Hidungj diemheiq: Miz mbouj miz ae、ae ok lwed、heiq dinj、hanhheu conh、aek in daengj.

②Hidungj sinzvanz: Miz mbouj miz simvueng、heiq dinj、foegfouz、nding'aeuj、ae ok lwed daengj.

③Hidungj siuvaq: Miz mbouj miz aendungx mbouj cwxcaih, loq in、 oksiq、haexgaz caeuq doenghgij binghyiengh neix miz mbouj miz gaijbienq.

④Hidungj miniu swnghciz: Cawzliux haeujsim oknyouh gaijbienq gwnzneix gangj haenx caixvaih, lij aeu haeujsim miz mbouj miz nyouh noix、nyouh lai、nyouh nong、foegfouz daengj. Miz mbouj miz bakrongzva fatyienz, miz bizyau seiz iugouz guh rongzva conghced duzben genjcaz.

⑤Hidungj lwed: Miz mbouj miz gij baeyiengq nding'aeuj、ok lwed、lwedhaw daengj.

⑥Hidung neifwnhmi: Dawzsaeg dwg mbouj dwg mbouj cingqciengz, miz mbouj miz bienq byom bienq biz、siengj doxgyau gaijbienq mingzyienj (baudaengz siengj doxgyau gemjdoiq caeuq demgiengz、yangzveij daengj).

⑦Miz mbouj miz ndok、gvanhcez indot caeuq bienqyiengh.

⑧Hidungj sinzgingh: Miz mbouj miz singgwz simcingz gaijbienq, cingsaenz mbouj cingqciengz, naengnoh sukreuq, genga mazmwd daengj.

⑨Gij binghsij cienzlah: Miz mbouj miz ganhyenz、bingh nonndoetlwed、bingh Cunghvazcihgauhgizcungz daengj.

⑩Gij lizcij cawqyouq ndaw doxgaiq daegcungj: Lumjbaenz ciepcuk fangsesen (baudaengz miz gvaq geijlai baez X sienq genjcaz)、ywnungzyoz, engqlij gij yw daegcungj (lumjbaenz gizsu、yw dingj binghngaiz daengj).

7. Gag Guh Genjcaz

Cawzliux moux di gizlaeg caeuq gi'gvanh ndaw dungx caixvaih, miz mbangj binghngaiz hix dwg ndaej doenggvaq gag guh genjcaz fatyienh, caemhcaiq cijaeu bonjfaenh dwg boux "vunz miz sim", engq mbouj nanz fatyienh.

①Gag fatyienh gij baezfoeg youq gizfeuz biujmienh: Baudaengz naengnoh baenz ngaiz、rei bienqbaenz ngaiz、baezcihfangz youq gizfeuz biujmienh、baeznoh cihfangz、baezsenhveiz、baeznoh senhveiz、baezndok caeuq baezndoknoh、naengbak baenz ngaiz、linx baenz ngaiz、sangbiz da naj baenz ngaiz、saihsen doxgyaux baenz baez、gyazcangsen baenz baezfoeg、gyaeqraem baenz baezfoeg、ndoetlwed baenz ngaiz、rog conghced baenz baezfoeg、baez linzbah youq gizfeuz biujmienh daengj.

②Gag genjcaz binghngaiz gizlaeg: Yaek youq geizcaeux gag fatyienh dwg hojnanz, hoeng mizseiz hix mbouj dwg guh mbouj ndaej daengz, saedsaeh dwg, bonjfaenh ndaej guh gag lumh caz gij gi'gvanh aendungx.

Ndaej lumh gij daep、mamx、dungx、saej bonjfaenh miz mbouj miz gaiqfoeg.

③Gag genjcaz yujsen: Raeuz genyi moix boux mehmbwk, engqlij bouxsai, cungj aeu hag rox gag genjcaz yujsen roxnaeuz bouxwnq bangcoh genjcaz. Saedsaeh cwngmingz, bujgiz cungj fuengfap neix, gouq le fouzsoq sengmingh mehmbwk, vihneix Sigai Veiswngh Cujciz haengjheiq doigawj.

Sijsaeq genjcaz gij yienghceij baihrog song mbiengj cij. Boux genjcaz duet buhrog bae, youq baihnaj gingqdaenjbuh ndaej guh gij genjcaz lajneix.

Gij diegvih aencij: Dwg mbouj dwg cingqciengz, song mbiengj cij dwg mbouj dwg youq caemh diuzsienq suijbingz ndeu. Aencij mbangj boux mbiengj baihswix beij mbiengj baihgvaz loq sang, neix dwg cingqciengz.

Yawj gij hung iq song mbiengj cij: Boux cingqciengz haenx song mbiengj cij hung doxdoengz. Mwh aencij fatyienz roxnaeuz baihndaw miz gaiqfoeg, mbiengj miz bingh haenx ndaej hung gvaq mbiengj cingqciengz.

Aen gvaenghgaq caeuq yienghceij baihrog: Gij naengnoh、gij saek aencij cingqciengz yinzrwd doxdoengz, rongh ndei.

Gij hung iq caeuq yienghceij baihrog song mbiengj gyaeujcij dwg mbouj dwg doxdoengz: Gyaeujcij miz mbouj miz sukdauq, dwg mbouj dwg bien coh mbiengj ndeu, naengnoh aencij miz mbouj miz dekriz, mbangj giz miz mbouj miz doed ok roxnaeuz gumzmboep.

Gag caz gij giethoh roxnaeuz gaiqfoeg ndaw cij. Genjcaz aencij aeu ninzdaengjhai guhcawj, ndaej youq gyanghaemh yaek ninz seiz roxnaeuz gyanghaet hwnqmbonq gaxgonq couh guh: Fwngzgvaz genjcaz aencij baihswix, fwngzswix genjcaz aencij baihgvaz. Fuengfap dwg cawz mehfwngz caixvaih seiq lwgfwngz gizyawz iet soh doxgyonj, aeu aifwngz roxnaeuz angjfwngz mbaeumbaeu naenx aencij. Genjcaz seiz gij gonqlaeng de dwg daj gwnz daengz laj, daj ndaw、rog henzbien coh gij fuengyiengq gyaeujcij guh roengzbae. Menh nu menh naenx, lumh yawj miz mbouj miz giethoh roxnaeuz gaiqfoeg iq, doengzseiz yawjyawj gwnz gyaeujcij miz mbouj miz doxgaiq iemqok baiz okdaeuj, daegbied dwg louzsim miz mbouj miz lwed iemqok. Doeklaeng, caiq lumhlumh lajeiq, genjcaz baez ndeu miz mbouj miz gij linzbahgez foeghung.

Singjgaeh aencij miz raemx mbouj cingqciengz iemqok.

Mwh ginggvaq gij genjcaz baihgwnz gangj haenx miz ngeizvaeg, wnggai gibseiz bae yihyen genjcaz, ndaej yawj vaigoh, yujsen vaigoh roxnaeuz aengoh baezfoeg daengj. Gyonj hwnjdaeuj gangj, sengleix yienhsiengq beij binghleix yienhsiengq lai raen, youq ndaw yujsen baenz baezfoeg binghleixsingq, fatyienz beij baezfoeg lai raen, liengzsing beij yakrwix lai raen, ndigah mwh genjcaz daengz aencij miz gaiqfoeg, wnggai gaenxmaenx yawjnaek, hoeng mbouj miz bizyau simvueng. Lumjbaenz miz cungj gaiqfoeg ndeu heuhguh "ngazcij", hix heuhguh "ngveihcij", gij dahniq 10 bi baedauq, ciengzseiz mbouj miz eiq lumh daengz ndaw cij swhgeij miz cungj gaiqfoeg neix, gizsaed neix dwg seiz hauhseng yaek daengz. Ndaw guek gyoebsuenq, lwgsau daihgaiq 95% youq 8 bi buenq daengz 13 bi, aencij couh hainduj fatmaj, sien youq mbiengj ndeu okyienh "ngveihcij", doeklaeng gek buenq bi daengz bi ndeu, lingh mbiengj cij hix okyienh cungj "gaiqndongj" neix. Linghvaih, mehmbwk vunzhung caemh miz haujlai yujsen binghbienq liengzsing, fatyienh aencij miz gaiqfoeg, lumjbaenz yujsen demseng liengzsing daengj.

Youq gizneix daegbied giengzdiuh, yujsenngaiz cix mbouj dwg gij "bingh cienleih" mehmbwk, bouxsai baenz yujsenngaiz caemh ciemq gij cungjsoq vunz baenz yujsenngaiz 1% baedauq, moix 20 fanh boux vunzsai ndawde, daih'iek miz boux ndeu baenz yujsenngaiz.

Gij Cihsiz Binghngaiz Geijlai Youqgaenj

Baihnaj gaisau le gij fuengfap gag genjcaz baenzlawz youq geizcaeux fatyienh binghngaiz, cijmiz liujgaij le gij cihsiz gvendaengz gij yienzaen, gvilwd fatseng, fazcanj binghngaiz caeuq aiq miz biujyienh le, cijndaej lingzvued youh cinjdeng bae leihyungh gij roenloh genjcaz baihnaj gaisau haenx.

Binghngaiz cix mbouj dwg gij bingh dan'it, hix ndaej nangqdaengz gak aen daepdungx, gyoengqde mboujdan ndaej apbik, ciemqhoenx gij cujciz seiqhenz de, nem senjnod caemhcaiq yingjyangj gij goengnaengz cujciz gizgyae, lij aenvih ngaiz sibauh bonjndang mizok mouxdi "doxgaiq binghngaiz", cix gauxca gak cungj sengleix gocwngz bouxbingh. Ndigah, mizok gij yienghsiengq linzcangz miz seiz dwg cien geiz bak gvaiq, mbouj doengz bingzciengz. Canghyw dawz loih biujyienh neix heuhguh "binghcunghab fungaiz", lumjbaenz miz mbangj binghngaiz yaek yingjyangj gij goengnaengz menjyiz bouxbingh, daj neix couh miz gij biujyienh gaijbienq goengnaengz menjyiz mbouj dwg daegbied haenx, lumjbaenz okyienh naengnoh fatyienz、binghcunghab naengnoh mbouj miz rengz doengh cungj bingh gvaiq neix; miz mbangj binghngaiz yaek yingjyangj gij doxgaiq lawhvuenh daegbied bouxbingh, yinxhwnj gij biujyienh lumjbaenz gij bingh ndawlwed hamz gai sang roxnaeuz binghnyouhdangz; miz mbangj binghngaiz sawj naengnoh、gvanhcez ndok、hidungj sinzgingh fatseng gaijbienq daengj. Dangyienz, cungj cingzgvang daegbied neix iugouz gij vunz mbouj dwg yihyoz ciennieb haenx gaemdawz, dwg gig gunnanz. Mwh mwngz miz gij biujyienh gwnzneix, caemhcaiq baizcawz le aiq dwg gij bingh ciengzseiz raen haenx, caeuq canghyw haeujlaeg gaeudoeng, daezsingj canghyw dwg mbouj dwg aiq baenz binghngaiz.

Aen Biuj 7-1　Gij Binghyiengh Geizcaeux Caeuq Yw
Binghngaiz Ciengz Raen Haenx

binghngaiz	binghyiengh geizcaeux	ywbingh
dungx baenz ngaiz	baihgwn dungx in roxnaeuz roxnyinh dungxraeng、rueg、swkwk、dungxfan、gaiqfoeg、mbwq gwn、haexndaem、rueg lwed、lwedhaw、gaz hoz、oksiq、byomnyieg、mbouj miz rengz	soujsuz guhcawj, soujsuz gvaqlaeng gaengawq genjcaz gezgoj binghleix mbouj doengz, gwn yw daeuj bangbouj ywbingh
saihoz baenz ngaiz	gwn laeuj、meiq roxnaeuz mouxdi gijgwn manhsaeng seiz, roxnyinh loq coemhremj roxnaeuz gikcoi、baihlaeng ndokaek loq in, gwn gijgwn colai roxnaeuz gwnhaeux gaemz hung ndwnj vaiq gvaqbouh roxnaeuz ndwnj gijgwn hawq seiz, roxnyinh deng saekdimz gaz hoz, roxnyinh ndaw saihoz miz doxgaiq, roxnyinh conghhoz hawqsauj caeuq sukndaet	geizcaeux guh soujsuz ywbingh, doengzseiz boiqhab valiuz、fangliuz caeuq menjyiz ywbingh roxnaeuz cunghyih ywdoj ywbingh

ciep aen biuj baihgwnz

binghngaiz	binghyiengh geizcaeux	ywbingh
daep baenz ngaiz yienz-fatsingq	mbouj siengj gwn, siuvaq mbouj ndei, dungxfan, dungx raeng, mbwq gwn, mbouj miz rengz, oksiq, daep loq in, miz gij baeyiengq ok lwed	soujsuz ywbingh, doengzseiz giethab fangliuz roxnaeuz valiuz caeuq cap haeuj daep doenghmeg ywbingh daengj
bwt baenz ngaiz	ae haenq, ae hawq, aek in, ae ok lwed, myaiz miz lwed. Mbouj noix bouxbingh miz gvanhcez in caeuq fatndat yienzaen mbouj cingjcuj haenx	soujsuz guhcawj, aeu valiuz、fangliuz daengj guh bangbouj
bakrongzva baenz ngaiz	conghced ok lwed mbouj cingqciengz, doxgaiq iemqok mbouj cingqciengz, daegbied dwg gij soqliengh bwzdai demlai, caemhcaiq yienh'ok raemxhenj、heiq haeusaeng, doxgyau gvaqlaeng ok lwed, guhhong roxnaeuz yunghrengz hozdung le conghced ok lwed, ciedging le sawqmwh caiq baez conghced ok lwed, conghced ok lwed mbouj gveihcwz	aeu soujsuz caeuq fangliuz guhcawj
saejlaux baenz ngaiz	haex lwed, daegbied dwg biujmienh haex nem miz siujliengh lwed sei, gij sibgvenq okhaex gaijbienq, baudaengz gij baezsoq baizhaex gaijbienq, gij singqcaet haex gaijbienq, haexgaz caeuq oksiq lwnzvuenh. Miz mbangj bouxbingh miz dungx in, okhaex deih daengj; lwedhaw, mbouj miz rengz, byomnyieg, loq fatndat, miz gaiqfoeg	soujsuz ywbingh

ciep aen biuj baihgwnz

binghngaiz	binghyiengh geizcaeux	ywbingh
binghbwzhez	lahdawz, dwg conghbak fatyienz ceiq ciengzseiz raen. Linghvaih miz benjdauzdij fatyienz、 seiqhenz conghhaex fatyienz roxnaeuz foegnong, aenbwt lahdawz、 naengnoh lahdawz、 conghrwz fatyienz、 yibfwngz fatyienz daengj. Oklwed, ciengzseiz raen nohheuj oklwed、 naengnoh miz diemjndaem roxnaeuz diemjraiz、 heuj in caeuq ciemz heuj lwed lae mbouj dingz、 loq fatndat、 hanh lai roxnaeuz hanhheu conh、 mbouj miz rengz、 heiqgaenj、 ndangnaek gemjmbaeu、 aendaep、 aenmamx、 linzbahgez foeg hung	valiuz, menjyiz ywbing, ndokngviz senjndaem, cunghyih ywdoj ywbingh
conghndaeng conghhoz baenz ngaiz	ndaeng saek, daegbied dwg mbiengj ndaeng ndeu saek, caemhcaiq yienh'ok gyanaek; conghndaeng ok lwed, gij daegdiemj de dwg gij soqliengh oklwed noix roxnaeuz baenz diemj daiq lwed, dingzlai yienh'ok mbiengj ndeu baenz, gyanghaet lai raen; dingqlig gemjdoiq roxnaeuz rwzokrumz; gyaeuj indot	guh gyoebhab ywbingh aeu fangse guhcawj
yujsenngaiz	aencij miz gaiqfoeg, dingzlai dwg gaiqfoeg luenz mbouj gveihcwz, bien'gyaiq mbouj cingcuj, mbouj miz baumueg, doi bae senjnod iq, naenx in mbouj mingzyienj, dingzlai fatseng youq baihgwnz cij, liz gyaeujcij 2～3 lizmij; gyaeujcij miz raemx iemqok, yienghceij lumj raemxcij, ciengzseiz youq vuenh gvaengzcij caeuq buhndaw seiz fatyienh; gyaeujcij gaijbienq baudaengz gyaeujcij sukdauq, bien dieg; gij biujmienh naengnoh gyaeujcij、 gvaengzcij naeuhnwd, hoeng mbouj in mbouj humz caemhcaiq yw nanz mbouj ndei	soujsuz ywbingh, soujsuz gaxgonq soujsuz gvaqlaeng fangliuz caeuq gyoebhab ywbingh

ciep aen biuj baihgwnz

binghngaiz	binghyiengh geizcaeux	ywbingh
uk baenz baezfoeg	ceiz fat bagmou, couhdwg baenz vunzhung le baenz "bagmou"; gyaeuj in, dingzlai dwg ganciep fatseng, yienh'ok fubfab caeuq raeng in, ciengzseiz youq haetromh caeuq gyanghwnz fatcak, hix yaek youq ninzndaek seiz in singj; rueg, dingzlai fatseng youq gyanghwnz roxnaeuz haetromh, ciengzseiz caeuq gyaeuj in doxbuenx fatseng, ciengzseiz dwg sawq-mwh fatbingh, byoq ok, gig noix miz gij binghyiengh yaek fatseng, lumjbaenz dungxfan daengj; lwgda myoxmyod、 yawjraen songngauz, mbiengj lwgda ndeu yawj mbouj raen、vansiengj, cingsaenz mbouj cingqciengz, singgwz gaijbienq, ukgyaeuj sawqmwh bienq ngawh, genga roxnyinh mbouj cingqciengz, ngah ninz, lienzdaemh gyaeujngunh, byaij loh mbouj onj daengj	soujsuz dwg gij fuengfap ywbingh daih'it genj, souj-suz gvaqlaeng ndaej guh fangliuz、valiuz daengj
baez linzbah	linzbahgez foeg hung mbouj in, ciengzseiz raen dingzlai dwg gij linzbahgez gizfeuz biujmienh foeghung, dingzlai raen youq gwnz hoz、gwnz ndokgvaengzgiengz、lajeiq、gwnz luengqdungx daengj, fatndat、hanhheu conh、naetnaiq、byomnyieg; dungx in、oksiq、dungx miz gaiqfoeg; mbangj giz miz gij binghyiengh apbik, lumjbaenz apbik dungxsaej, yinxhwnj haexgaz roxnaeuz saej saeklaengz; apbik saihoz, yinxhwnj ndwnjgwn hojnanz; apbik sinzgingh yinxhwnj indot daengj	fangliuz ywbingh lienzhab valiuz roxnaeuz gyoebhab ywbingh

ciep aen biuj baihgwnz

binghngaiz	binghyiengh geizcaeux	ywbingh
mak baenz ngaiz	oknyouh miz lwed, mizseiz lij yawjraen nyouhlwed mbouj in, ciengzseiz sawq-mwh okyienh caemhcaiq caeuq hozdung roxnaeuz ietnaiq mbouj miz gvanhaeh, nyouhlwed dingzlai mbouj miz gvilwd, seiz miz seiz mbouj, seiz mbaeu seiz naek; hwet naet raeng in roxnaeuz roxnyinh duengh roengz, mbiengj dungx ndeu lumh daengz gaiqfoeg; siujsoq bouxbingh okyienh cingsaenz ca, siengjgwn gemjdoiq, loq fatndat, naetnaiq, byomnyieg, lwedhaw, gij baezsoq oknyouh gaijbienq daengj	soujsuz guhcawj, doengz-seiz aeu valiuz caeuq fang-liuz daeuj bangbouj
rongznyouh baenz ngaiz	nyouh lwed, dingzlai dwg ganciep yawjraen nyouh lwed mbouj in, caeuq itcig nyouh lwed; nyouh deih, nyouh gaenj, nyouh in hix aiq dwg gij binghyiengh sien fatseng haenx; baiz nyouh hojnanz roxnaeuz baiz nyouh sawqmwh gatduenh, raen baezfoeg youq gizdoxok rongznyouh, lumjbaenz lwgnyez baenz baeznoh hwngzvwnzgih	gaengawq gij hung iq, singqcaet baezfoeg, ndaej yungh gij fuengfap ywbingh mbouj doengz, lumjbaenz, gvejcawz, aeu dienhrad, fangliuz, valiuz caeuq guenqhaeuj gajgaimyauz, yezliuz daengj
cenzlezsen baenz ngaiz	gij binghyiengh geizcaeux caeuq daejcwng dingzlai mbouj mingzyienj. Caj binghngaiz fazcanj daengz itdingh cingzdoh seiz, ndaej okyienh baiz nyouh mbouj cingq-ciengz, lumjbaenz nyouh gip nyouh deih, gyanghwnz nyouh demlai, nyouh lae bienq saeq, gij seizgan ok nyouh gyaraez, oknyouh mbouj doengyat, nyouh gaz-laengz.	soujsuz gvejcawz goek cenlesen, fangse ywbingh, vayoz ywbingh, neifwnhmi ywbingh

ciep aen biuj baihgwnz

binghngaiz	binghyiengh geizcaeux	ywbingh
diuzceuq baenz ngaiz	miz mbangj giz humzcaeuq roxnyinh ndatremj, miz seiz loq in, ciengzseiz buenx miz lahdawz; gyaeujviz miz gaiqndongj, roxnaeuz raizhoengz、loq miz biuxnaeuh	gvejcawz bouhfaenh diuzceuq roxnaeuz cienzbouh gvejcawz, aeu fangliuz roxnaeuz valiuz guh bangbouj
gyaeqraem baenz baezfoeg	gyaeqraem foeg hung mbouj rox yienzaen, biujmienh sang daemq mbouj bingz, mbouj in, gyaeqraem genqndongj, gyaeqraem maenhdingh mbouj miz banhfap yungh fwngz bae doidoengh, minjganjsing yaez, mbouj roxnyinh gij rengz daj rog daeuj daemjbungq, mizseiz aiq fatseng gyaeqraem indot gipsingq, mbouj ndaej senglwg, aencij bouxsai fatmaj, giz luengqdungx indot	soujsuz, valiuz, roxnaeuz fangliuz caeuq gyoebhab ywbingh
naengnoh baenz ngaiz	mbangj giz biujyienh baenz gaiqndongj cimqnyinh, mbouj in mbouj humz, hoeng cugciemh gva'gvangq. Ndaej yienh'ok benqraiz、giethoh, yienzhaeuh cungqgyang naeuh byoengq baenz biuxnaeuh, henzbien de doed hwnjdaeuj, biujmienh yienh'ok gij yienghceij lumj vabyaek roxnaeuz yienghceij lumj gyaeujcij, baihgwnz miz gyaep mong goemq dwk, bok ok yungzheih ok lwed roxnaeuz lae ok raemxgiengh; sibauh ngaiz giekdaej lai fatseng youq gwnz naj、gwnz hoz、lwgfwngz、gvaengz gemj caeuq seiqhenz rwz	soujsuz guhcawj, doiq mbangj boux faenvaq yaez haenx ndaej guh fangliuz

ciep aen biuj baihgwnz

binghngaiz	binghyiengh geizcaeux	ywbingh
baez hwzswzsu yakrwix	rei naengnoh sengmaj sawqmwh gyavaiq, saek gyalaeg, biujmienh yungzheih ok lwed, giet gyaep, byoengq naeuh, lahdawz, mizseiz indot, humznyub; gij bwn gwnz rei loenq, seiqhenz roxnaeuz cungqgyang de miz giethoh iq loq ndongj, roxnaeuz seiqhenz okyienh diemjraiz veisingh swzsu loq iq, sienqndaem yiengh fangse roxnaeuz gien saekndaem, henzbien aenrei mbouj cingcuj, caemhcaiq mbouj miz gveihcwz, seiqhenz fatseng gvaengznding daengj	soujsuz ywbingh, caeuq boiqhab valiuz, gij fuengfap menjyiz ywbingh daengj
conghbak baenz ngaiz	nemmueg mbangj giz bienq na, cocat, hoeng mbouj in mbouj humz, gvaqlaeng mbangj giz doed hwnj baenz gaiqndongj; bouhfaenh bouxbingh ndaej mbangj giz sien fat biuxnaeuh, gij henzbien de doed hwnj, lajdaej mbouj bingz, yungzheih ok lwed, buenx miz lahdawz caeuq vaih dai cix miz heiq haeusaeng, mwh nangq- daengz mbangj giz sinzgingh couh mizok indot haenqrem	aeu soujsuz guhcawj, yungh gij fuengfap gyoebhab yw- bingh
conghhoz baenz ngaiz	sing hep, caemhcaiq lienzdaemh song aen singhgiz doxhwnj ra mbouj raen gij yienzaen doekdingh haenx, itbuen mbouj miz conghhoz indot roxnaeuz ae haenqrem; conghhoz mbouj cwxcaih caeuq roxnyinh mbouj doengz bingzciengz, mbangj boux vunzbingh okyienh myaiz miz lwed caeuq ae guh gij binghyiengh dai'it	gyoebhab ywbingh, bau- daengz soujsuz gaxgonq fangliuz, valiuz caeuq guh gvejcawz daengx aen hoz, cang aen conghhoz boux- vunz guh haenx, roxnaeuz aeu saihoz dingjlawh gij goengnaengz conghhoz fat- yaem

ciep aen biuj baihgwnz

binghngaiz	binghyiengh geizcaeux	ywbingh
gyazcangsen baenz ngaiz	geizcaeux ciengzseiz mbouj miz gij binghyiengh gagrox mingzyienj, mizseiz mbouj mizeiq fatyienh gwnzhoz miz gaiqfoeg, dingzlai dan youq mbiengj ndeu, ndongjndat, bien'gyaiq mbouj cingcuj, hozdung yaez, mbangj boux-bingh soujsien miz gij binghyiengh gwnzhoz linzbahgez foeghung.	soujsuz ywbingh guhcawj, aeu fangliuz roxnaeuz gyoebhab ywbingh guh bangbouj
ndok baenz baezfoeg	indot, geizcaeux haemq mbaeu, yienh'ok gij daegsingq ganciep, riengz fazcanj indot gya haenq, mbangj giz gyuemluemz foeggawh, naenx in mingzyienj, mbangj boux vunzbingh naengnoh mbangj giz fatndat, megcingx feuz gya'gvangq, mbangj giz gvanhcez hozdung deng hanhhaed	lienzhab ywbingh, baudaengz soujsuz、fangliuz、yunghliengh hung bae guh valiuz

Leihyungh Gisuz Yingjsieng'yoz Duenqdingh Binghngaiz

Yingjsiengyoz baudaengz X sienq duenqdingh、gisongih X sienq caengdaej ciuqingj (CT)、hwzyihyoz baenzsiengq、swzgungcin baenzsiengq、cauhswngh baenzsiengq daengj. Gij gisuz yingjsieng'yoz youq seizneix haujlai binghngaiz genjcaz ndawde, ca mbouj geijlai dwg gij fuengfap genjcaz noix mbouj ndaej haenx, daegbied dwg gij baezfoeg youq gizlaeg ndangdaej caeuq ndaw dungx. Aenvih canghyw youq giz biujmienh ndangdaej vunzbingh mbouj itdingh ndaej doenggvaq gij fuengsik muengh、nyouq、bungq daengj genjcaz okdaeuj, youh mbouj ndaej guh daengz doenggvaq yiengh fuengsik soujsuz cigciep cazyawj daengz, ndigah, cungj gisuz neix couh bienqbaenz "da feiz da gim", dwg aen fuengsik gig youqgaenj bae liujgaij gij cingzgvang baezfoeg gi'gvanh ndangdaej.

1. X Sienq Genjcaz

X sienq ndaej yungh daeuj duenqdingh baezfoeg, dwg leihyungh aen yienzleix gij daegsingq *X* sienq caeuq gij maeddoh cujciz ndangvunz mbouj doengz haenx doiq *X* sienq supsou mbouj doengz. Mwh mbangj giz okyienh baezfoeg caemhcaiq majhung daengz itdingh hung iq, cauxbaenz gij maeddoh mbangj giz cujciz fatseng bienqvaq, gyoengqvunz couh ndaej youq laj *X* sienq cazyawj daengz. Lumj ndok baenz baezfoeg seiz, youq ndaw cujciz ndok maeddoh sang haenx couh okyienh gij maeddoh mbangj giz gyangqdaemq, ciuq linzcangz binghyiengh caeuq gizyawz genjcaz, ndaej hozngeiz roxnaeuz duenqdingh dwg baezfoeg. Neix dwg aenvih gij maeddoh ndok sang, hoeng gij maeddoh baezfoeg daemq, ndawgyang song yiengh neix yienh'ok gij maeddoh bienqvaq yienhda.

Hoeng aenvih ndaw ndangvunz miz di gi'gvanh caeuq cujciz caeuq gij gezgou seiqhenz de cix mbouj miz maeddoh cengca yienhda (lumjbaenz daepbwt ndaw dungx cungj dwg gij maeddoh cujciz unq), mbangjdi geizcaeux baezfoeg, lumj dungx baenz ngaiz、saej baenz ngaiz、daep baenz ngaiz daengj, aen baez haemq iq, yungh diuz *X* sienq bingzciengz daeuqyawj roxnaeuz dwg diuz sienq *X* yingjben genjcaz mbouj miz banhfap faen okdaeuj. Ndigah, youq gwnz aen giekdaej neix, vunz daegdaengq youq gi'gvanh ndaw dungx caeuq ndaw hidungj baizok de dazhaeuj ywcauhyingj, demgiengz gi'gvanh baihndaw caeuq gij cujciz seiqhenz de doxbeij, gaijbienq gij maeddoh cengca cujciz ndawde, ndaej aeu daengz gij beijlwd cazbingh haemq sang.

X sienq doiq giz binghngaiz ciengzseiz yungzheih fatseng senjnod haenx, lumj gyaeuj hoz、ndoksaen、ndokbuenz caeuq bangxaek daengj miz gij beijlwd genjok haemq sang, hoeng dan yungzheih caz ok gij binghcauq senjnod mingzbeg doekdingh haenx, doiq fatyienh gij mbouj cingqciengz gig mbaeu haenx, mizseiz nanz ndaej roengz gietlwnh.

2. Denswj Gisongih *X* Sienq Gatcaengz Yingjsiengq (*CT*)

Gij *X* sienq genjcaz cienzdoengj, yienznaeuz doenggvaq yingjben ndaej liujgaij gij cingzgvang gak giz ndangdaej, hoeng aenvih souh daengz gij cujciz seiqhenz yingjyangj, dingzlai cingzgvang baihlaj gig nanz yawj cingcuj gij gi'gvanh gizlaeg ndangdaej dwg baenzlawz yiengh, ndigah gij yawj ndaej raen haenx cij dwg gij dozyingj doxdab gak cungj cujciz caeuq gi'gvanh. Lumjbaenz, baezfoeg cunggwz dwg gij baezfoeg youq cungqgyang bakaek simdaeuz sailwed hung caeuq seiqhenz saihoz, aenvih souh daengz simdaeuz caeuq ndoksaen yingjyangj, yaek youq bakaek gwnz X ben cazyawj baezfoeg cunggwz, ca mbouj geijlai gig hojnanz roxnaeuz gaenbonj yawj mbouj raen. CT genjcaz boujdauq gij vwndiz gwnzneix, de ndaej daj mienh gatvang bae cingcuj yawj daengz gij cingzgvang gak giz ndangvunz, gak cungj cujciz caeuq gi'gvanh ndawde hix mbouj miz yingjyangj.

CT okseiq doxdaeuj, ceiq caeux yungh youq duenqdingh gij bingh ndaw ukgyaeuj, gig vaiq couh bienqbaenz gij soujduenh genjcaz gij bingh hidungj sinzgingh noix mbouj ndaej haenx. Youq ndaw baezfoeg ukgyaeuj, de miz gij cozyung mbouj ndaej dingjlawh haenx. Linghvaih, de doiq mbangjdi binghngaiz gi'gvanh youq gizlaeg ndangdaej, lumj bwt baenz ngaiz、daep baenz ngaiz、mak baenz ngaiz、cunggwz baenz ngaiz、sinsangsen baenz ngaiz、yizsenngaiz、buenzndok baenz baezfoeg daengj, cungj dwg gig miz yungh. Genjcaz seiz gawq mbouj miz indot youh mbouj yungh youqyen, baez genjcaz ndeu soj souh X sienq soqliengh, ngamq dangq gij yunghliengh guh baez dungxsaej genjcaz ndeu, mbouj doiq ndangvunz cauxbaenz sienghaih.

CT yungh youq duenqdingh binghngaiz gij cozyung ceiq youqgaenj de dwg faen geiz baezfoeg, aenvih de ndaej mingzbeg ceijok gij hung iq、fanveiz baezfoeg, caeuqlienz gij cingzgvang cimqnyinh dem dwg mbouj dwg senjnod, ndigah ndaej guh baezfoeg faen geiz. Daegbied dwg youq mwh geizcaeux duenqdingh baezfoeg, miz gij eiqngeih gig youqgaenj. Lumjbaenz youq geizcaeux daep baenz ngaiz, CT ndaej genjok aen baezfoeg iq gvaq 1 lizmij hung iq haenx, mwh aen baezfoeg hung gvaq 2 lizmij, gij beijlwd genjok de dwg 90% doxhwnj. Doiq gij baezfoeg ndaw dungx hix miz gij beijlwd genjok gig sang, lumjbaenz saejiq、ndanggyang saejlaux baenz baezfoeg yakrwix, couhcinj youq aen duenhmbaek ngaiz yienzvih geizcaeux, baezfoeg lij caengz ciemq daengz bangxguenj seiz couh ndaej genjok. Neix doiq geizcaeux ywbingh daezhawj le diuzgen gig ndei.

3. Swzgungcin (MRI)

Swzgungcin baenzsiengq dwg gij fuengfap yihyoz yingjsieng cazbingh ceiq senhcin、youq 20 sigij 80 nienzdaih hainduj fazcanj hwnjdaeuj haenx, doiq duenqdingh baezfoeg youq gizlaeg miz gyaciz youqgaenj. De miz gijndei mbouj sonjsieng、mbouj miz fangsesing, daengz seizneix caengz fatyienh de doiq ndangvunz miz haih. Caeuq *CT* genjcaz mbouj doengz, de mboujdanh yienjok mienh gatvang, caemhcaiq ndaej yienh'ok mboujlwnh mienh gat lawz. Gij yienzleix swzgungcin dwg gaengawq gij swzsing ndaw sibauhhwz, cingq aenvih yienghneix, swzgungcin lij ndaej yungh daeuj caz mbangjdi bingh goengnaengzsingq. Caeuq *CT* doxbeij, gij doxbeij faenbied naengzlig swzgungcin ndei, hoeng seizneix gij hoenggan faenbied naengzlig de mbouj beij *CT*.

Youq ndaw linzcangz cazbingh, swzgungcin cujyau yungh youq duenqdingh baezfoeg gi'gvanh saeddaej. Doiq genjok caeuq cazbingh miz ndaw ukgyaeuj baenz baezfoeg gij gyaciz gig youqgaenj, gawq ndaej cinjdeng dinghvih youh ndaej liujgaij gij hung iq、soqmoeg baezfoeg caeuq gij cingzdoh cujciz gezgou henzgyawj de, daegbied dwg ciemqfamh sailwed. Lij ndaej gaengawq gizdieg baezfoeg soj youq、saenqhauh giengzdoh baenzlawz bienqvaq, doiduenh gij singqcaet baezfoeg.

Swzgungcin youq ndaw baezfoeg ukgyaeuj guh dinghvih caeuq dinghsingq cazbingh miz gij youhyezsing de, daegbied dwg doiq gij baezfoeg naujgan、laenggumz ukgyaeuj, doiqbeij cingcuj cingzdoh daihdaih ndei gvaq *CT*, caiqlij mbouj miz fangsesing, ndaej cingcuj dwk yienjok gij fanveiz baezfoeg caeuq gij dox gvaenhaeh cujciz gezgou aen'uk, caeuq gij gaijbienq apbik senjdieg daengj. Hoeng danghnaeuz ndaw baezfoeg fatseng gaiva, baenzneix gij dozyiengh yienjok swzgung mbouj beij *CT* cingcuj. Lingh aen youhdenj hung swzgungcin genjcaz, dwg de youq itdingh cingzdoh ndaej dingjlawh genjcaz sailwed uk cauhyingj, aenvih swzgungcin youq mwh cazyawj sailwed yaek fatseng "gij yauqwngq lae hoengq" (couhdwg aenvih lwed riuzdoengh riengjvaiq, cauxbaenz gij saenqhauh swzgungcin giz sailwed dengdoek cix okyienh dieghoengq), ndaej cingcuj dwk yienh'ok gij cingzgvang gunghawj lwedsaw baezfoeg, daj neix couh mbaet bae guh sailwed ndaw uk cauhyingj genjcaz. Swzgungcin doiq yienh'ok gij baezfoeg ndaw ndokguegj beij gij cauhyingj ndokngviz *CT* cienzdoengj haenx engqgya ndei, mboujdan ndaej cigsoh yienh'ok gij diegvih baezfoeg soj youq haenx, lij ndaej gaengawq gij saenqhauh giengzdoh bienqvaq de, caeuqlienz dwg mbouj dwg yingjyangj daengz ndoksaen henzgyawj guh'ok dinghsingq duenqdingh doxwngq. Hoeng gij cienzyungh swzgungcin genjcaz gig bengz, hanhhaed le gij wngqyungh de, yawhgeiq gaenriengz hangh gisuz neix fazcanj caeuq bujbienq sawjyungh, gyaqcienz couh yaek doekdaemq.

Leihyungh Cauhswnghboh Genjcaz Duenqdingh Binghngaiz

Cauhswngh duenqbingh youq mbangjdi cazbingh baezfoeg ndawde ciemq miz faenh dieg ndeu, hoeng cujyau dwg doiq duenqdingh gij baezfoeg ciemqvih roxnaeuz baezfoeg laiyawz sengmaj haenx yaugoj haemq ndei, doenggvaq faensik gij giengzdoh gak cungj cujciz fanjseboh mbouj doengz, ndaej bangcoh faenbied dwg cujciz cingqciengz roxnaeuz dwg cujciz baezfoeg, dwg foeggawh roxnaeuz baenz ngaiz, ciengzseiz yungh daeuj duenqdingh daep baenz ngaiz、 mak baenz ngaiz、 rongznyouh baenz ngaiz、 cenzlezsen baenz ngaiz、 rongzva baenz ngaiz caeuq ndaw gyaeuj baenz baezfoeg. Lumjbaenz gij doz singsiengq cauhswngh daep baenz ngaiz yienzfatsingq, yienjok gij henzbien daep myoxmyod mbouj cingcuj caemhcaiq mbouj gveihcwz (baezfoeg coh rog cimqnyinh sengmaj), gij singhap baezfoeg fukcab lai bienq, singhap demgiengz roxnaeuz gemjnyieg, roxnaeuz mbouj miz singhap daengj, danghnaeuz dwg gij baezfoeg wnq senjnod daengz aendaep (daep baenz ngaiz senjnod), youq ndaw daep ndaej raen daengz lai aen gvanghdonz singhap baezngaiz sanqyouq faenbouh, caemhcaiq bien'gyaiq cingcuj.

Youq mouxdi cingzgvang lajde, cauhswnghboh beij CT engq miz gyaciz, daegbied dwg yungh youq gyazcangsen、 aendaep、 yizsen caeuq rongzva miz binghbienq dwg foeggawh roxnaeuz dwg baezfoeg saedcaet. Cauhswnghboh lij ndaej yungh youq dazyinx cimgvaqnaeng ndoet aeu gij doxgaiq hozgenj, aenvih gij damqgyaeuj de ndaej gig vaiq youq gwnz ndangvunz senjdoengh, baenzneix daeuj doekdingh giz cim camx ceiq gyawj haenx, doengzseiz baexmienx sonjsieng gij cujciz gizyawz. Dangqnaj gaenq fazcanj daengz aen cauhswnghyiz ciuqdungx miz sezsienggih.

Leihyungh Aengingq Ndawdungx Genjcaz Duenqdingh Binghngaiz

Wngqyungh aengingq ciuqdungx gaenq bienqbaenz gak cungj guenjdauh, daegbied dwg cazyawj siuvaq guenjdauh dwg gij soujduenh cazbingh ceiq youqgaenj.

Yungh senhveiz neigging cazbingh dwg leihyungh diuz gvanghyoz daujgvanj iqet ndeu, daeuj cazyawj mouxdi gi'gvanh baihndaw ndangdaej, daegbied dwg gij gi'gvanh ndawdungx. De dwg diuz gvanjgoz gig yungzheih iet haeuj ndaw dungx ndangdaej bae, gij senhveizsuz ndaw guenjdauh senhveiz ndaej cienzdaz goekrongh, gyaeuj senhveiz guenjdauh iet haeuj ndaw dungx haenx miz daujgvanghgi、gvanhcazgi caeuq bak hozgenj, lingh gyaeuj dwg gyaeuj cauhcoz, miz gingqcazyawj、aengaemhanh caeuq bak hozgenj, bouxcauhcoz ndaej doenggvaq bak cazyawj bae cazyawj gij cingzgvang ndaw dungx, miz bizyau seiz ndaej yingjsiengq caeuq aeu caizliuh hozgenj, mizseiz lij ndaej youq cigsoh yawjraen lajde gvejcawz baezfoeg iq.

Miz boux vunzbingh ndeu, fatyienh haex daiq lwed cix bae ra canghyw. Cobouh genjcaz mbouj dwg gyoenjconh ok lwed, boux canghyw vaigoh gietdingh guh yizcang gezcangzging genjcaz. Yizcang gezcangzging dwg diuz doengz ginhsuz ndeu beij gingqrongznyouh co di, daiq dwk goekrongh, ndaej yawj daengz gij cingzgvang duenh baihlaj 30 lizmij caetconq caeuq ndanggyang saejlaux, saejlaux baenz baezfoeg miz 70% sengmaj youq gizneix, doenggvaq genjcaz ndaej yawjraen gij baezfoeg、biuxnaeuh roxnaeuz gij binghyiengh wnq gizdieg neix, hix ndaej genjcaz cujciz lix.

Lingh miz boux vunzbingh ndeu aenvih gij saek nyouh bienq hoengz daeuj yihyen genjcaz, guh X sienq cauben、megcingx aenmak cauhyingj、cauhswnghboh genjcaz cungj mbouj fatyienh miz binghbienq. Canghyw vih de guh gingqrongznyouh genjcaz. Sojgangj gingqrongznyouh, couhdwg diuz ginhsuz saeqraez daegbied guh ndeu, ndaw diuz ginhsuz miz cezgvangh hidungj gig cingmaed, couh lumj cenzvangging gwnz cenzdingj nei, mboujdanh ndaej dawz gij doxgaiq yawj ndaej raen haenx cuengq hung, lij ndaej leihyungh gokdoh mienhgingq mbouj doengz, yawjraen moix giz ndaw rongznyouh; linghvaih, youq ndaw diuz ginhsuz lij miz diuz nyupdazrongh gig saeq ndeu, dawz gij goekrongh doenggvaq nyupdazrongh neix ciuq daengz gij doxgaiq yaekaeu yawj haenx. Genjcaz seiz, canghyw sien siudoeg、fizmaez sainyouh hawj vunzbingh, yienzhaeuh dawz aengingq doenggvaq sainyouh cuengq daengz rongznyouh bae cazyawj. Gingqrongznyouh ndaej raen gij baezfoeg gig iq ndaw rongznyouh. Vihliux liujgaij gij singqcaet baezfoeg, dwg nohmaj roxnaeuz binghngaiz, lij ndaej doenggvaq aengingq cuengq haeuj faggimz cujciz lix ndeu, aeu gaiq cujciz ndeu guh genjcaz. Cawzliux song cungj aengingq yawj ndawdungx gwnzneix caixvaih, dingzlai gi'gvanh ndawdungx cungj ndaej yungh gij aengingq yawj ndawdungx gak cungj hingzsik daeuj guh genjcaz caeuq ywbingh.

Aen gingq ndawdungx roxnaeuz aen gingq aendungx fugoh, cix dwg doenggvaq gwnz dungx hai congh, cigsoh cazyawj gij cingzgvang bwtdaep ndaw dungx, aenvih de miz gij ndeicawq cigsoh、riengjvaiq、sienghaih iq, ndigah gaenh geij bi daeuj, caenhguenj swnghvuz vayoz menjyiz caeuq gak cungj gisuz yingjsiengq cazbingh, doiq duenqdingh gij binghbienq ciemqvih ndaw dungx miz bangcoh, hoeng aengingq ndawdungx ciuqyiengh lij dwg gij hongdawz mizyauq linzcangz duenqdingh gij binghbienq ndaw dungx.

Cawz doengh gijneix caixvaih, leihyungh aengingq hozgyawjsaej senhveiz gvanghdauj ndaej dinghcinj hozgyawjsaej bwt baenz ngaiz, liujgaij gij fanveiz ciemqfamh baezfoeg, miz bizyau seiz ndaej guh bwt hozgenj, doiq geizcaeux duenqdingh bwt baenz ngaiz miz eiqngeih. Danghnaeuz youq mwh guh genjcaz, coh bopbwt caeuq saiheiq iq guenq roengz raemxgyu sengleix, cungswiq bopbwt caeuq saiheiq iq, yienzhaeuh doiq gij raemxguenqswiq sou dauqma haenx guh sibauh caeuq mbouj dwg sibauh cwngzfwn faensik, ndaej fatyienh sibauh baezfoeg, cungj fuengfap neix heuhguh "aenfap guenqswiq hozgyawjsaej bopbwt".

Leihyungh Menjyiz Duenqdingh Binghngaiz

Menjyiz duenqdingh cujyau dwg leihyungh gij gisuz sibauh cabgyau, cauh'ok gij danhgwzlungz gangdij baezfoeg gangyenz daegbied haenx, genjcwz gij baezfoeg gangyenz ndaw ndang, doiq baezyienzfat roxnaeuz baezsenjnod guh duenqdingh dinghvih caeuq dinghsingq. Hoeng, caenhguenj gyoengqgvunz fatyienh baezfoeg gangyenz mbouj noix, hoeng cungj dwg gij gangyenz doxgven baezfoeg, doenghgij gangyenz neix youq ndaw sibauh cingqciengz (baudaengz gij sibauh beihdaih) hix ra ndaej raen, dandan dwg youq mwh mouxdi baezfoeg hungmaj gyalai mingzyienj. Aenvih gij sibauh cwngzfwn baezfoeg haemq fukcab, cungj baezfoeg ndeu ndaej miz lai cungj gangyenz, lai cungj baezfoeg hix aiq miz gij gangyenz doxdoengz. Seizneix lij caengz ndaej daj ndaw baezfoeg vunzloih daezok gij gangyenz baezfoeg daegbied seuqcingh、youh dwg gij cujciz cingqciengz mbouj miz haenx，vihneix dandan baengh cungj menjyizyoz genjcwz ndeu，lij nanz doekdingh gij loihhingz、yakrwix cingzdoh baezfoeg yakrwix.

Seizneix，linzcangz menjyizyoz cazbingh cujyau caekdingh gij gangyenz doxgven baezfoeg. Lumjbaenz youq cingqciengz cingzgvang baihlaj，gyazdaih danbwz （AFP） caeuq ngaizbeih gangyenz （CEA） cij raen youq aen seizgeiz beihdaih，hoeng youq mwh daep baenz ngaiz caeuq saej baenz ngaiz youh caiq okyienh. Gyoengqde swngsang daezsingj baezfoeg fazcanj caeuq yawhlaeng mbouj ndei. Danghnaeuz soujsuz gvaqlaeng doenghgij gangyenz neix doekdaemq，biujmingz baezfoeg gaenq deng gaemhanh.

Leihyungh Gij Fuengfap Fwnhswj Swnghvuzyoz Duenqdingh Binghngaiz

Leihyungh gij fuengfap gihyinh fwnhswj swnghvuzyoz，genjcwz gij biujdap moux cungj ngaiz gihyinh danbwz roxnaeuz hanhhaed ngaiz gihyinh danbwz youq ndaw baezfoeg，yangzsing cingzdoh sang haenx，couh gig hozngeiz dwg binghngaiz.

Riengz dwk fwnhswj swnghvuzyoz fazcanj，gij gisuz gihyinh damqcim cazbingh gaenq daj aen lingjyiz yenzgiu cugbouh byaij coh linzcangz wngqyungh. Leihyungh gij gisuz fwnhswj cabgyau，ndaej genjcwz gij baezfoeg ndangvunz miz moux cungj binghdoeg，lumjbaenz youq ndaw rongzva baenz ngaiz ciemqhoenx haenx ndaej genjok gij binghdoeg baez gyaeujcij HPV16 caeuq HPV18 song cungj binghdoeg，bouxbingh conghndaeng baenz ngaiz haenx ndaej genjok gij binghdoeg EB daengj.

Gij fuengfap gihyinh genjcwz ndaej cigsoh、riengjvaiq、cinjdeng dwk genjok binghdoeg mizyouq，caemhcaiq guh ndaej haemq genjdanh fuengbienh. Gij fuengfap gihyinh genjcwz ciengzseiz yungh haenx cujyau miz song cungj.

（1）Binghdoeg hwzsonh fwnhswj cabgyau genjcwz. Sien aeu bwhguh gij DNA damqcim gihyinh bingdenz，doenghgij hwzganhsonh silez damqcim neix gaenq rox. Seizneix gij damqcim neix gaenq ndaej guh haujlai vunzgoeng bwhguh. Dawz doenghgij DNA damqcim gaenq rox neix caeuq gij hwzganhsonh caizliuh daj ndangvunz aeu daeuj haenx（lumjbaenz cujciz、 sibauh roxnaeuz lwed）guh cabgyau genjcwz. Danghnaeuz ndaw cujciz miz gij *DNA* caeuq gij binghdoeg *DNA* damqcim doxdoengz haenx，baenzde song yiengh neix ndaej fatseng daegbied giethab，biujmingz ndaw ndang deng binghdoeg lahdawz caeuq miz binghdoeg. Daihliengh saedniemh swhliu biujmingz，youq gij diuzgen cabgyau cozyung yiemzgek lajde，binghdoeg *DNA* damqcim miz gij singqcaet daegbied gig ndei，mbouj caeuq gij cujciz hwzsonh gizyawz fatseng gij cabgyau daegbied，cungj fuengfap neix saedsaeh beij binghdocg faenliz cienzdoengj caeuq menjyizyoz genjcwz engq minjganj caeuq habyungh.

（2）Dohcimeizlen fanjying（genjdanh heuhguh "*PCR*"）. Cungj gisuz neix ndaej cigsoh yungh veizlieng *DNA* ndaw linzcangz biubonj ndaej daengz haenx guh yiengh，doenggvaq cungj doxgaiq heuhguh *DNA* cizhozmeiz ndeu，sawj doenghgij *DNA* veizlieng neix demgya daengz bak fanh boix doxhwnj，yienzhaeuh doenggvaq gij fuengfap denyungj daeuj faensik doenghgij *DNA* neix，roxnaeuz giethab gij fuengfap damqcim cabgyau genjcwz doenghgij *DNA* neix. Cungj fuengfap neix youq geizcaeux bingh'aiswh couh ndaej duenqdingh. Linghvaih，dangqnaj lij yungh gij gisuz *PCR* daeuj genjcwz cungj gihyinh naenxhaed binghngaiz ndeu heuhguh p53 yiengh fwtbienq，ndaej yungh youq geizcaeux duenqdingh rongznyouh baenz ngaiz、bwt baenz ngaiz、yujsenngaiz、ndanggyang saejlaux baenz ngaiz， caeuq yungh gaenlaeng cazbingh dem yawhlaeng gujgeiq ywbingh.

Doenggvaq Sibauh Cinjdonyoz Caeuq Binghleix Cinjdonyoz Genjcaz Duenqdingh Binghngaiz

Sibauh cinjdonyoz hix heuhguh "linzcangz sibauyoz" roxnaeuz "sibauh binglijyoz"，gij laebhwnj ceiq caeux de dwg gij fuengfap loenqdoek sibauhyoz，gvaqlaeng youh laebhwnj le cimndoep sibauhyoz caeuq yienhdaih faensik caeuq dinghliengh sibauhyoz.

Loenqdoek sibauhyoz dwg cungj fuengfap daj gij doxgaiq baizok roxnaeuz doxgaiq iemqok ndaw gi'gvanh ndaw dungx depgaenh gizfeuz biujmienh haenx，genjcaz gij sibauh sangbiz loenqdoek haenx. Caenhguenj gij sibauh baezfoeg miz gij singqcaet mbouj dai，hoeng gij sibauh baezfoeg youq ndaw gocwngz sengmaj de, gij lienzhaeh ndaw sibauh bienq ndaej "lengxdamh" soengsanq, yungzheih fatseng loenqdoek; linghvaih baezfoeg youq aen gocwngz sengmaj hix yaek fatseng sibauh giz cungqgyang gung lwed mbouj gaeuq cix vaih dai, loenqdoek, danghnaeuz doenghgij sibauh neix dwg youq ndaw gi'gvanh ndaw dungx depgaenh gizfeuz biujmienh, ndaej riengz doxgaiq iemqok roxnaeuz doxgaiq baizok cix baiz okbae, lumjbaenz ndaw myaiz ndaej caz daengz gij sibauh hozgyawjsaej bwt baenz ngaiz, gij sihbauh baezngaiz bakrongzva caeuq conghced ndaw doxgaiq iemqok conghced haenx.

　　Gij fuengfap genjcaz loenqdoek sibauhyoz haemq mizhanh, cij ndaej genj ok gij sibauh baezfoeg daj gij doxgaiq baizok ndaw gi'gvanh ndaw dungx depgaenh gizfeuz biujmienh haenx, danghnaeuz gij diegyouq baezfoeg haemq laeg, roxnaeuz dwg youq ndaw gi'gvanh mbouj dwg ndawdungx haenx, cungj fuengfap neix couh mbouj miz banhfap guh lo. Riengz dwk gij fuengfap cimndoet sibauhyoz fazcanj, canghyw youh ra daengz le fuengfap moq. Cimndoet sibauhyoz dwg yungh diuz cimguenj yienghceij lumj fag cim haenx, dawz gyaeujcim camx haeuj gij baezfoeg ndaw ndang ndoet aeu siujliengh sibauh, duz youq gwnz bohlizben aeu yenjveizging cazyawj. Riengz dwk yingjsieng'yoz caeuq cauhswnghboh yizgi riengjvaiq fazcanj nem gvangqlangh sawjyungh, canghyw ndaej youq cauhswnghboh、CT roxnaeuz X sienq daeuqyawj dazyinx baihlaj, riengjvaiq cinjdeng bae dawz sibauh okdaeuj, sawj cimndoet sibauhyoz engq cinjdeng buenqbingh miz daezsang gig hung.

　　Gij fuengfap sibauhyoz haemq genjdanh, youq fuengz binghngaiz bujcaz ndawde ndaej fatyienh binghngaiz geizcaeux caeuq gij binghbienq yaek baenz binghngaiz gaxgonq, vih ywbingh caeuq riengzlaeng cazbingh daezhawj dazyinx genyi. Hoeng gij cingzdoh ndaejbaengh sibauhyoz cazbingh cix mbouj dwg cieddoiq. Aenvih gij soqliengh sibauhyoz genzcaz aeu caizliuh noix, gwnz duzben cij miz sibauh cix mbouj miz gij gvanhaeh cujciz gezgou, ndigah dan baengh siujliengh sibauh daeuj cazbingh gawq gughanh youh yungzheih guh duenqbingh loengloek, vihneix gij beijlwd cinjdeng de daemq gvaq binglijyoz cazbingh.

　　Aenvih sibauhyoz cazbingh daiq miz itdingh gughanh, dingzlai baezfoeg mbouj miz banhfap doenggvaq sibauhyoz cazbingh bae doekdingh, vihneix

duenqdingh baezfoeg doeksat aeu baengh binglijyoz daeuj cingqsaed.
Binglijyoz duenqdingh baezfoeg, ndaej faenok caencingq dwg baezfoeg
roxnaeuz dwg aenbaez miz gaijbienq, doekdingh baezfoeg dwg liengzsing
roxnaeuz yakrwix caeuq gij loihhingz cujcizyoz, gij cingzdoh faenvaq, caeuq
baezfoeg yakrwix banhsanq dem senjnod daengj. Caemhcaiq vih ywbingh
caeuq duenqdingh yawhlaeng daezhawj baenghgawq youqgaenj.

Gij cujciz caizliu binglijyoz cazbingh, cujyau aeu baengh linzcangz
hozgenj. Gij baezfoeg youq naengnoh, naengbak, nemmueg conghbak,
conghndaeng conghbak caeuq bakrongzva daengj giz biujmienh ndangdaej
haenx, ndaej cigciep yungh gimz hozgenj daeuj nep aeu cujciz; hix ndaej
yungh aengingq yawj ndawdungx genjcaz doengzseiz, nep aeu gij cujciz ndaw
saihoz, dungx caeuq rongznyouh daengj. Dawz gij cujciz aeu okdaeuj haenx
cimq youq ndaw raemxgyazcenz dinghmaenh, ginggvaq sizlaz dukmoek le
caiq aeu cax heh baenz gepmbang, nyumxsaek, youq laj yenjveizging
cazyawj, faensik gij cingzdoh yakrwix, cujciz faenhingz baezfoeg.
Danghnaeuz canghyw hozngeiz gij gi'gvanh gizlaeg ndangdaej bouxbingh
baenz baezfoeg hoeng mbouj ndaej duenqdingh seiz, aiq guh hai aek roxnaeuz
hai dungx damqcaz, cigciep nep aeu cujciz. Yienzhaeuh dawz gij cujciz aeu
okdaeuj haenx gig vaiq guh gyoetgyangj, aeu cax dawz cujciz heh baenz
gepmbang, sikhaek nyumxsaek, youq laj gingq cazyawj, gij ceiq vaiq haenx
ndaej youq soujsuz damqcaz buenq aen cungdaeuz couh aeundaej gezgoj.
Cungj fuengfap neix heuhguh "gij fuengfap gyoetgyaengj heh gep
nyumxsaek", gaengawq aeuyungh ndaej yungh gij fuengfap nyumxsaek
cangzgveih haenx, hix ndaej yungh gij fuengfap cujciz vayoz. Cungj fuengfap
neix doiq gig vaiq guh'ok binghleix duenqdingh mizleih, baenzneix daeuj
sawj canghyw youq gwnz daiz soujsuz couh ndaej gietdingh gij fueng'anq
soujsuz bouhlaeng.

Gaengawq gij gingniemh gyoengqvunz guh hong binghleix lai bi haenx,
gwnz linzcangz daihgaiq miz biubonj binghleix 85% ndaej guh'ok buenqdingh
cingqdeng, hoeng vanzlij miz bouxbingh 15% mbouj yungzheih guh'ok
buenqdingh cinjdeng.

Cieng Daih 8
Yw Binghngaiz Caeuq Fukcangq

Itcig daengz seizneix, gyoengqvunz yenzgiu yw binghngaiz, roengz le goengrengz gig hung, saedsaeh hix gig miz cingzyauq. Doenghbaez nyinhnaeuz "binghngaiz dwg gij bingh yw mbouj ndei", engqlij naeuz "baenz le binghngaiz hix couh dangq buenq swjhingz lo". Gij gangjfap simnaiq neix, cingq deng saedsaeh doifan. Aenvih gij gisuz cazbingh ndaej daezsang, gij cihsiz baezfoeg cugciemh bujgiz, haujlai baezfoeg cungj ndaej youq geizcaeux deng fatyienh, ndigah lumjbaenz saihoz baenz ngaiz、bakrongzva baenz ngaiz、yujsenngaiz, mujsibauh aenmak baenz ngaiz daengj ginggvaq ywbingh ndaej senglix haj bi haenx gaenq mauhgvaq 90%. Gangj daengz binghbwzhez、sangbiz muegbwnyungz baenz ngaiz、naengnoh baenz ngaiz、linzbah baenz baez daengj, aenvih gij fuengfap ywbingh gaijndei, gaenq ndaej yw ndei caez. Youq ndaw saedguh linzcangz, canghyw gaengawq gij gidij cingzgvang、gij cungjloih binghngaiz caeuq gij binghcingz fazcanj bouxbingh, miz giva bae yungh lai cungj soujduenh ywbingh, dabdaengz aen muzdiz daezsang gij beijlwd yw ndei caeuq daezsang gij caetliengh gwndaenj.

Aen muzdiz hengzguh fukcangq, dwg ceiq daih cingzdoh bae daezsang gij caetliengh gwndaenj bouxbingh, hoizfuk gij rengzndang de, onjdingh gij simcingz de, caemhcaiq ndaej sawj gyoengqde gyahaeuj gij hozdung ndawbiengz bae. Fukcangq yihyoz nangqdaengz vuzlij yihyoz、yihliuz dijyuz、gyaujhingzyoz caeuq gyajcihyoz、sinhlijyoz、hulijyoz、seveiyoz daengj lai monz yozgoh. Ndigah vihliux dabdaengz aen yauqgoj fukcangq ceiq ndei, yaekaeu vunzbingh、vunzranz、canghyw、aen gihgou fukcangq daengj maedcaed boiqhab.

Vaigoh Ywbingh

Vaigoh yw baezfoeg dwg aen soujduenh youqgaenj yw baezfoeg ndawde aen ndeu, gij cujyau muzdiz de dwg gvejcawz gij cujciz baezfoeg. Doiq doenghgij baezfoeg ndaej gvejcawz seuq haenx, baudaengz baezfoeg liengzsing caeuq mouxdi baezfoeg yakrwix mbangj giz geizcaeux caengz fatseng ciemqhoenx caeuq senjnod haenx, gij soujduenh ywbingh daih'it dwg soujsuz gvejcawz. Aenvih gij loihhingz baezfaeg gak miz mbouj doengz, giz binghngaiz mbouj doxdoengz, daegbied dwg duenhmbaek fazcanj mbouj doengz daengj haujlai yinhsu, vaihgoh ywbingh youh miz lai cungj fuengfap, couhdwg gij soujsuz yw ndei、 gij soujsuz camhseiz、 guh soujsuz gvejcawz seuq mbangj giz linzbah、 soujsuz yw mbangj giz fukfat caeuq soujsuz yw gij binghngaiz senjnod daengz gizgyae haenx.

1. Soujsuz Yw Ndei Caez

Gij muzdiz soujsuz yw ndei dwg aeu daengzdaej bae yw ndei binghngaiz. Vihneix, baezfoeg lij gughanh youq giz yienzfat haenx, roxnaeuz gij linzbahgez youq giz depgaenh haenx, caiqlij bouxbingh youh mbouj miz gij yienzaen gizyawz mbouj ndaej guh soujsuz, cungj ndaej yungh soujsuz daeuj ywbingh. Gij fanveiz soujsuz baudaengz gij baezfoeg cienzbouh yienzfat caeuq gij gi'gvanh de soj youq roxnaeuz dingzlai cujciz, engqlij dwg cienzbouh. Mizseiz, canghyw naemj daengz gij linzbahgez seiqhenz aiq miz senjnod, lij dawz gij linzbahgez giz senjnod seiqhenz binghcauq gvejcawz caez, neix couh heuhguh "soujsuz yw ndei caez", lumjbaenz gij soujsuz yujsenngaiz yw ndei caez、 gij soujsuz rongzva baenz ngaiz yw ndei caez caeuq gij soujsuz dungx baenz ngaiz yw ndei caez daengj.

2. Soujsuz Camhseiz

Danghnaeuz binghngaiz gaenq daengz geizlaeng, sibauh ngaiz gaenq banhsanq daengz gizgyae gaxgonq caengz ngeizvaeg de, lumjbaenz muegdungx、 aendaep daengj, seizneix couh nanz yw ndaej ndei caez; roxnaeuz bouxbingh buenx miz gij goengnaengz cujyau gi'gvanh dengsieng, lumj gij goengnaengz aaaendaep、 aenmak mbouj ndei, roxnaeuz bouxbingh mwh nienz laux ndang nyieg mbouj ndaej naihsouh soujsuz haemq hung, couh ndaej guh gij soujsuz camhseiz haenx. Gij muzdiz de dwg gemjmbaeu binghyiengh, lumjbaenz gij binghyiengh indot roxnaeuz apbik, daegbied dwg mbaetheiq daengj, caeuqlienz gvejcawz gij baezngaiz buenx miz biuxnaeuh haenx daeuj gemjnoix ok lwed caeuq lahdawz daengj. Gij soujsuz camhseiz dingzlai caeuq fangliuz roxnaeuz valiuz boiqhab guh. Aenvih gij muzdiz guh soujsuz camhseiz dwg lai cungj, ndigah gij soujsuz ciengzseiz yungh haenx hix miz lai cungj lai yiengh, lumjbaenz gij soujsuz cauhguh conghhaex、 gij soujsuz gvejcawz mbangj giz roxnaeuz cienzbouh gi'gvanh、 gij souzsuz saejguenj doxhab cienjriuz、 gij soujsuz saeklaengz sinzgingh、 gij soujsuz gietcab sailwed, caeuq vaihoh cawqleix gij bingh fangliuz gvaqlaeng yaeuhfat haenx.

3. Gij Soujsuz Cingcawz Mbangj Giz Linzbahgez

Mbangj giz linzbahgez caeuq gij fuengyiengq sailinzbah yinxlae mizgven haenx, heuhguh "mbangj giz linzbahgez". Doiq aen vwndiz moux boux gidij vunzbingh dwg mbouj dwg aeu guh soujsuz cingcawz mbangj giz linzbahgez, gyoengq canghyw yaek siujsim ngeixnaemj. Itbuen nyinhnaeuz, mbangj giz linzbahgez youq ndaw linzbah baenz muengx cujciz menjyiz miz gij cozyung youqgaenj. Youq ndaw binghngaiz geizcaeux gughanh haenx, mbangj giz linzbahgez miz gij goengnaengz laengzlanz sibauh ngaiz banhsanq, danghnaeuz guh soujsuz gvejcawz bae, yaek sawj sibauh ngaiz engq yungzheih banhsanq cauxbaenz senjnod. Hoeng danghnaeuz gij menjyizliz ndangdaej gaenq souhdaengz hanhhaed, caemhcaiq sibauh ngaiz gaenq hainduj banhsanq, baezfoeg gaenq bienq hung riengjvaiq, seizneix guh soujsuz cingcawz mbangj giz linzbahgez, aiq sawj gij menjyizliz dingj baezfoeg dauqcungz hoizfuk.

4. Gij Soujsuz Ywbingh Mbangj Giz Fukfat

Miz mbangj bouxbingh yienznaeuz ginggvaq gij soujsuz yw ndaej ndei, hoeng mizseiz vanzlij mienx mbouj ndaej miz gij sibauh ngaiz canzlw roengzdaeuj, baenzneix yinxhwnj fukfat; hix miz mbangj bouxbingh, yienznaeuz mbangj giz gaenq guh le gij soujsuz yw ndei caez, hoeng soujsuz gaxgonq roxnaeuz soujsuz seiz gaenq fatseng le senjnod daengz gizgyae. Cungj fukfat neix caeuq senjnod daengz gizgyae fatseng caeux laeng dem lainoix, ciengzseiz aenvih giz binghcauq yienzfat nem linzcangz faengeiz、 gij daegsingq swnghvuzyoz sibauh ngaiz (lumjbaenz gij daegsingq senjnod、 ciemqhoenx)、 gij yienghsiengq menjyiz ndangdaej caeuq soujsuz dwg mbouj dwg daengzdaej、 soujsuz gi'gyauj daengj yinhsu daeuj dingh. Doiq mbangj giz fukfat, dingzlai yung gyoebhab ywbingh, ndawde baudaengz soujsuz ywbingh, baenzneix daeuj gemjmbaeu gij rapdawz baezfoeg, hawj gij

menjyizliz ndangdaej fazveih cozyung, mizseiz hix aeundaej yaugoj haemq
ndei.

5. Gij Soujsuz Ywbingh Senjnod Daengz Gizgyae

Yienznaeuz binghngaiz ndaej fatseng lai giz senjnod daengz gizgyae,
hoeng gij ceiq ciengzseiz raen de dwg bwt、daep、ndok daengj. Gij baezngaiz
yienzfat haenx dingzlai dwg mak baenz ngaiz、ndokunq baenz baeznoh、
senhveiz baenz baeznoh、conghbak baenz ngaiz、ndanggyang saejlaux
caetconq baenz ngaiz、gyaeqraem baenz gizdaihngaiz、yujsenngaiz、
naengnoh baenz baez hwzswzsu daengj. It fuengmienh dangyienz dwg aenvih
gij yienzaen gaijboujyoz fuengmienh, sengmaj, lingh fuengmienh biujmingz
gij sibauh ngaiz cungjloih daegdingh haenx "bien'gyaez" youq ndaw moux aen
gi'gvanh sengmaj, couh lumj itdingh "faenceh" yaek aeu youq itdingh
"diegnamh" ndawde sengmaj ityiengh.

Doenghbaez daih dingzlai canghyw nyinhnaeuz, saeklaeuq fatseng
senjnod, couhdwg biujmingz binghngaiz gaenq cawqyouq geizlaeng,
sengmingh dingzlai mbouj miz muengh. Hoeng seizneix gyoengq canghyw lai
yungh gij daidu engqgya cikgig, daegbied doiq gij baezngaiz yienzfat gaenq
yw ndei haenx, gij cauqsenjnod sengmaj cix mbouj gig vaiq, caemhcaiq dwg
gij golaeb youh gughanh haenx, hoeng gij cingzgvang bouxbingh itbuen youh
haemq ndei, couh cungj nyienh caenh goengrengz ceiq hung, gouqdauq gij
sengmingh bouxbingh, guh soujsuz gvejcawz cauqsenjnod.

Fangse Caeuq Gij Vuzlij Ywbingh Wnq

Fangse ywbingh ciengzseiz genjdanh heuhguh "fangliuz", dwg ceij
yungh aengih X sienq gizlaeg roxnaeuz aen canghci cauhgauhyaz, lumjbaenz
aengih [60]guj liz gyae ywbingh、denswj cizsen caeuq denswj ganjying
gyahsuzgi、cax γ (caxgahmaj)、cax X daengj fatok sesen, cigsoh cozyung
youq cujciz ngaiz, gaj dai sibauh ngaiz. Seizneix youq yw binghngaiz, gij
bouxbingh ca mbouj geijlai 70% cungj aeu yungh fangse ywbingh.

Youq linzcangz saedguh ndawde, gyoengq canghyw lij yungh mouxdi
doxgaiq, sawj sibauh ngaiz doiq fangliuz engqgya minjganj, yawhbienh hawj
gij rengzgajsieng fangliuz engq ak, doenghgij doxgaiq neix couh heuhguh
"yw fangse demgya minjganj". Dauqfanj, hix ndaej yungh mouxdi doxgaiq

bae baujhoh sibauh cingqciengz, sawj gyoengqde noix deng fangsesen sonjsieng, doenghgij doxgaiq neix couh heuhguh "yw baujhoh fangse", yungh doenghgij cosih neix cungj ndaej dabdaengz gij muzdiz daezsang ywyauq.

1. Gij Goek Fangse Dungzveisu Ciengzseiz Yungh Haenx

Doengciengz doengzveisu fangsesing cungj fangse α、β caeuq γ sam cungj sesen, hoeng youq fangliuz ndawde cujyau yungh γ、β song cungj sesen, caemhcaiq yungh γ sesen ceiq lai. Seizneix cawz yungh leiz ceiq codaeuz yungh haenx caixvaih, aenvih miz le yenzswj fanjyingduih, dungzveisu vunzgoeng fangsesing hix ndaej daengz wngqyungh gvangqlangh. Gij goek dungzveisu ciengzseiz raen haenx miz goek leiz、goek ^{60}guj、caeuq goek ^{137}swz、goek ^{192}yih、goek ^{182}dan、goek ^{198}ginh、goek ^{90}swh. Gij naengzliengh γ、geiz buenqnyieg caeuq γdenliz γ ciengzsoq gyoengqde cungj miz di cabied, canghyw gaengawq cingzgvang mbouj doengz yungh daeuj yw bingh mbouj doengz.

2. X sienq

X sienq youh heuhguh "lunzginz sesen", haidaeuz dandan yungh youq cazbingh, hoeng daengz seizneix youq mwh fangliuz ciengzseiz yungh. De dwg gij denswz fuzse mwh denswj gauhsuz bauqhoenx gij doxgaiq baj mizok haenx. Gyoengq canghyw youq ywbingh seiz, gaengawq gidij aeuyungh yungh X sienq naengzliengh mbouj doengz daeuj ywbingh.

3. Gauhnwngz Denswjsuz

Gauhnwngz denswjsuz dwg ceij gij denswjsuz ceiqnoix ndaej ronz gvaq raemx 2 lizmij doxhwnj haenx, ndigah gij naengzliengh de aeu youq 5 cau denswjfuz doxhwnj. Youq ndaw yihyen, gij gauhnwngz denswjsuz sezbei ceiq ciengzseiz yungh haenx dwg denswj ganjying gyahsuzgi、denswj cizsen gyahsuzgi daengj.

4. Cienzsoengq Gij Naengzliengh Gauhsensing

γ sesen、X sienq caeuq denswjsuz, gvihaeuj gij sesen naengzliengh cienzsoengq dihsensing. Sojgangj cienzsoengq gij naengzliengh gauhsensing dwg ceij lizswj ciuqyingj, lumjbaenz cunghswj、fu π gaiswj、cizswj daengj. Sibauh ngaiz deng cienzsoengq gij naengzliengh gauhsensing ciuqyingj le gig nanz coihfuk, linghvaih, gij sibauh cawqyouq sibauh cougeiz mbouj doengz haenx, doiq cienzsoengq gij naengzliengh gauhsensing ca mbouj geijlai doengzyiengh minjganj, ndigah ndaej yw gij baezfoeg yakrwix doiq gij naengzliengh dihsensing mbouj minjganj haenx.

5. Soujsuz Seiz Ciuqyingj

Soujsuz seiz ciuqyingj dwg youq ndaw gocwngz soujsuz guh ciuqyingj ywbingh, couhdwg doiq gij baezfoeg, binghcauq canzlw, baezcongz caeuq giz yinxlae linzbah, youq cigsoh yawj lajde dawz cinjcizgi doiqcinj gizbaj, doengzseiz dawz cujciz cingqciengz cuengq youq baihrog cinjcizgi guh ciuqyingj. Itbuen soujsuz seiz ciuqyingj dingzlai yungh denswjsuz ciuqyingj, baenzneix daeuj baujhoh gij cujciz cingqciengz youq caengzlaeg haenx mienx deng sonjsieng.

6. Denvayoz Ywbingh

Neix dwg cungj fuengfap yw binghngaiz ceiq moq gaengawq gij yienzleix swnghvuz haephab dienhloh cix cauhlaeb. Canghyw gaengawq giz hung iq baezfoeg mbouj doengz, doekdingh gij dengiz ywbingh caeuq dienhliengh ywbingh soj yungh haenx. Aenvih cungj fuengfap neix genjdanh fuengbienh, yungzheih guh, sienghaih iq, hoizfuk vaiq, hab yungh youq bouxbingh baenz gak cungj binghngaiz nienzlaux ndangdaej nyied caeuq geizgyang geizlaeng haenx. Gaengawq gij gingniemh gyoengq cien'gya, danghnaeuz caeuq gij fuengfap ywbingh wnq doxgyoeb yungh, yaugoj cix engq ndei.

7. Yezliuz

Yungh dajcim sigin duzsu daeuj yaeuhfat daengx ndang fatndat yw baezdoeg yakrwix. Neix couhdwg Gohlwzduzsu ywbingh mizmingz. Gij yienzleix aeu yezliuz yw binghngaiz dwg aenvih gij sibauh ngaiz doiq ndat engqgya minjganj. Ndigah doengciengz youq mwh 42~44℃ ndaej engq lai gaj sieng sibauh ngaiz, hoeng gij sibauh cingqciengz dengsieng haemq mbaeu. Dangqnaj, gij fuengfap yezliuz binghngaiz engq lai, gij fuengfap ceiq ciengzseiz yungh haenx miz veizboh gyandat, couhdwg guhbaenz veizboh fuzsegi ndawdungx, doiq gij baezngaiz mbangj giz guh ndawdungx fuzse daeuj gajsieng sibauh ngaiz, linghvaih, miz cauhdonjboh, cauhswnghboh, raemx ndaw dungx cimqnyinh daengj. Danghnaeuz dawz yezliuz caeuq fangliuz, valiuz, engqlij caeuq gajgaimyauz giethab hwnjdaeuj yungh, yaugoj engq ndei.

8. Gizgvangh

Yungh gizgvangh daeuj yw binghngaiz, cujyau youq gij yauqwngq ndat de caeuq gij fanjying gvangh dunglizyoz. Youq ndaw saedguh linzcangz, dingzlai yungh gizgvangh —— hezbujlinz ywbingh. Hezbujlinz dwg cungj "doxgaiq gvanghhminj" sojgangj haenx, deng rongh ciuq le ndaej mizok vayoz fanjying gig haenq, gaj dai sibauh ngaiz. Gij gidij guhfap dwg dawz hezbujlinz daj megcingx dajcim haeuj ndaw ndang bouxbingh bae, de couh comz youq ndaw cujciz binghngaiz, seizneix caiq yungh gizgvangh ciuqrongh, it fuengmienh sibauh ngaiz yaek fat ok yingzgvangh hoengz, yienh'ok gij buvei, hung iq ngaizcauq; doengzseiz hezbujlinz youq gizgvangh gikfat lajde, mizok cungj danhdaiyangj caeuq swyouzgih ndeu, gyoengqde ndaej yaeuhfat mizok gij cozyung yangjva haenqrem de, ndaej haenqrem bae buqvaih gij gezgou sibauh, daegbied dwg muegsibauh caeuq senlizdij, caeuq gij sibaugi wnq, sawj sibauh gig vaiq dai bae.

Gij yauqwngq gvangh dunglizyoz mboujdan ndaej yungh youq yw gij baezfoeg maj youq biujmienh ndangdaej, caemhcaiq riengz dwk gaenh geij bi neix daeuj wngqyungh aengingq yawj ndawdungx gvanghdauj senhveiz, gyoengq canghyw gaenq ndaej aeu gizgvangh yw gak cungj baezfoeg yakrwix youq gi'gvanh gizlaeg haenx, lumjbaenz saihoz baenz ngaiz, rongznyouh baenz ngaiz, bwt baenz ngaiz, dungx baenz ngaiz, ndanggyang saejlaux baenz ngaiz, naengnoh raizvang baenz baez daengj.

9. Yungh Gij Dohraeuj Daemq Gyoetnit Daeuj Ywbingh

Gaenriengz dohraeuj daemq swnghvuzyoz fazcanj, caeuq leihyungh raemxdan ndaej dabdaengz $-192℃$, gyoengq canghyw mizseiz hix yungh raemxdan dangbaenz gij goek bienq gyoet, cang youq ndaw gigai soujsuz gyoetnit yungh youq cujciz binghngaiz, sawj sibauh ngaiz "nit dai". Dangqnaj gaenq yungh youq gij baezfoeg yakrwix lumjbaenz linx baenz ngaiz, engqlij bwt baenz ngaiz daengj.

Ywvayoz Ywbingh

Yungh ywvayoz daeuj ywbingh genjdanh heuhguh "va" liuz, caeuq gij fuengfap ywbingh wnq mbouj doengz, gij daegdiemj de dwg cungj fuengfap yw gij bingh daengx ndang, ndigah gawq doiq gij baezfoeg yienzfat haenx mizyauq, doiq gij ngaiz senjnod hix miz cozyung ywbingh. Seizneix, gij ywvayoz ywbingh ndaej faenbaenz vanzvaci、gij yw dingj lawhvuenh、gij gangswnghsu dingj binghngaiz、gij cwngzfwn mizyauq doenghgo dingj bingh'ngaiz、gizsu daengj.

1. Vanzvaci

Vanzvaci dwg ceij hamzmiz vanzgih $1\sim2$ aen, caemhcaiq ndaej yiengq gij vayoz fwnhswj wnq yinx haeuj gij vahozvuz vanzgih. Gij vanzvaci gwnz linzcangz ciengzseiz yungh haenx miz geij cungj lajneix: ①Loih dangai, lumjbaenz bwnjdinghsonh dangai、bwnjbingjanhsonh dangai caeuq vanzlinzsenh'anh daengj; ②Loih yizhihya'anh, lumjbaenz swzdibai（youh heuhguh sanhyizcwnghliuzdailinzsenh'anh）、ngaizningz daengj ciengzseiz yungh haenx; ③Loih gyazvanzvangzsonhcij, lumjbaenz majlilanz（youh heuhguh bwzsiuh'anh）ciengzseiz yungh haenx; ④Loih yasiuhniu, lumjbaenz vanzgijyasiuhniu、gajdangai、gyazvanzyasiuhniu daengj; ⑤Vanzyangjvavuz, lumjbaenz wgiginghveimauzcunz、wsiuganhlucunz daengj.

Vanzvaci ndaej dingj binghngaiz gig gvangqlangh, gij cozyung gyoengqde hix couh mbouj miz genjleh yienhda. Youq sawjyungh noengzdoh haemq hung seiz, sibauh cingqciengz hix aiq deng sienghaih, yienghneix gij cozyung doegsingq de hix couh yienhda lo.

2. Gij Yw Dingj Lawhvuenh

Gij cujyau cozyung yw dingj lawhvuenh yungh youq habbaenz ganhyaujhwzsonh, gij ciengzsciz yungh de miz anhgyazdezling、6-giuzgihbyauling、6-giuzniujbyauling、5-fuzniumizding、fuhfuzmizding、dinghgihniu、ahdangzbauhganh daengj. Gij fanveiz dingj binghngaiz loih yw dingj binghngaiz neix hix haemq gvangq, habyungh youq lai cungj binghngaiz, gyoengqde ciengzseiz caeuq gij ywdoeg sibauh wnq boiqhab yungh, baenzneix ndaej gemjnoix doiq bouxbingh mizok doegsing fucozyung.

3. Gangswnghsu Dingj Binghngaiz

Gangswnghsu doenghbaez heuhguh "gangginsu", yienzlaiz ceij veizswnghvuz, doeklaeng fatyienh hix ndaej daj gij cujciz mouxdi doenghgo roxnaeuz doenghduz gaugaep mizok loih doxgaiq vayoz ndeu, gyoengqde ndaej naenxhaed roxnaeuz gajmied gij veizswnghvuz wnq. Doeklaeng youh fatyienh mbouj noix gangswnghsu miz gij cozyung dingj binghngaiz, loih gangswnghsu neix couh heuhguh "gangswnghsu dingj binghngaiz". Gij gangswnghsu dingj binghngaiz ciengzseiz yungh haenx miz swhlez meizsu (youh heuhguh "swliz meizsu"), gwnghswngh meizsu (youh heuhguh "fangsen ginsu D"), cwngding meizsu (youh heuhguh "youzmauz meizsu" "hungzbij meizsu" "youzhungz meizsu"), bozlaiz meizsu (youh heuhguh "cwnghgvangh meizsu" "bingzyangz meizsu"), ahmeizsu (youh heuhguh "dinghyouz hungzmeizsu"), gvanghveih meizsu (youh heuhguh "gvanghsinz meizsu").

Gij cozyung gihci loih gangswnghsu dingj binghngaiz neix fukcab, doegsingq hix haemq hung, daegbied doiq daepdungx youqgaenj aiq cauxbaenz sienghaih.

4. Ywdoenghgo Dingj Binghngaiz

Loih yw neix dwg ceij gij cwngzfwn dingj binghngaiz daj ndaw doenghgo daezaeu. Gij ciengzseiz yungh de miz geij cungj lajneix:

(1) Swnghvuzgenj vacangzcunh. Ndawde cangzcunhgenj caeuq cangzcunhgenj moq, dwg gij swnghvuzgenj daj ndaw vacangzcunh daezaeu, genjsenh'anh va cangzcunh dwg gij yw buenq habbaenz. Cungj yw neix cujyau cozyung youq gij veizgvanj danbwz gapbaenz veizgvanj cwngzfwn ndaw sibauh, sawj gyoengqde gaijdaej. Vihneix, youq loih yw neix cozyung lajde, sibauh fatmaj deng laengz, sawj sibauh miz sei faenmbek satdingz youq geizgyang, cix mbouj ndaej faenmbek roengzbae, cauxbaenz gatsat dai bae. Daj gij cozyung gihlij baihgwnz gangj haenx daeuj yawj, gij buj dingj baezfoeg swnghvuzgenj va cangzcunh hix haemq gvangq.

(2) Loih duzsu gveijgiu. Duzsu gveijgiu dwg gij cwngzfwn dingj binghngaiz daj cungj rag gveijgiu Bwzmeij daezaeu, gij swnghvuz de seng ok haenx lij miz cuzyezyizdai ($VP-16$) caeuq byaujgveijgiu duzswzfwnh dangzdai ($VM-26$). Gij cozyung gihlij loih yw neix dwg laengzlanz sibauh haeuj daengz geiz faenmbek, couhdwg mbouj hawj sibauh faenmbek, yienghneix sibauh ngaiz couh mbouj ndaej fatmaj lo. Linghvaih, loih yw neix lij ndaej buqvaih gij gezgou DNA caeuq sawj yenjswzdij bienqyiengh, cauxbaenz sibauh dai bae.

(3) Denyihungz. Neix dwg gij cwngzfwn mizyauq daj ndaw ywdoj

cinghdai daezaeu, dangqnaj hix ndaej vunzgoeng habbaenz, gij ywyauq de caeuq gij denyihungz dienyienz doxlumj. Daegbied dwg gij ywyauq yiden'gyaz engq ndei, doegsingq engq daemq. Cujyau yungh youq yw binghbwzhez lizsibauh menhsingq, gij beijlwd mizyauq de dabdaengz 58%, ndawde gij bouxbingh 25% ndaej dabdaengz cienzbouh hoizsoeng, gij bouxbingh 33% aeundaej yaugoj bouhfaenh hoizsoeng.

Gij cujyau fucozyung denyihungz miz dungx in, oksiq. Siujsoq bouxbingh ndaej okyienh hezsiujbanj gyangqdaemq, caeuq gvanhcez naengnoh indot daengj.

(4) Genjfaexheij. Neix dwg gij swnghvuzgenj mizyauq daj gij ragnaeng roxnaeuz aenmak faexheij gyauzmuz gungjdungzgoh guek raeuz daegbied miz haenx daezaeu. Gij cozyung gihlij de dwg naenxhaed DNA habbaenz caeuq buqvaih gij gezgou de. Ciengzseiz yungh youq yw baezfoeg yakrwix dungx baenz ngaiz, ndanggyang saejlaux caetconq baenz ngaiz, muegbwnyungz sangbiz baenz ngaiz caeuq binghbwzhez lizsibauh daengj. Gij fucozyung doegsingq cujyau miz sai dungxsaej fanjying, ndokngviz naenxhaed caeuq nyouhlwed daengj.

(5) Swjsanhcunz. Neix dwg gij cwngzfwn mizyauq daj ndaw naeng faex hungzdousanh mbawdinj Sihdaibingzyangz Meijgoz daegbied miz haenx daezaeu. Guek raeuz gaenq ndaej daj ndaw Cunghvazswjsanh aeundaej. De ndaej laengzlanz sibauh yinhhengz cougeiz, vihneix ndaej naenxhaed sibauh fatmaj. Mboengq neix lij cwngmingz swjsanhcunz ndaej yaeuhfat sibauh fatseng reuq dai. Linzcangz sawqniemh cwngmingz, doiq roengzva baenz ngaiz caeuq yujsenngaiz miz ywyauq gig ndei.

5. Gij Yw Loih Gizsu

Mbouj noix cujciz caeuq neifwnhmi mizgven haenx, mwh de bienqbaenz ngaiz le lij baujlouz gij gizsu eilaih caeuq gij cujciz laizyienz doxlumj haenx, vihneix aeu moux di gizsu roxnaeuz gij yw doiqdingj gizsu daeuj capfwngz gij gizsu ndaw ndang doxdaengh, couh ndaej sou daengz gij yaugoj naenxhaed moux di baezfoeg sengmaj. Caeuq valiuz doxbeij, gij doegsingq gizsu ywbingh haemq iq.

6. Gij Yw Dingj Binghngaiz Wnq

Gaenh geij bi daeuj, sunluzanhbwz (genjdanh heuhguh "sunbwz") engqgya souh daengz gyoengq canghyw yawjnaek. Gij cozyung gihlij de dwg luzyenzswj ndaw gezgou de, ndaej caeuq *DNA* cinhhwz gihdonz dox giethab, baenzneix buqvaih gij goengnaengz *DNA*, hawj sibauh dai bae. Gajboz (danbwz) hix gvihaeuj loih yw boz, doiq aenmak doegsingq fucozyung haemq iq, hoeng hix ndaej cauxbaenz ndokngviz naenxhaed.

7. Yaeuhyinx Faenvaq Sibauh Ngaiz

Itcig daengz seizneix, gij yw dingj binghngaiz cungj mbouj miz gij singqcaet daegbied bae gaj sieng gij sibauh yakdoeg roxnaeuz gangj "gij singqcaet dan'it", ndigah, youq mwh daihliengh yungh yw vayoz, mienx mbouj ndaej sieng daengz sibauh cingqciengz, neix hix couhdwg aen yienzaen youqgaenj ndaej mizok gij fucozyung doegsingq, mizseiz gingqyienz aenvih bouxbingh mbouj ndaej ciepsouh cungj fucozyung doegsingq neix cix dengbik satdingz ywbingh. Gij fuengfap yaeuhyinx faenvaq yw sibauh ngaiz cix lingh byaij roen moq, mbouj dwg gaj sieng sibauh yakrwix, cix dwg dazyinx sawj gyoengqde yiengq aen fuengyiengq cingqciengz fazcanj, couhdwg hawj gyoenqde byaij coh cingzsug cix "laux dai". Diuz roenloh moq neix gaenq youq ndaw saedniemh ndaej daengz cwngmingz, hix youq siujsoq linzcangz ywbingh ndawde ndaej daengz cingqsaed. Lumjbaenz, gyoengq gohyozgyah yungh veizgyazsonh、w'gyaz gihyafungh、veizswnghsu *D* daengj, ndaej sawj gij sibauh binghbwzhez bouxvunz genjdanh heuhguh *HL-60* youq rog ndang bienq ndaej "unqndei" hwnjdaeuj, gyoengqde ndaej mbouj caiq mbouj miz hanhdoh sengsanj. Youq linzcangz ndawde gaenq cwngmingz, yungh sikcienzfanj veizgyazsonh roxnaeuz ahdangzbauhganh yw binghbwzhez mbouj dwg linzbah sibauh gipsingq caeuq baenz binghbwzhez gaxgonq, cungj yienjok itdingh ywyauq. Linghvaih, yungh cungj ywyinxyaeuh genjdanh heuhguh *HMBA*, yw bingh hungzbwzhez. Linghvaih yungh cungj yw yinxyaeuh genjdanh heuhguh *HMBA* ndeu, yw bingh hungzbwzhez hix miz yaugoj haemq ndei.

Caphaeuj Ywbingh

Sibauh ngaiz hix lumj sibauh cingqciengz ityiengh, gyoengqde senglix aeu miz sailwed gunghawj, caemhcaiq sibauh ngaiz engq damsim, gyoengqde yaek duedaeu engq lai yingzyangj ndangdaej. Gyoengq gohyozgyah cingq dwg leihyungh gij gezgou daegsingq（sailwed gunghawj）baezfoeg sengmaj, caeuq gij daegsingq swnghvuzyoz（caeg aeu engq lai yingzyangj）, cauhlaeb gij fuengfap caphaeuj ywbingh. Gij yienzleix de dwg ginggvaq daujgvanj youq ndaw doenghmeg gunglwed baezfoeg guenqhaeuj yw roxnaeuz cauxbaenz saekdimz, baenzneix engq gughanh、engq mingzbeg gaj dai sibauh ngaiz, roxnaeuz ndaej dabdaengz gij muzdiz dingz in、gaemhanh baezfoeg ok lwed daengj. Gaenriengz capguenj mboujduenh gaijndei, gisuz mboujduenh daezsang, cungj gisuz ywbingh neix ndaejdaengz wngqyungh yied daeuj yied lai. Dangqnaj cujyau yungh youq bwt baenz ngaiz、gyaeuj hoz baenz baezfoeg yakrwix、saidungxsaej baenz ngaiz、mak baenz ngaiz、ndok caeuq cujciz unq baenz baezfoeg yakrwix、swnghciz hidungj mehmbwk baenz baezfoeg daengj. Gij caizliuh saekdimz dingzlai dwg mingzgyauh haijmenz、denjvayouz、ganggien mbouj myaez、ciyizhihcunzveizgiuz daengj. Gij yw caphaeuj ywbingh haenx ndaej gaengawq baezfoeg mbouj doengz daeuj dingh, engqlij hix miz yungh ciujcingh mbouj miz raemx roxnaeuz dungzveisu 32linz、90yiz caeuq sibauh yinhswj daengj.

1. Gij Fuengfap Caphaeuj Yw Daep Baenz Baezfoeg Yakrwix

Gij cujyau gunglwed ndaw baezfoeg yakrwix aendaep oklaeng doenghmeg daep. Vihneix, ginggvaq doenghmeg daep cigciep guenqhaeuj gij yw dingj binghngaiz, couh ndaej daihdaih daezsang gij noengzdoh yw haeuj ndaw baezngaiz haenx, ndaej ceiq daih hanhdoh gaj sieng sibauh ngaiz, caemhcaiq doiq gij sibauh cingqciengz seiqhenz sonjhaih haemq noix. Doengzyiengh, doenghmeg daep deng dimzsaek le, gij gunglwed baezngaiz daihdaihh gemjnoix, cujciz ngaiz gig vaiq couh aenvih giepnoix lwed vaih dai.

2. Gij Fuengfap Caphaeuj Yw Mak Baenz Ngaiz

Couhdwg ginggvaq doenghmeg aenmak guh saekdimz ywbingh. Baenzneix couh ndaej sawj aenbaez ndaw mak sukiq, yienzhaeuh youq 4～7 ngoenz le guh soujsuz gvejcawz baezngaiz, yienghneix mboujdanh engqgya yungzheih guh soujsuz, ok lwed gemjnoix, gij seizgan soujsuz sukdinj, caemhcaiq lij ndaej hoizsoeng indot. Linghvaih, danghnaeuz caeuq gij fuengfap ywbingh mbouj dwg soujsuz wnq, lumjbaenz valiuz、gizsu daengj boiqhab yungh, ndaej gyaraez gij seizgan senglix bouxbingh.

3. Gij Banhfap Caphaeuj Yw Bwt Baenz Baezfoeg

Bwt caeuq daep ityiengh, miz song caengz sailwed gunghawj, hix couhdwg doenghmeg bwt caeuq doenghmeg hozgyawjsaej. Itbuen lai yungh guenqhaeuj doenghmeg hozgyawjsaej valiuz, caiq gya yungh saekdimz ywbingh, yungh youq bwt baenz ngaiz roxnaeuz baezfoeg ndaw bwt senjnod. Gij yw dingj bingh'ngaiz soj yungh haenx ndaej gaengawq gij cujciz loihhingz baezfoeg daeuj gietdingh.

4. Gij Banhfap Caphaeuj Yw Ndaw Bwnzgyangh Baenz Baezfoeg Yakrwix

Gij gi'gvanh ndaw bwnzgyangh haemq lai, lumjbaenz rongznyouh、 caetconq、rongzva、rongzgyaeq、cenzlezsen、conghced daengj. Gij laizloh gunglwed de cujyau oklaeng doenghmeg ndaw goetndok, caeuq gij doenghmeg laj mueg saej. Vihneix gij fuengfap caphaeuj yw gij baezfoeg ndaw bwnzgyangh cujyau cimdoiq song diuz doenghmeg neix. Sien guh doenghmeg cauhyingj, yienjok gij hidungj gunglwed baezfoeg caeuq ngaizcauq nyumxsaek. Doeklaeng ginggvaq daujgvanj guh doenghmeg guenqhaeuj ywbingh. Gij yw soj yungh haenx hix gaengawq gij singqcaet baezngaiz daeuj dingh, lumjbaenz wngqyung sunbwz、swhlezmeizsu、ahmeizsu daengj.

5. Gij Fengfap Caphaeuj Yw Saidungxsaej Baenz Baezfoeg Ok Lwed

Saidungxsaej baenz baezfoeg yakrwix ciengzseiz yinxhwnj ok lwed lai cix haih daengz sengmingh, ndigah ndaej yungh caphaeuj ywbingh, cigsoh saekdimz gij doenghmeg ok lwed baezfoeg. Sien guh sailwed cauhyingj yienh'ok doenghmeg ok lwed, yienzhaeuh guh saekdimz, itbuen aeu naed mingzgyauh haijmenz, saekdimz nga doenghmeg haemq iq haenx, aeu gij ganggien mbouj myaex saekdimz gij cujgan doenghmeg haemq hung haenx.

Cunghyih Ywbingh

Cunghyih nyinhrox binghngaiz hix gaenq gig nanz, caemhcaiq cwkrom gij swhliu gig fungfouq.

1. Cunghyih Nyinhrox Gij Goekbingh Baezfoeg

Cunghyih nyinhnaeuz, fatseng binghngaiz dwg aenvih haujlai yinhsu ndaw rog gyoebhab cozyung cauxbaenz, hoeng faensik hwnjdaeuj cujyau ndaej gvinab baenz geij fuengmienh lajneix.

(1) Heiq saek lwed cwk. Cunghyih nyinhnaeuz, "heiq" dwg gij doenghlig

bouxvunz guh sojmiz hozdung. Youq cingqciengz cingzgvang baihlaj, riuzdoeng daengx ndang. Hoeng danghnaeuz simcingz mbouj ndei、simfanz nyapnyuk, roxnaeuz lienzdaemh souh saetleih, engqlij souh daengz gij saeh yak baihrog yingjyangj, cungj ndaej sawj heiqcingq yinhhengz deng laengz, cauxbaenz heiq saek. Ndigah, cungj cingzvang neix lienzdaemh mizyouq, ndaej caenh'itbouh cauxbaenz heiq saek lwed cwk, danghnaeuz lwed cwk ciengzgeiz cwkrom mbouj sanq, couh gietcomz baenz binghngaiz.

(2) Myaiz cumx gietcomz. Gij myaiz gizneix soj ceij haenx, mboujdanh cij baudaengz gij doxgaiq saidiemheiq iemqok eiqsei gaeb haenx, gij eiqsei gvangq dwg ceij gij doxgaiq raemxniu ndaw moux di cujciz gi'gvanh bingbienq cwkrom haenx, dwg youz raemx ndaw ndang bienqvaq baenz, ciengzseiz caeuq binghyak famh bwt、heiqyangz mamx hawnyieg、raemx cumx dingzcwk、yinhvaq mbouj cingqciengz mizgven. Ndigah, miz gij vah "mamx dwg gij goekmboq ok myaiz、bwt dwg gij doxgaiq rom myaiz". Mbouj nanz naemj daengz, mamx haw mbouj ndaej yinhvaq, cumx cwk youq ndaw ndang, seizgan nanz le cix ndaej cauxbaenz baezfoeg.

(3) Gij yakdoeg gietcwk. Roek yiengh yakdoeg (rumz、nit、hwngq、cumx、sauj、huj) ciemqhaeuj sieng daengz ndangvunz, cungj ndaej yinxhwnj hwngq bienqbaenz huj, huj ndaej sieng raemx、sied heiq、coemh yaem, yienghneix cauxbaenz hwngqdoeg gietcomz, sawj lwedheiq yinhhengz mbouj cingqciengz, mbouj ndaej baizok gij hwngqdoeg, cauxbaenz heiqdoeg mbouj sanq. Comzyouq mbouj sanq, cauxbaenz baezfoeg.

(4) Heiqcingq hawnyieg. Heiqcingq youh heuhguh "heiqcaen", dwg gij cungjcwng sengmingh gihnwngz, dwg gij naengzlig ndangdaej doiq gij yakrwix baihrog guh fuengzhen、dingjdangj. Mwh boux vunz ndeu ndangdaej maenghcoek, cix mbouj yungzheih geijlai deng gij yakrwix baihrog ciemqhaeuj. Hoeng, youq moux di cingzgvang lajde, heiqcingq hawnyieg, cauxbaenz gij goengnaengz ndangdaej bienq nyieg, menjyizliz doekdaemq, gij yakrwix baihrog swngzgei ciemqhaeuj, gietcwk nanz sanq mbouj bae, baenzneix yinxfat binghngaiz.

Gwnzneix cij dwg daihdaej gvinab, saedsaeh dwg, gij binghleix binghngaiz haemq fukcab, canghyw youq cazbingh seiz, doenggvaq muengh、dingq、cam、dawzmeg daengj lai cungj banhfap cazbingh, gyoebhab faensik, gvaqlaeng cij ndaej doekdingh gij yenzcwz gidij yw bouxbingh.

2. Gij Yenzcwz Yw Binghngaiz

Gij yenzcwz ywbingh, couhdwg cungj yenzcwz ywbingh, dwg ceij daj gij yawjfap cingjdaej hwnjdin, dawz yenzcwz caeuq lingzvued giethab hwnjdaeuj, guh bencwng ywbingh. Daih'it dwg ciuq gij yenzcwz "ywbingh bietdingh gyaepcaz gij goekgaen de", ra daengz gij yienzaen fatbingh, caemhcaiq giengzdiuh gij yinhsu goekgaen bouxvunz fatbingh. Haeujsim gij bencwng gvanhaeh heiqcingq caeuq heiqyak, doengzseiz faen cingcuj gidij cingzgvang, mbaeu naek soeng gaenj, ciuq "gip cix yw gij biujmienh, soeng cix yw gij goekgaen de" daeuj yungh yw, doengzseiz lij aeu naemj daengz fuengzre gij huxndumj caengz fatseng, neix couhdwg gij eiqsei "canghyw ak mbouj yw gij bingh gaenq baenz haenx, cix dwg yw gij bingh caengz fatseng."

Doiq yw binghngaiz, doengciengz aeu naemj daengz cawz yak caeuq rex cingq song fuengmienh, rex cingq dwg vih cawz yak cauh'ok gij diuzgen itdingh aeu miz haenx, hoeng cawz yak youh dwg vihliux dabdaengz gij muzdiz yorom heiqcingq. Youq mwh yaek yawjbingh, canghyw gaengawq gij cingzgvang gidij bouxbingh, dingh'ok gij yenzcwz ywbingh aeu cawz yak guhcawj, roxnaeuz dwg aeu rex cingq guhcawj; youq fuengfap fuengmienh dwg aeu gung guhcawj, roxnaeuz dwg aeu bouj guhcawj, roxnaeuz dwg sien gung caiq bouj, roxnaeuz dwg sien bouj caiq gung, roxnaeuz dwg gungbouj giem guh daengj. Gyonj daeuj gangj dwg aeu gung yak mbouj sieng cingq, rex cingq mbouj louz yak guh yenzcwz. Itbuen daeuj gangj, baenz binghngaiz cogeiz, itbuen cingzgvang bouxbingh lij ndei, hoeng gij yakrwix baihrog haemq haenq, ndigah wnggai aeu cawz yak guhcawj, aeu rex cingq guh bangbouj. Daengz binghngaiz geizgyang, heiqcingq caeuq heiqyak doxdaengh, seizneix hab gung bouj giem guh. Daengz mwh binghngaiz geizlaeng, gij heiqcingq bouxbingh hawnyieg, itdingh aeu rex cingq guhcawj, aeu cawz yak guh bangbouj.

(1) Cawz yak. Cawz dwg gij eiqsei "cawzbae", eiqsei naeuz, cawz yak couhdwg gij eiqsei cawzbae yakrwix lo. Gij fuengfap cawz yak ywbingh cunghyih daihdaej miz geij fuengmienh lajneix:

①Heiqleix sanq giet. Heiqleix couhdwg yungh yw doeng heiq gej nyap. Cunghyih nyinhnaeuz, danghnaeuz heiq yinhhengz cingqciengz, baezfoeg couh yungzheih sanqgej lo.

②Hoengh lwed vaq cwk. Hoengh lwed vaq cwk dwg gij fuengfap ywbingh cawzbae lwed cwk、laedoeng meglwed. Cunghyih nyinhnaeuz, cauxbaenz binghngaiz caeuq lwed cwk gvanhaeh maedcaed, ndigah cungj fuengfap ywbingh neix youq cunghyih yw binghngaiz ndawde ceiq ciengzseiz yungh, saedsaeh ciengzseiz sou ndaej ywyauq ndei.

③Unq genq sanq giet. Neix dwg cungj fuengfap ywbingh ciengz yungh ndawde cungj ndeu, lai yungh daeuj yw gak cungj binghngaiz aenvih myaiz lwed cwk daengj gietcomz cix cauxbaenz haenx. Ciengz yungh gij yw haijcauj、 haijdai、gyaep duzfw daengj, mboujdan ndaej sawj baezfoeg bienq unq, lij miz itdingh cozyung yawhfuengz baenz baezfoeg dem. Cungj yw neix hamz miz denj doenghgij veizlieng yenzsu dingj binghngaiz neix caeuq gij doxgaiq demgiengz menjyizliz.

④Siu hwngq gaij doeg. Binghngaiz baenz nanz le, ndaw ndang ciengzseiz miz doeg gietcomz, giet baenz huj, heuhguh "doeg ndat", mwhneix aeu gij yw siu hwngq gej doeg. Saedsaeh mbouj noix yw siu hwngq gej doeg, hix miz itdingh cozyung dingj binghngaiz.

(2) Rex cingq. Rex cingq dwg gij eiqsei yungh yw daeuj rex gij heiqcingq ndangdaej, sawj de demgiengz, yungh daeuj dingjdangj caeuq siucawz gij binghyak. Doiq rex cingq boux baenz binghngaiz, hix aeu gaengawq ndangdaej bouxbingh、binghcingz caeux laeng daeuj gidij doiqdaih. Heiqyak haenq heiqcingq haw seiz, gij youqgaenj de dwg cawz yak, baenzneix yungh rex cingq bangbouj; heiqcingq haw、heiqyak nyieg seiz, gij youqgaenj de dwg rex cingq, yungh cawz yak bangbouj; binghyak gyangq, heiqcingq mbouj gaeuq, ndaej "gung bouj giem guh" daeuj ywbingh. Gij yenzcwz ywbingh gidij youq lajneix:

①Cangq mamx cawz cumx. Cauxbaenz binghngaiz caeuq heiqyangz mamx hawnyieg、mbouj ndaej yinhvaq miz gvanhaeh. hoeng "dungx mamx dwg gij goekgaen ngoenzlaeng", dwg gij goekmboq heiqcingq ndangvunz, vihneix, yw mamx haw sawj de yinhvaq cingqciengz, miz gij cozyung fuengz binghngaiz caeuq dingj binghngaiz. Yenzgiu cwngmingz, gij yenzcwz ywbingh neix ciengzseiz ndaej demgiengz gij gihnwngz menjyiz ndangdaej, caeuq yienhdaih yihyoz miz giz doxhab haenx.

②Raeuj mak bouj yangz. Cunghyih nyinhnaeuz, "mak dwg gij goekgaen ndangdaej", couhdwg de miz gij goengnaengz veizciz ndangvunz hungmaj caeuq sengmingh. Yienhdaih yihyoz cwngmingz, gij goengnaengz aenmak caeuq gij menjyizliz bouxvunz miz gij gvanhaeh maedcaed, raeuj mak bouj yangz hix ndaej miz gij cozyung daezsang menjyizliz ndangdaej, baenzneix ikleih dingj binghngaiz caeuq fuengz binghngaiz.

③Ik heiq ciengx yaem. Boux baenz binghngaiz ciengzseiz dwg lwed heiq mbouj gaeuq, biujyienh baenz gig hawnyieg、naetnaiq、heiq dinj、okhanh、 linx hoengz、linx hawqsauj, daengz le geizlaeng biujyienh ndaej engq doedok. Seizneix gwn gij yw ik heiq ciengx yaem ndaej youq itdingh cingzdoh demgiengz gij cingsaenz caeuq menjyizliz bouxbingh. Vihneix, cungj fuengfap ywbingh neix doiq doengh boux "bingh nanz itdingh haw" haenx dwg noix mbouj ndaej.

④Ciengx yaem seng raemx. Aen gainen "yaem" caeuq "yangz" cunghyih doxdoiq, dwg ceij gyoengqde daibyauj saehfaed song mbiengj doiqdingj ndawde mbiengj ndeu. Cimdoiq gihnwngz caeuq doenghyiengh daeuj gangj, yaem ceij doenghyiengh, lumjbaenz raemxndang daengj. Binghngaiz youq moux cungj eiqngeih daeuj gangj, dwg cungj bingh siuhauq yaem ndeu, ndigah raemxndang sied, daegbied youq geizlaeng engq doedok. Youq seizneix, itdingh aeu ciengx yaem seng raemx daeuj yw.

Gij gwnzneix gangj daengz haenx cungj dwg saekdi yenzcwz ywbingh, cimdoiq gidij binghngaiz, lumjbaenz bwt baenz ngaiz、saihoz baenz ngaiz、 bakrongzva baenz ngaiz daengj, lij aeu guh daepdungx bencwng ywbingh. Daihliengh saedsaeh cwngmingz, cunghyih ywdoj caeuq sihyih sihyoz boiqhab, mboujdanh miz ywyauq engq ndei, caemhcaiq couhcinj doiq boux baenz binghngaiz geizlaeng, hix ndaej gyaraez souhmingh, daezsang gij caetliengh gwndaenj.

Gij Fucozyung Doegsingq Fangjying Caeuq Cawqleix

Gaenriengz gij roenloh ywbingh moq laebhwnj, daegbied dwg yinhyungh gyoebhab ywbingh, gij vunzsoq yw ndei bingh yied daeuj yied lai,

gij yaugoj ywbingh （senglix、mbouj fukfat roxnaeuz hoizsoeng binghyiengh）
hix ngoenz beij ngoenz gaijcaenh. Gij boihseiz de dwg，doiq dingzlai boux
baenz binghngaiz daeuj gangj，gawq aeu baujcwng senglix，youh mbouj
okyienh gijmaz fucozyung doegsingq roxnaeuz binghgyoebfat，ca mbouj
geijlai dwg guh mbouj daengz. Gizneix yaek yaenglwnh gij fucozyung
doegsingq fanjying caeuq binghgyoebfat youq mwh yw binghngaiz soj
yinxhwnj haenx.

1. Fangliuz Yinxhwnj Binghgyoebfat

Fangliuz dwg youq mbangj giz ywbingh，hoeng mboujlwnh gizdieg
ciuqyingj geijlai gughanh，fanveiz geijlai iq，hix mbouj ndaej baexmienx
yinxhwnj sesen minjganj cujciz baenzroix fanying. Doenghgij fanjying neix
gaenriengz gij cinzdoh minjganj cujciz buvei ciuqyingj mbouj doengz，hix
aenvih gij fanveiz ciuqyingj hung iq、cungj yunghliengh lai noix，engqlij gij
simleix cangdai bouxbingh cix miz cengca. Itbuen daeuj gangj，gij cujciz
sengmaj ceiq hoengh haenx souh yingjyangj ceiq yienhda，lumjbaenz
nemmueg saidungxsaej、ndokngviz caeuq sibauh swnghciz daengj. Dauqfanj，
gij cujciz sengmaj suzdu menh haenx，lumjbaenz cujciz gezdi、cujciz
naengnoh haemq noix deng yingjyangj. Gij fucozyung fangliuz cujyau miz
mbangjdi biujyienh lajneix.

（1）Naetnaiq. Neix dwg gij binghyiengh youq mwh fangliuz ywbingh
caeuq ywbingh gvaqlaeng duenh seizgan ndeu ndawde（geij ndwen daengz bi
ndeu mbouj doxdaengj）gig ciengzseiz raen haenx，caemhcaiq cungj naetnaiq
neix mbouj lumj vunz bingzciengz yienghhaenx yungzheih hoizfuk. Ndigah
canghyw caeuq gij vunzranz aeu bae gvansim gikcoi，hawj vunzbingh bae guh
doenghgij hong mbaeu miz yinxdaeuz、rengz guh ndaej daengz haenx. Gij
fuengfap cunghyih diuzleix aeundaej mbouj noix yaugoj，gaengawq gidij
cingzgvang gwn gij yw doiq ndangdaej mizleih haenx，ciengzseiz ndaej sou
ndaej yaugoj ndei.

（2）Bwn doekloenq. Gizgoek bwn heuhguh mauznangz，gij sibauh de
sengmaj gig hoengh，vihneix doiq fangliuz hix gig minjganj. Bouxbingh
ciepsouh gij soqliengh fangsesen haemq hung，ciengzseiz ndaej yinxhwnj
bwn loenq caeux gvaqbouh，cauxbaenz byoemgyaeuj noix，engqlij gyaeuj
ndoq dem. Danghnaeuz daihliengh ciuqyingj naenggyaeuj，aiq cauxbaenz

ciengxlwenx byoemgyaeuj loenq, giz naenggyaeuj roxnaeuz naengnoh byoemgyaeuj loenq haenx, hix ciengzseiz aenvih hawqsauj cix humznyub, canghyw yaek yawj bingh daeuj yw. Fangliuz youq ciuqgoq ywyauq doengzseiz, wnggai caenhlig bae baujhoh byoemgyaeuj, daegbied dwg mehmbwk, byoemgyaeuj nanwt dwg simleix yaekaeu, doiq bouxbingh boiqhab caeuq miz saenqsim hoenxhingz binghngaiz miz bangcoh.

(3) Naengnoh gaijbienq. Fangliuz ndaej yinxhwnj naengnoh gipsingq fanjying, binghyiengh baudaengz naengnoh hawqsauj、 bienq hoengz、 humz、 naeng luet、 swzsu laeg caeuq bienq cumx vaih dai. Doenghgij fanjying neix ciengzseiz youq fangliuz gietsat le geij ngoenz dauqndaw hoizfuk, hoeng cawzliux gipsingq fangjying caixvaih, lij yaek okyienh fangjying ceizfat, baudaengz sailwed bwnsaeq gya'gvangq, cujciz bienqbaenz senhveiz caeuq vaih dai. Vihliux baujhoh naengnoh, fangliuz geizgan aeu baujciz naengnoh seuqcingh, caeuq baexmienx ndit ciuq.

(4) Conghbak fanjying. Gij sibauh sangbiz nemmueg ndaw conghbak faenmbek gig vaiq, doiq fangliuz haemq minjganj. Mwh fangliuz yunghliengh haemq hung, ndaej yinxhwnj nemmueg doekloenq、 nemmueg fatyienz daengj. Lij aenvih senmyaiz deng ciuqingj, iemqok gemjnoix, fatseng bak hawqsauj, gij binghyiengh wnq aiq miz siengjgwn deng yingjyangj, cix fatseng veigyoz gaijbienq; conghhoz deng yingjyangj cix mizok sing hep, conghhoz indot, cix cauxbaenz ndwnjgwn hojnanz daengj. Vihliux gemjnoix fangliuz seiz conghbak mizok fucozyung, aeu baujciz conghbak seuqcingh, baexmienx gwn gijgwn manh caeuq ndat gvaqbouh. Danghnaeuz fangliuz gvaqlaeng fatseng conghbak fatyienz, lij aeu yungh gangswnghsu roxnaeuz cimeizginsu daeuj ywbingh.

(5) Saidungxsaej fanjying. Itbuen daeuj gangj, saihoz caeuq dungx ndaej naihsouh ciuqyingj yunghliengh haemq lai, hoeng saisiuvaq baihlaj doiq fangliuz haemq minjganj, daegbied dwg sibauh nemmueg saejiq sengsanj haemq vaiq, deng sonjsieng haemq hung. Gij fangying ciengzseiz raen haenx miz dungxfan、 rueg、 mbwq gwn、 oksiq、 yingzyangj supsou mbouj ndei、 dengaijciz luenhlab、 nemmueg foegraemx、 cwk lwed vaih dai, engqlij cauxbaenz saisaej gaebgeb daengj. Doiq doenghgij fanjying neix, gyoengq canghyw yaek yawj binghcingz (lumjbaenz dungx in、 oksiq) roxnaeuz ciuq

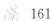

binghcingz (lumjbaenz fatseng binghyienz) daeuj ywbingh.

(6) Doiq aen hidungj miniu swnghciz miz maz yingjyangj. Rongznyouh ndaej naihsouh gij fangse yunghliengh haemq lai haenx. Hoeng saeklaeuq okyienh nyouh gip、 nyouh deih caeuq nyouh in seiz, daezsingj fatseng rongznyouh fatyienz. Canghyw yaek yungh yw dingj sigin caeuq gejhoiz hwnjgeuj daeuj ywbingh.

Fangliuz ciengzseiz ndaej yinxhwnj mbouj senglwg, vihneix fangliuz seiz wnggai caenhliengh baujhoh rongzva caeuq gyaeqraem cawqyouq ndaw fangse. Linghvaih, fangliuz ndaej yinxhwnj bouxsai diuzeuq reuq caeuq mehmbwk conghced hawqsauj, cauxbaenz doxgyau hojnanz. Doiq bouxsai ndaej yungh gyajdaej ndaem haeuj daeuj ywbingh, doiq mehmbwk ndaej yungh vazyunci daeuj bangcoh. Aenvih sesen ndaej sonjsieng gij yenjswzdij sibauh swnghciz, vihneix youq ciuqingj geizgan caeuq ciuqyingj gvaqlaeng, ceiqnoix buenq bi dauqndaw gaej aeulwg, baexmienx cauxbaenz lwgndawdungx mbouj cingqciengz.

(7) Doiq hidungj cauh lwed miz maz yingjyangj. Doengciengz, aen hidungj ndokngviz vunzhung doiq sesen miz rengznaihsouh haemq giengz, hoeng yunghliengh hung gvaqbouh, roxnaeuz dingzlai ndokngviz cawqyouq ndaw fangse, cix ndaej aenvih aen hidungj cauh lwed doiq sesen minjganj, cauxbaenz cauh lwed naenxhaed, daegbied dwg hezsiujbanj geiqsoq doekdaemq, bouxbingh yungzheih fatseng ok lwed.

(8) Gij fucozyung wnq. Fanzdwg gij sibauh roxnaeuz cujciz doiq fangse haemq minjganj haenx cawqyouq gij yunghliengh fangse haemq hung, cungj aiq fatseng gij fanjying doxwngq. Vihneix fangliuz gvaqlaeng bwt caeuq hozgyawjsaej aiq fatseng gij goengnaengz iemqok gemjdoiq, yinxhwnj baenzae, vanzlij bwt fatyienz、 bwt bienq senhveiz; gij cinghdij lwgda ndaej fatseng damueghau; simdaeuz fatseng simbau fatyienz daengj.

2. Gij Fucozyung Doegsingq Valiuz

Gij yw valiuz doiq sibauh ngaiz caeuq sibauh cingqciengz giepnoix gij genjleh daegbied, youq gaj sieng sibauh ngaiz doengzseiz, mienx mbouj ndaej sieng daengz sibauh cingqciengz, ndigah mbouj ndaej baexmienx yaek daiq daeuj fucozyung doegsingq.

(1) Sai dungxsaej fanjying. Dungx fan、 rueg dwg sai dungxsaej fanjying

ceiq ciengzseiz raen. Gij yw vayoz ceiq yungzheih yinxhwnj rueg haenx miz sunbwz、gwnghswngh meizsu、dangai、vanzlinzsenh'anh daengj. Doiq dungxfan rueg, ndaej yungh ywdingzrueg、ywsimdingh daeuj cawqleix, linghvaih gikcoi bouxbingh, sawj bouxbingh cuengqsoeng daengj simleix ywbingh hix gig youqgaenj.

(2) Naenxhaed ndokngviz. Neix dwg gij cujyau yinhsu hanhhaed yunghliengh ndawde aen ndeu, vunzbingh ciengzseiz okyienh ndokngviz naenxhaed cix deng bik satdingz ywbingh. Linghvaih, lij aenvih ndokngviz deng naenxhaed cauxbaenz bwzsibauh caeuq hezsiujbanj doekdaemq, vunzbingh gig yungzheih fatseng ciepfat lahdawz roxnaeuz ok lwed. Hoeng lahdawz caeuq ok lwed, dwg aen yienzaen youqgaenj cigciep bikmwg gij sengmingh bouxbingh. Ndigah bouxbingh ciepsouh valiuz haenx, wngdang ciengzseiz genjcaz lwed, yawhbienh gibseiz liujgaij gij cingzdoh deng ndokngviz naenxhaed. Danghnaeuz fatseng sigin roxnaeuz cinhgin lahdawz, aeu gibseiz gaenxmaenx bae ywbingh.

(3) Doiq aendaep cauxbaenz doegsingq. Yw valiuz doiq aendaep sonjhaih gig hung. Cungj doegsingq neix biujyienh baenz moux di meiz ndaw daep swng sang, lumjbaenz conjanhmeiz、genjsinglinzsonhmeiz、yujsonhdozginghmeiz daengj. Youqgaenj seiz ndaej yinxhwnj sibauh daep vaih dai, doeklaeng cauxbaenz daep bienq ndongj. Linghvaih miz di yw ndaej yinxhwnj aendaep gipsingq vaih dai, gij yinhswj gietlwed Ⅱ、Ⅴ、Ⅷ caeuq Ⅳ habbaenz doekdaemq, bouxbingh yungzheih ok lwed.

(4) Byoemgyaeuj loenq. Valiuz ciengzseiz ndaej cauxbaenz byoemgyaeuj loenq, engqlij miz bwnda、bwn lajeiq、bwnmi loenqdoek, neix youq wngqyungh ahmeizsu, fangsenginsu D、gyazanhdezling、5-fuzniumizding seiz haemq lai raen. Gij hawj vunz simnai haenx dwg, byoemgyaeuj loenq itbuen dwg camhseiz, aenvih yw vayoz haemq noix sieng daengz gij sibauh mauznangz maj byoemgyaeuj, vineix mwh valiuz satdingz le itdingh seizgan, bwn'gyaeuj ndaej caiq majok, hoeng gij bwn'gyaeuj seizneix aiq caeuq yienzlaiz miz cabied, roxnaeuz gij nganxsaek lai feuz di, maeddoh lai cax di daengj.

(5) Doiq nemmueg miz fucozyung doegsingq. Nemmueg dwg ceij gij gi'gvanh youq ndaw daepdungx, lumjbaenz mienh baihndaw siuvaq、

diemheiq、miniu swnghciz gvanjgyangh youz sibauh sangbiz gij cujciz gezdi soengswt gabbaenz caengz mueg mbangmbikmbik ndeu. Aenvih sengsanj hoenghhwd hix yungzheih deng yw vayoz sonjsieng, yinxhwnj nemmueg biuxnaeuh; danghnaeuz bouxbingh doengzseiz buenx miz bwzsibauh gemjnoix roxnaeuz menjyizliz doekdaemq, cix daj neix yinxfat binghlwedbaih roxnaeuz binghlwed nongdoeg (yienghlaeng ceij sigin bienq nong ciemqhaeuj ndaw lwed sinzvanz daengz daengx ndang gak giz, caemhcaiq youq moux aen gi'gvanh roxnaeuz cujciz cauxbaenz foegnong), lij vihneix aeumingh bouxbingh. Mwh wngqyungh valiuz, aeu maedcaed haeujsim fatseng nemmueg fatyienz. Bouxbingh wnggai haeujsim conghbak seuqcingh, miz bizyau seiz yungh raemxriengxbak hamz miz gangswnghsu caeuq gij yw dingj cinhgin haenx ciengzseiz riengx bak. Gij yw dingj binghngaiz yungzheih yinxhwnj nemmueg fatyienz haenx miz 5-fuzniumizding、gyazanhdezling、ahmeizsu、bozlaizmeizsu、fangsenginsu D daengj.

(6) Doiq aen hidungj miniu swnghciz miz fucozyung doegsingq. Miz di yw, lumjbaenz sunbwz、gyazanhdezlingj daengj, ndaej sonjsieng guenjiq aenmak, baenzneix yinxhwnj gij goengnaengz aenmak gazngaizh, engqlij gij goengnaengz aenmak bienq nyieg gipsingq、soemj dengdoeg daengj, ndigah yungh doenghgij yw neix seiz, aeu haeujsim gij yunghliengh yw、gij suzdu gwn yw、gamyawj gij soqliengh nyouh bouxbingh miz maz bienqvaq, caeuq gij cwngzfwn nyouh. Cawzliux yinxhwnj gij goengnaengz aenmak gazngaiz caixvaih, rongznyouh fatyienz ok lwed hix mbouj noix raen, daegbied dwg mwh sawjyungh gij yw vanzlinzsenh'anh daengj, seizneix bouxbingh oknyinh nyouh gip、nyouh deih、nyouh in caeuq nyouh lwed, aeu sikhaek yawjbingh cawqleix. Linghvaih aeu gikleih bouxbingh lai gwn raemx、lai baiz nyouh. Linghvaih, valiuz geizlaeng ciengzseiz okyienh gij goengnaengz singsen gazngaih caeuq mbouj senglwg, doengh gijneix aeu caeuq bouxbingh gangj cingcuj.

(7) Doiq sim、bwt miz fucozyung doegsingq. Ahmeizsu caeuq gij yw doengz loih haenx ndaej yinxhwnj simdaeuz sonjhaih, seizneix ndaej biujyienh simdiuq vaiq gvaqbouh、caeuxbuek、diemheiq gaenjgip caeuq sinhdenduz gaijbienq daengj. Bozlaizmeizsu、dangai daengj ciengzseiz doiq bwt miz gij cozyung doegsingq. Bouxbingh ndaej biujyienh ok ae hawq、

diemheiq gaenjgip, engqlij diemheiq hojnanz daengj, vihneix sawjyungh doenghgij yw neix aeu gig haeujsim yunghliengh.

(8) Gij fucozyung doegsingq wnq. Gij fucozyung doegsingq wnq, lij miz menjyiz naenxhaed, fatndat caeuq sinzgingh doegsingq daengj, daegbied dwg cangzcunhgenj caeuq gij doxgaiq caeuq de doxlumj haenx, doiq aen hidungj sinzging miz gij doegsingq haemq giengz, bouxbingh yaek biujyienh ok roxnyinh mbouj cingqciengz (lumjbaenz byaij fwngz mazmwd, indot daengj) nyinz fanjse ngwnh, naetnaiq, ngah ninz, rwzokrumz, engqlij dingq mbouj ndaej nyi daengj. Doenghgij fanjying neix dingzlai caeuq yunghliengh mizgven.

Diuzcingj Gij Simleix Boux Baenz Binghngaiz

Gij cienzbouh simndang caeuq hingzveiz vunzloih, cungj ndaej yingjyangj daengz aen cincwngz baenzbingh bouxvunz, ndawde baudaengz sinyangj, saenqniemh, roxnyinh, gij daidu saedceij, yindung, ciengx ndang, diuzcez gwnndoet daengj. Doengzseiz, doenghgij hingzveiz bouxvunz neix caeuq gij gezgoj canghyw ywbingh caemh ciengzseiz dox yingjyangj. Dingzlai canghyw bae yw binghngaiz cungj miz gij dijvei yienghneix, bouxbingh aeu gij yienghsiengq cingsaenz ndei gaenxmaenx bae boiqhab canghyw ywbingh haenx, gij ywyauq de couh haemq ndei, hoeng daiq dwk gij daidu hozngeiz caeuq gij simcingz doeknaiq bae yawjbingh, ywyauq ciengzseiz haemq yaez, fukcangq hix menh, engqlij ywbingh saetbaih dem.

1. Gikcoi Bouxbingh Laebhwnj Gij Muzbyauh Saedceij Daengzcog

Boux baenz binghngaiz laebhwnj gij muzbyauh saedceij mingzbeg, miz geij fuengmienh ndeicawq lajneix:

(1) Laebhwnj gij muzbyauh saedceij daengzcog, hix couhdwg cungj "gag wngqcingz" ndeu, ndaej bang bonjfaenh haekfug doenghgij gyokgaz caeuq goenjgeuj cingsaenz fuengmienh caeuq simcingz fuengmienh, sawj gij ndangdaej caeuq cingsaenz bouxbingh ndaej bwhndei saedyienh muzbyauh, coicaenh caeux di fukcangq. Miz swhliu biujmingz, gij gihnaengz menjyiz doenghboux vunzbingh neix ndaej daengz daezsang, gij goengnaengz gak aen gi'gvanh de hix haemq hoengh.

(2) Laebhwnj gij muzbyauh saedceij daengzcog, biujmingz mwngz

gaenq miz gij sim gag saenq hoenxhingz gak cungj hojnanz, saenq bonjfaenh miz naengzlig daeuj gag muenxcuk gij iugouz bonjfaenh, cingqsaed mwngz ndaej gaemdawz sengmingh bonjfaenh, cix mbouj dwg deng gij ligliengh bonjfaenh gaemhanh mbouj ndaej haenx hanhhaed. Cungj roengzrengz gag giengzvaq yinzgwz ligliengh nei gig youqgaenj, de cukgaeuq ndaej doiqdingj gij roxnyinh ciedmuengh mbouj miz bangcoh haenx. Daj sinhlijyoz daeuj faensik, ciedmuengh caeuq roxnyinh mbouj miz bangcoh cingq dwg gij yinhsu youqgaenj gig yungzheih baenz binghngaiz.

（3）Laebhwnj gij muzbyauh saedceij daengzcog, ndaej sawj mwngz miz gij daidu gaemdawz minghyinh bonjfaenh, laebhwnj gij yienghsiengq giendingh bonjfaenh, hawj mwngz dauqcungz rox daengz gij gyaciz gag miz, neix doiq genhciz caeuq guhbaenz aen giva fukcangq, dwg gig youqgaenj.

（4）Laebhwnj gij muzbyauh saedceij daengzcog, ndaej sawj mwngz gyonjcomz cinglig, roengzrengz gyaepgouz saedyienh muzbyauh. Youq mwh sengmingh loemq haeuj hojnanh, siengjmuengh、muzbyauh couh seizseiz dazyinx mwngz, hawj mwngz miz leixyouz caemhcaiq giengiengz vih sengmingh buekguh roengzbae.

Mbangj boux baenz binghngaiz haenx mbouj nyienh, mizseiz lij fanjdui laebhwnj gij muzbyauh saedceij daengzcog dem, nyinhnaeuz bonjfaenh mbouj ndaej saedyienh doenghgij muzbyauh neix, hozngeiz gij naengzlig bonjndang ndaej guhbaenz muzbyauh, lau saetbaih, engqlij nyinhnaeuz neix dwg "gag yaeuh bonjfaenh hix yaeuh bouxwnq". Gawqyienz mbouj rox gij ndeicawq laebhwnj muzbyauh saedceij, ndaej sawj saedceij ngoenznaengz mwngz gig cungsaed; youq ndaw gocwngz mwngz roengzrengz guhbaenz muzbyauh, mwngz yaek roxnyinh gij caensaed dauhleix saedceij youq gizneix.

2. Gij Genyi Dingh'ok Muzbyauh Saedceij Daengzcog

Saedguh cwngmingz, doenghgij genyi neix doiq laebhwnj gij muzbyauh saedceij habdangq dwg miz ndeicawq.

（1）Youq mwh doenghfwngz sij baenzroix muzbyauh mwngz soj nyienh guh haenx, aeu naemj daengz gij caensaed eiqngeih gyoengqde soj daibyauj haenx. Sojmiz muzbyauh aeu youz gij gyaezmaij bonjfaenh daeuj gietdingh, lij wnggai baudaengz gak fuengmienh cingzgvang bonjfaenh, lumjbaenz sengleix、simleix, simcingz、rengzndang daengj. Genyi gij muzbyauh saedceij baudaengz geij fuengmienh neiyungz lajneix:

①Gij muzdiz saedceij: Dauqngeix gij cingzgvang hungmaj mwngz, gij gvanhaeh caeuq bouxwnq, gij saehnieb caeuq ginghci souhaeuj mwngz daengj, gij mwngz maqmuengh haenx dwg gijmaz.

②Gij muzbyauh aeu guh'angq cangqndang guhcawj haenx: Aeu mbouj naetnaiq gvaqbouh guh hanhdoh, linghvaih, youq ginghci fuengmienh ceiqnoix miz dingz ndeu dwg yungh cienz gig noix, yienghneix cijndaej guh daengz cingsaenz vuenheij.

③Gij muzbyauh saedceij ndangdaej lienhndang fuengmienh: Aeu ciuq bouhloh cugciemh guh baenaj, mbouj baeg couh ndei, genyi youzbyaij roxnaeuz menh buet, gaej bae guh gij yindung yungyiemj haenx.

Miz vunz aiq ceiqdingh ok haujlai muzbyauh, ndawde dingzlai dwg gvihaeuj gij neiyungz hongsaeh gunghcoz fuengmienh. Gyoengqde ciengzseiz euqgeuz nyinhnaeuz "gou itdingh aeu guhbaenz doenghgij hong neix, yienghneix cijndaej cwngmingz gou miz bizyau lixyouq, danghnaeuz mbouj hawj gou guhbaenz doenghgij hong neix, senglix couh mbouj miz maz eiqngeih". Doiq gijneix raeuz wngdang lijgaij, hoeng aeu gienq de mbouj ndaej baeg lai. Lij miz vunz dingh gij muzbyauh caeuq gij saedceij、neiyungz guhhong gyoengqde mbouj doxdoengz saekdi, maqmuengh baezlaeng wnggai miz guh'angq engq lai daeuj bouj "gij doxgaiq vutbae" doenghbaez. Doiq gijneix raeuz wnggai byaujsi doengzeiq, hoeng hix mbouj cauxbaenz cienzbouh vutbae guhhong, guhhong yaek hawj vunz roxnyinh engq cungsaed, mbouj miz gij simleix lumjnaeuz saetbae gijmaz nei.

（2）Muzbyauh aeu gidij mingzbeg, cietsaed hengz ndaej doeng. Boux baenz binghngaiz dauqcungz doiq saedceij miz yinxdaeuz seiz, gij youqgaenj de dwg "aeundaej cingzyauq", sawj gyoengqde ndaej dabdaengz muzbyauh. "Roxnyinh baenzgoeng" maqhuz youqgaenj, yienghneix yaek demgya gij gagsaenq caeuq damjliengh gyoengqde, gyoenqde yaek roxnyinh bonjfaenh lij ndaej gag gaemhanh sengmingh. Vihneix, dingh'ok muzbyauh aeu mingzbeg doekdingh, caemhcaiq ciedsaed hengz ndaej doeng.

（3）Mingzbeg dingh'ok gij soqmoeg mizgven ndaw muzbyauh, yawhbienh doiqciuq genjcaz. Yienghneix guh dwg cungj fuengsik muzlienh eiqceiq ndeu. Lumjbaenz moix aen singhgiz menh buet 3 baez, moix baez 2000 mij; moix bi camgya aen bansonlienh vunzhung ndeu; moix aen singhgiz sij ngoenzgeiq 3 bien daengj, youq dingh'ok gidij soqmoeg seiz, aeu dawz gij seizgan swhgeij anbaiz ndaej cungcuk di. Linghvaih, danghnaeuz aenvih moux cungj yienzaen mbouj ndaej guhbaenz giva, aeu lengzgengz bouj hwnjbae.

(4) Muzbyauh aeu caeuq saedsaeh giethab. Youq mwh dingh'ok muzbyauh, aeu doengzseiz ngeixnaemj gij fanveiz naengzlig bonjfaenh caeuq gij ciennieb yinhlienh beigingj doenghbaez. Doengzseiz, lij wngdang louzsim seizgan vwndiz, danghnaeuz mwngz anbaiz seizgan gaenjbik lai, yungzheih saetbaih. Doengzyiengh, danghnaeuz doengzseiz siengj dabdaengz haujlai muzbyauh, hix guh mbouj baenz, aeu dawz "siengj vaiq dauqfanj bae mbouj daengz" daeuj guh gimqgaiq.

(5) Muzbyauh itdingh youq ndaw fanveiz naengzlig bonjfaenh. Danghnaeuz gij muzbyauh boux vunzbingh ndeu soj dingh'ok haenx dwg guh daxdaiq, dingq hwnjdaeuj gig mizyinx, hoeng de cij dwg gij saeh dahlwg caeuq lwggwiz. Gig yienhda neix dwg aen fueng'anq saetbaih ndeu. Ndigah, youq mwh dingh'ok muzbyauh, ciengeiz gaej dawz maqmuengh dak youq gwnz ndang bouxwnq.

(6) Gaej lau sim miz loqsiengj. Mbouj noix saehlaeh cwngmingz, gij siengjfap yawj hwnjdaeuj mbouj hab saedsaeh haenx, aiq yienjbienq baenz gij muzbyauh saedsaeh hengz ndaej doeng. Vihneix, genyi youq dingh'ok muzbyauh seiz, aeu dauqngeix gij saedceij doenghbaez bonjfaenh, gij saeh lawz dwg mwngz doenghbaez maij guh gvaq, gij saeh lawz mwngz gaxgonq guh loengloek gvaq caemhcaiq ndaej daj neix supsou gyauyin, dawz doenghgij saeh gaxgonq daeuj guh doiqciuq. Yienzhaeuh, mboujfuengz caeuq caencik baengzyoux mwngz yaenglwnh gij muzbyauh saedceij mwngz, gyoengqde aiq bang mwngz faensik caemhcaiq caeuq mwngz caez siucawz gazngaih, hoeng gaej aenvih yawjnaek gij siengjfap bouxwnq, cix seizbienh gaijbienq gij goeknduj swhgeij.

Linghvaih, youq dingh'ok muzbyauh seiz, ceiqndei dingh'ok geij dauq muzbyauh giva, lumj dauq daih'it aeu 3 ndwen guh geizhanh, ndawde caepcawq guhbaenz geij hangh muzbyauh; dauq daihngeih aeu 6 ndwen guh geizhanh, caepcawq guhbaenz geij hangh cijbyauh; dauq daihsam aeu bi ndeu guh geizhanh, hix caepcawq guhbaenz moux geij hangh muzbyauh. Yienghneix couh ndaej gibseiz cungjgez gingniemh, yiengq aen muzbyauh engq sang byaij bae.

Coihyiengh Caeuq Hoizfuk Goengnaengz

Mbouj noix binghngaiz yw bingh seiz nangqdaengz youq gwnznaj roxnaeuz youq gwnz din fwngz nem daepdungx youqgaenj haenx guh soujsuz, ndigah coihyiengh caeuq hoizfuk gij goengnaengz daepdungx youqgaenj dem lienhndang, dwg gij neiyungz youqgaenj gapbaenz fukcangq.

1. Coihfuk Fajnaj

Doengh boux gwnz gyaeuj hoz baenz binghngaiz youq mwh ywbingh, caeuq ywbingh gvaqlaeng, cungj bungz daengz aen vwndiz coihndei fajnaj. Neix mbouj dandan dwg gij vwndiz yienghsiengq, caemhcaiq lij nangqdaengz gij goengnaengz danaj caeuq simleix gazngaih. Ndigah aeu yw boux gyaeuj hoz baenz binghngaiz, hainduj couh wnggai naemj daengz gij vwndiz ngoenzlaeng hoizfuk. Sien aeu yiengq bouxbingh gangj mingzbeg gij yingjyangj guh soujsuz roxnaeuz gij ywbingh wnq daiq daeuj haenx, yawhbienh hawj gyoengqde miz swhsiengj caepcawq. Linghvaih, youq ywbingh geizgan caeuq ywbingh gvaqlaeng cungj aeu caeuq boux cien'gya gaijcoih fajnaj lienzhaeh, caenhliengh bae "coih dauq gij yienghceij yienzbonj de".

2. Gat Genga Caeuq Soujsuz Gvaqlaeng Fukcangq

Doiq gij baezfoeg yakrwix genga, daengz seizneix lij giepnoix aen fuengfap ywbingh ndei ndeu, itbuen cungj yungh lienzhab ywbingh, baudaengz soujsuz, fangliuz, valiuz daengj. Seizneix, gij cosih ywbingh cujyau lij dwg gat genga roxnaeuz hohndok gvejduet, ndigah doiq vunzbingh sienghaih couh siengj ndaej rox. Caeklaiq yungh gij gisuz coihfuk caeuq genga gyaj yienhdaih, dingzlai vunzbingh ndaej hoizfuk gij naengzlig vueddoengh ca mbouj geijlai depgaenh cingqciengz, gij youqgaenj de dwg aeu yawhfuengz naengnoh sukreuq. Linghvaih, aenvih boux baenz binghngaiz cix deng gat genga haenx dingzlai dwg bouxcoz, ndigah nai bouxbingh cingqdeng doiqdaih gij yienghsiengq gaijbienq caeuq ngoenzlaeng cizyez yinhlienh, cungj baenz le aen giva fukcangq ndawde gij neiyungz gig youqgaenj haenx.

3. Ndanggyad Caeuq Ndokraek Binghleixsingq

Mwh binghngaiz yingjyangj daengz aen'uk, roxnaeuz ndaw uk okyienh binghngaiz senjnod, caeuq baezfoeg apbik ndoksaen daengj, cungj aiq yinxhwnj ndanggyad. Doiq ywbingh boux ndanggyad sawj de fukcangq, dwg youq ndaw yihyen seiz gyagiengz hohleix, daegbied aeu louzsim fuengzre baenz baez caeuq naengnoh sukreuq nem doiqvaq. Doiq bouxbingh ciengxlwenx ndanggyad, aeu caenhliengh sezgi ok gij eijlwnz habngamj bouxbingh, caemhcaiq gikcoi gyoengqde camgya itdingh hozdung guh'angq ndawbiengz. Doengzyiengh, doiq boux aenvih ndok senjnod cix densieng ndangcanz haenx, cawzliux bae guh vaigoh ywbingh niujcingq caixvaih, miz siujsoq vunz caemh ndaej baengh genga gyaj roxnaeuz eijlwnz lienhndang fukcangq.

4. Saej Cauhlouz

Ywbingh saej cauhlouz yaek gaijbienq gij gihnwngz ndangvunz, ndigah yaekaeu ndangdaej caeuq simleix habngamj. Mboujlwnh baenzlawz yiengh, canghyw caeuq vunzran bouxbingh guh soujsuz gaxgonq aeu yiengq bouxbingh gejnaeuz guh soujsuz dwg miz bizyauz caeuq gij gocwngz soujsuz, caemhcaiq yienjok daehcanghaex, nem bakcauhlouz doiq bouxbingh gwndaenj ngoenznaengz nem swnghhoz doxgyau miz maz yingjyangj, hix aeu liujgaij bouxbingh doiq soujsuz ciepsouh cingzdoh, caemhcaiq guh'ok bingzguj. Aenvih cungj soujsuz neix gaijbienq gij yienghsiengq bouxbingh gig lai, bouxbingh mienx mbouj ndaej simcingz mbouj ndei, engqlij mizok gij simleix doxdawz, ndigah gij vunz dangsaeh ywbingh, vunzran cungj aeu cungfaen lijgaij. Saedsaeh dwg, gij soujsuz guh ndaej baenz haenx caeuqlienz gij naengzlig gag hanhhaed bouxbingh dem gaenxmaenx boiqhab, mboujdanh ndaej yawhfuengz fatseng mbangj di binghgyoebfat, doengzseiz gij caetliengh senglix bouxbingh hix ndaej daezsang mingzyienj.

Baenzlawz Bae Doiqfouq Indot

Indot, dwg hangh saehsaed cujgvanh gwzgvanh boux baenz binghngaiz ceiq dwglau ndeu. Itbuen vunz doiq gij indot aenvih gaenjcieng yinxhwnj haenx, roxnaeuz "doekswix" aenvih ninz mbouj habdangq yinxhwnj haenx, ciengzseiz mbouj dawz haeujsim，aenvih rox gijneix ndaej "mbouj yw cix gag ndei"，mbouj yingjyangj daengz daihbuenz，hix "mbouj yingjyangj daengz cujyau fuengmienh". Hoeng saeklaeuq baenz le binghngaiz，mboujguenj dwg gizlawz indot，cungj ndaej yinxhwnj bouxbingh、engqlij canghyw singjgaeh，bouxbingh yaek dawz rengzhaeujsim comz youq giz mbouj cwxcaih gwnzndang，aenvih lau de dwg gij ciudaeuz binghngaiz fukfat roxnaeuz senjnod，saedsaeh neix hix mbouj dwg mbouj miz gojnaengz.

1. Gij Gihbwnj Yenzcwz Dingzin

Gawqyienz mizok indot，caiqlij vunzbingh mbouj nyienh roxnaeuz nanz nyaenxsouh，ywbingh dingzin couh baenz gij cosih itdingh aeu yungh haenx，hoeng gij dingzin baenzgoeng haenx dwg youz geij fuengmienh lajneix daeuj gietdingh：

（1）Bietdingh aeu loengh cingcuj vihmaz cauxbaenz indot，gij singqcaet caeuq seizgan lienzdaemh de.

（2）Damqcaz lai cungj yinhsu gemjmbaeu roxnaeuz gyahaenq indot.

（3）Baenzlawz in，caeuqlienz youq geijlai cingzdoh yingjyangj daengz gij ngoenznaengz gwndaenj bouxbingh.

Mbouj yungh ngeizvaeg，gij indot daegbied haenx aeu miz daegbied cawqleix，lumjbaenz，ndok in ndaej guh fangse ywbingh，gij indot nemmueg fatyienz yinxhwnj haenx，ndaej aeu ywmazfiz mbangj gizdaeuj yw，gij indot lahdawz yinxhwnj haenx ndaej yungh gangswnghsu daeuj yw. Hoeng dingzlai boux baenz binghngaiz geqnaeuz gij indot haenx dwg menhsingq、lienzdaemh，miz mbangj bouxbingh geizlaeng cix indot haemqrem dingj mbouj ndaej，seizhaenx yungh saekdi ywmazfiz hix mienx mbouj ndaej，neix couh aeu canghyw dawzndei faenconq yungh yw，doengzseiz guh ndei swhsiengj gunghcoz，gemjmbaeu gij swhsiengj rapdawz bouxbingh，caeuqlienz gij simcingz caeuq gij yinhsu simleix yingjyangj.

2. Gikcoi Bouxbingh "Mbouj Eilaih" Indot

Canghyw caeuq sinhlijyozgyah cungj mingzbeg，boux binghngaiz ciengzseiz ndaej daengz haujlai ndeicawq —— yienghyiengh ciuqgoq ndaej daengz，unqswnh caeuq gyaezhoh，baetduet gij hojcawq doenghbaez daengj，ndawde gij ndeicawq aenvih indot cix ndaejdaengz haenx，vanzlij beij baenz binghngaiz bonjndang ndaejdaengz haenx lij lai，aenvih indot ndaej goenghai daezsingj canghyw、vunzranz caeuq gij vunz seiqhenz "boux neix baenz binghngaiz". Vihneix, mwngz ndaej aeu indot guh leixyouz, yiengq gyoengqvunz daezok iugouz engq lai caeuq muenxcuk gij aeuyungh bonjfaenh. Hoeng, danghnaeuz mbouj aeu indot guh leixyouz, cinjhawj bonjfaenh ndaejdaengz bouxwnq in'gyaez、gvansim caeuq gemjmbaeu gij gaenjcieng gvaqbouh haenx, yienghneix gij indot bingh bonjndang hix ndaej daihdaih gemjmbaeu.

Youq mwh faensik ndangdaej indot, yaekaeu bouxbingh gag cazyawj gij "ndeicawq" bonjfaenh daj ndaw indot aiq aeundaej haenx. Cungj gag genjcaz bonjfaenh neix, ndaej haidaeuz bang bouxbingh gaijbienq gij swhsiengj caeuq hingzveiz indot. Bouxbingh ndaej camcam bonjfaenh: "Gou vih maz yaek indot?" "Indot hawj gou ndaej dabdaengz gijmaz muzdiz?" "Indot sawj gou guh gijmaz roxnaeuz mbouj bae guh gijmaz?" "Gou vihneix ndaejdaengz gijmaz?" Daengjdaengj. Doenghgij vwndiz neix ciengzseiz nanz hoizdap, bouxbingh ndaej caeuq caencik baengzyoux ndei roxnaeuz boux canghyw simleix caensim doxyaeng baez ndeu, damqra dapanq. Gikcoi boux baenz binghngaiz giengiengz hwnjdaeuj, cuengqsoeng swhgeij, doengzseiz aeu angqyangz daeuj dingjlawh indot. Cijmiz mbouj eilaih indot, gyagiengz gaenxmaenx maqmuengh swhgeij ndaej fukcangq, gij maqmuengh siubae indot couh yaek gig daih.

Gij Hingzveiz Vunzranz Caeuq Boux Binghngaiz Fukcangq

Vunzranz boux baenz binghngaiz youq ndaw gocwngz bouxbingh fukcangq, ndaej yinxhwnj cozyung gig daih, neix cujyau dwg aenvih gij yienzaen lajneix: Vunzranz ndaej iugouz vunzbingh gaijbienq gij yawjfap baenzbingh, iugouz de ciepsouh gij siengjsiengliz bonjfaenh, iugouz de yindung, dazyinx de gaenxmaenx boiqhab canghyw ywbingh, bang de laebhwnj simgagsaenq, dauqcungz saenqhwnj gij daemjliengh swnghhoz. Vihneix, aeu gikcoi vunzranz caeuq bouxbingh ciengzseiz guh swhsiengj caeuq gamjcingz gaeudoeng.

1. Caeuq Bouxbingh Dox Gaeudoeng, Doxcaez Gvaq Nanzgvan

Saeklaeuq dingqnyi naeuz gij vunzcaen bonjfaenh baenz binghngaiz, vunzranz aiq mizok gij simcingz simgaenj、haemzhoj、yieplau daengj.

Mboujguenj baenzlawz gamjsouh, vunzranz itdingh aeu swngznyinh aen yienhsaed neix, liggouz ra ok gij daidu doiq vunzbingh ceiq mizleih haenx, caeuq vunzbingh caensim gaeudoeng. Bouxbingh gig maqmuengh gangj ok gij gamjsouh ndawsim, vunzranz itdingh aeu bwh ndei simleix nyinhcaen dingq bouxbingh geqnaeuz. Bouxbingh rox bonjfaenh baenz binghngaiz le, aiq siengsim mbouj ndaej gaghaed, vih bonjfaenh mbouj nanz dai bae cix simcieg. Vunzranz wnggai rox daengz, cungj siengsim caeuq nanzsouh neix dwg gij fanjying gig cingqciengz, vunzranz itdingh aeu biujyienh ok gij eiqnyienh caeuq bouxbingh caez dohgvaq nanzgvan. Cijmiz bouxbingh iugouz gag youq, wnggai caenhliengh buenx de, nai de, caenhliengh caeuq de depgaenh.

2. Dingq Geqnaeuz, Fanjying Aeu Habdangq

Youq mwh bouxbingh simcingz gig luenhlab, vunzranz ceiqndei dwg cam bouxbingh: "Miz maz saeh siengj hawj gou guh lwi?" Yienzhaeuh sijsaeq dingq. Seizneix ceiq yungzheih yinxhwnj loeknyinh, wngdang siengj banhfap dingq gij caencingq hamzeiq ndaw iugouz bouxbingh dwg gijmaz.

Mizseiz bouxbingh dwg gag cojgvaq. De aiq naeuz: "Gaej guenj gou, fanjcingq gou gaenq dwg yienghneix lo" daengj, aenvih de daiq gij simcingz mbouj ndei, youh gangj ndaej hamzhawz mbouj cingcuj, mwngz ndaej gaengawq gij lijgaij bonjfaenh bae cam de: "Mwngz caen maqmuengh gou mbouj guenj mwngz?" Roxnaeuz "gou lij caengz rox gij eiqsei mwngz, mwngz hawj gou deuz roxnaeuz louz youq henzndang mwngz?" Yienghneix guh, mwngz ndaej cinjdingh dwk haengjdingh mwngz dwg mbouj dwg caencingq lijgaij gij eiqdoz de, bouxbingh hix rox mwngz doiq gij iugouz de dwg mbouj dwg caencingq lijgaij.

Mizseiz mwngz yaek dingqnyi gij iugouz guh mbouj daengz haenx, mizseiz gij simcingz romcwk bouxbingh yaek bauqfat okdaeuj, vunzranz caemh gaej yienghyiengh cungj nyaenxsouh, ndaej sawq gangj cungj vah neix: "Daengz cungj deihbouh neix lo, gou hix rox mwngz itdingh roxnyinh nanzgvaq, nyapnyuk raixcaix. Gij yiemzcungh cingzdoh mwngz simcingz mbouj ndei, gou daengz seizneix cij rox, mboujgvaq, mwngz baenzneix guh, gou caen souh mbouj ndaej lo." Yienghneix gangj, biujmingz vunzranz ciepsouh le gij roxnyinh bouxbingh, doengzseiz hix caensim gangj ok le gij gamjsouh vunzranz. Doiq gij iugouz mbouj miz dauhleix, vunzranz ndaej dan gangj gij hanhdoh naengzlig, "hawj gou guh gijmaz cungj ndaej, gij mwngz gangj haenx gou cingqngamj guh mbouj daengz, mwngz caiq gangj di saeh wnq, yawjyawj gou guh ndaej mbouj ndaej daengz". Yienghneix gangj, biujmingz vunzranz vanzlij gyaez bouxbingh, youh mingzbeg ceijok le gij hanhdoh naengzlig bonjfaenh ndaej guh daengz caeuq nyienh bae guh.

Miz mbangj neiyungz bouxbingh iugouz haenx, aiq yaek hawj vunzranz vutbae gij seizgan caeuq cinglig gyoengqde cij guh ndaej daengz, neix ciengzseiz hix ndaej doenggvaq siujsim gaeudoeng, youq song mbiengj cungfaen mingzbeg gij iugouz neiyungz bouxbingh le aeundaej gaijgez. Boux binghngaiz itbuen dwg gig singjsag caeuq doeng cingz rox leix.

Gij aeu geiqmaenh de dwg: Caeuq bouxbingh caemhyouq, vunzranz dwg bouxdingq, ciengeiz gaej ciengj aeu biujdap. Bouxbingh youq ndaw bingh, bonjlaiz couh miz haujlai ngeixniemh caeuq roxyiuj, mizseiz doxdoiq mbouj miz vah couhdwg gienh saeh gig swhyienz ndeu, mbouj yungh giengzbik bonjfaenh gangjvah. Cijmiz caen miz vah gangj seiz caiq caensim doiqdaih, aeu cinjhawj doiqfueng caeuq mwngz miz gij gamjsouh mbouj doengz, caemhcaiq hawj doiqfueng miz seizgei caensim gangj ok gij gamjsouh ndawsim, youh cinjhawj de mbouj gangjvah.

3. Gikcoi Bouxbingh Laebhwnj Cwzyinganj, Gaenxmaenx Caeuqfaenh Fukcangq

Youq mwh vunzranz caenhliengh daemxcengj bouxbingh、in'gyaez bouxbingh, doengzseiz wnggai gaenxmaenx hawj bouxbingh doiq gij cangqheiq bonjndang de raphwnj cwzyin, hawj de ndaej cujdung bae caeuqfaenh gij hozdung fukcangq bonjfaenh. Ndigah, youq mwh ciuqgoq bouxbingh, aeu dawz de yawj baenz dwg boux miz naengzlig rap cwzyin haenx, cix mbouj dawz de yawj baenz boux vunz mbouj miz saekdi naengzlig gag gouq.

(1) Doiq bouxbingh mbouj ndaej yienghyiengh bang guh. Baubanh sojmiz saehcingz yawj hwnjdaeuj lumjnaeuz dwg gvansim daengz、ciuqgoq ndei, gizsaed coisawj bouxbingh engqgya hawnyieg, hawj de mizok "mbouj miz naengzlig". Bouxbingh aeu doiq ndangdaej caeuq simleix cangqheiq bonjfaenh rap hwnj cwzyin. Saedsaeh dwg, caiq hix mbouj miz gijmaz beij

duedaeu cungj yaekaeu bouxbingh neix engq yungzheih dwkbaih de dem lo. Haujlai bouxbingh aiq gag naeuz indot、mbouj miz rengz，gij saeh gaxgonq ndaej seizbienh guh haenx aiq guh mbouj ndaej lo，mwhneix vunzranz aiq caenhliengh siengj banhfap bae bang de，bang de guh gijneix gijhaenx，baudaengz gij saeh bouxbingh siengj daengz caeuq siengj mbouj daengz haenx，engqlij gij vunzbingh cungj guh ndaej daengz haenx hix cienzbouh guh roengzdaeuj，gizsaed cungj fuengsik bangcoh neix cingqngamj golaeb le bouxbingh，gejcawz le gij vujgi ceiq gihbwnj hawj de caeuq binghngaiz guh doucwngh.

Mizseiz，vihliux mbouj hawj bouxbingh demlai simsaeh，mbouj naeuz de nyi sojmiz gij saehcingz ndaw ranz fatseng haenx. Yienghneix guh cix mbouj ndei，bouxbingh youq aen seizhaeuh youqgaenj neix，aeu gyagiengz caeuqfaenh，mbouj ndaej dawz de golaeb hwnjdaeuj. Dangyienz ndaej lai di "bauq heij mbouj bauq you"，daezok mbangj gezcwz camgouz gij yawjfap bouxbingh，yienghneix gij siengjmuengh gouz lix de couh engq sang.

（2）Gikcoi bouxbingh gaenxmaenx caeuqfaenh fukcangq. Vihliux engq vaiq、engq mizyauq hoizfuk ndangcangq，cawjcieng bouxbingh "dawz gij minghyinh bonjfaenh gaem youq ndaw fwngz bonjfaenh". Mwh gikcoi bouxbingh bae guh gij saeh rengz ndaej daengz doengzseiz，doiq gij gwndaenj gagleix hengzdoengh mbouj baengh bouxwnq de，aeu gyaezhoh、daemxcengj caeuq gikcoi，gaej dan youq de ndang nyieg seiz cij yienghneix doiq de. Danghnaeuz doiq bouxbingh sojmiz gvansim gyaezhoh，dwg aenvih de ndangdaej hawnyieg，baenzde，baenzbingh couh ndaej baenz diuz donghdaemx de，cauxbaenz de doeknaiq，baenzneix couh mbouj ndaej gikleih de hoizfuk ndangcangq.

Gij genyi lajneix，lauheiq ndaej dazyinx mwngz baenzlawz habdangq bae bangcoh boux baenz binghngaiz ndeu：

①Gikcoi bouxbingh gag ciuqgoq swhgeij. Bouxbingh wnggai cinjhawj bonjfaenh liuhleix mbangjdi saehcingz，vunzranz wnggai gikcoi bouxbingh giengiengz biujyienh. Lumjbaenz haenh bouxbingh："Mwngz ndaej gag guh，caen liux mbouj hwnj！" Roxnaeuz gangj："Gij hozdung gyaranz mwngz hix ndaej camgya lo，caen ndei！"

②Youq mwh ndangdaej bouxbingh yawj hwnjdaeuj haemq ndei，aeu

gibseiz naeuz de nyi, hawj de rox mwngz caemh vih de angq, lumjbaenz naeuz bouxbingh nyi "ngoenzneix saeknaj mwngz lai ndei lo" "canghyw naeuz gij vaqniemh mwngz cingqciengz" daengj.

③Caeuq bouxbingh caez guh doenghgij hozdung caeuq ywbingh mbouj miz gvaenhaeh haenx, hawj de faensanq gij louzsim ndang bingh, doengzseiz hawj de roxnyinh de miz naengzlig bae guh gij hozdung ywbingh caixvaih, baenzneix couh demgiengz gij saenqsim de lix roengzbae.

④Mwh binghcingz bienq ndei, hix aeu ciengzseiz miz vunz buenx. Gyaez bouxwnq gvansim dwg gij diensingq vunzraeuz, couhcinj gij binghcingz de bienq ndei, gvansim caeuq haeujcoengh ciuqyiengh lij aeu laebdaeb guh roengzbae.